済陽式
ジュース療法
の最新版

今ある がんが消える

レモン にんじん りんご ジュース

西台クリニック院長
済陽高穂

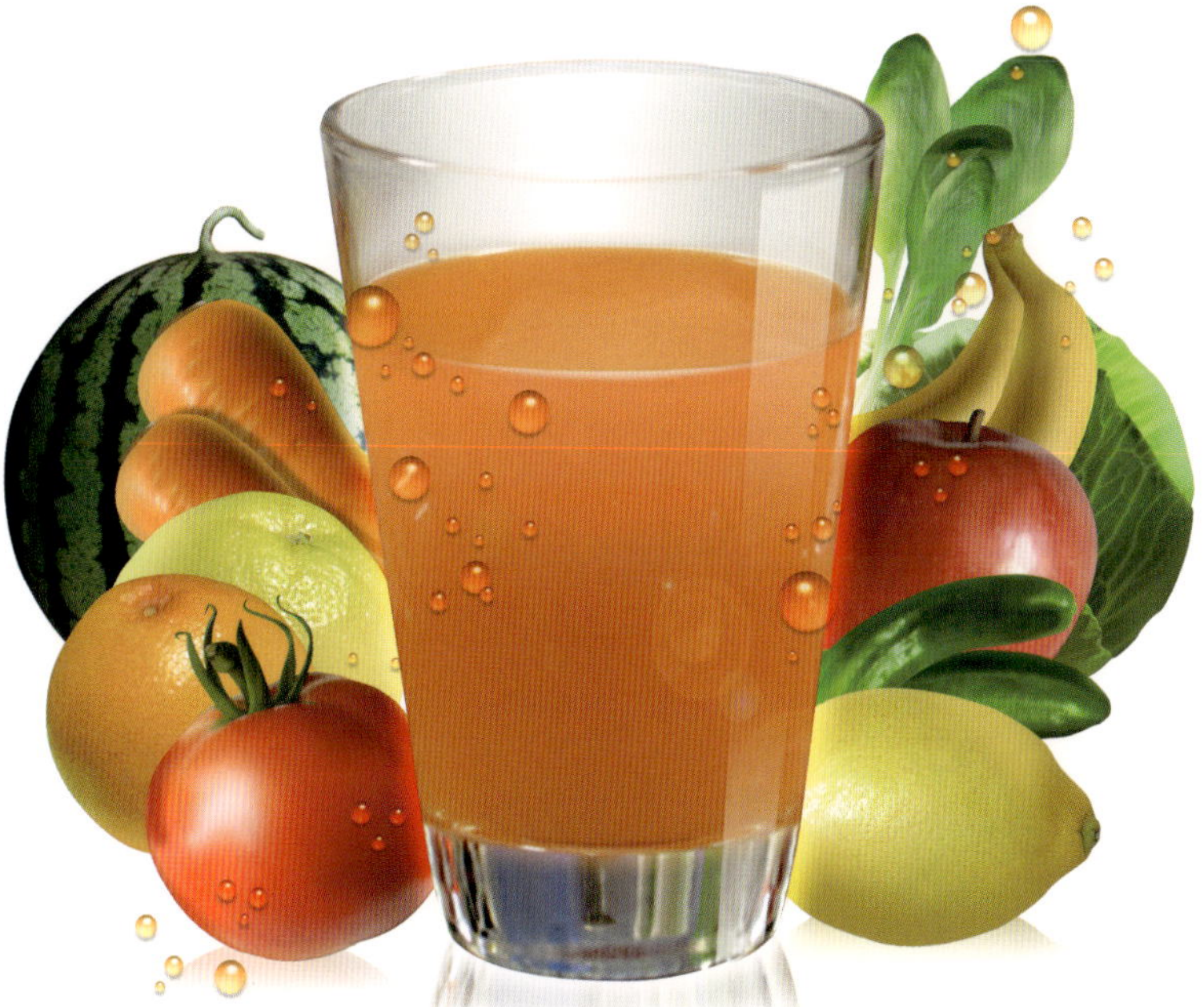

ナツメ社

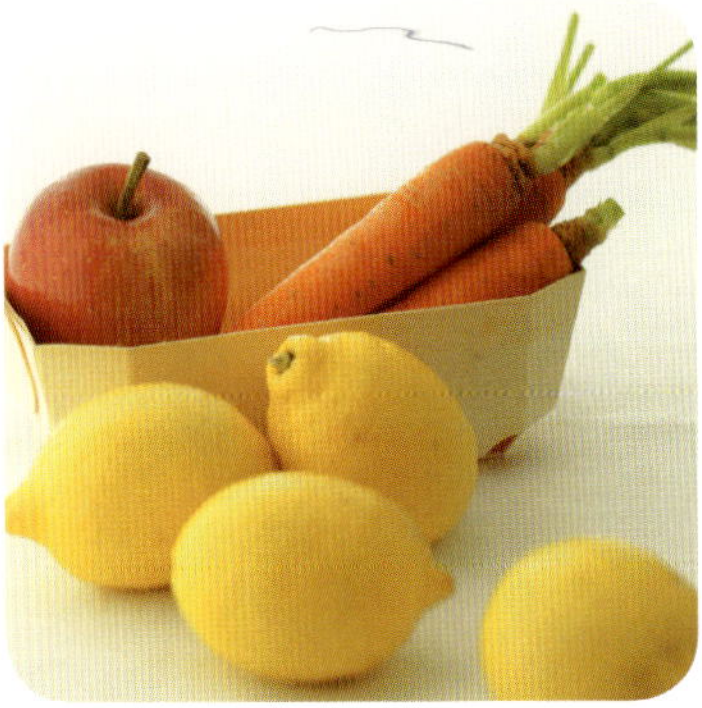

はじめに

これまで、多くの方々に野菜や果物のジュースを中心とした
済陽式食事療法をお伝えしてきましたが、
その成果を目の当たりにするたびに、
私自身も食材がもつ自然の力には驚かされています。

なかでも、レモン、にんじん、りんごには
がんに打ち勝つための威力が
秘められていることに気がつきました。

これらは、私が食事指導をする際に、
必ずとっていただくよう、すすめている食材で、
その効果は科学的データとともに、
がんを完治された患者さんによって、実証済みです。

済陽式食事療法を行う際には、
ぜひこの３食材に重点を置いて毎日の食事を続けてください。
がんの予防・改善はもちろん、さまざまな健康効果を
実感していただけることと思います。

済陽高穂

もくじ

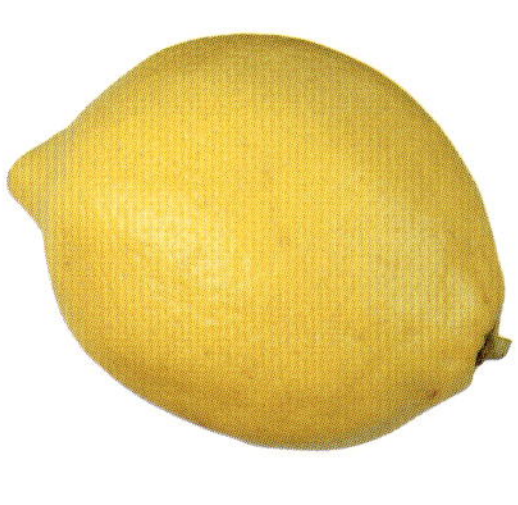

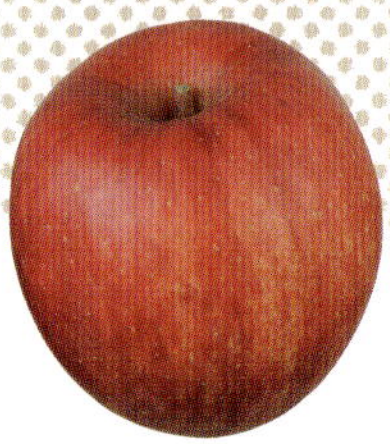

第2章 にんじん・りんごの驚くべき効果

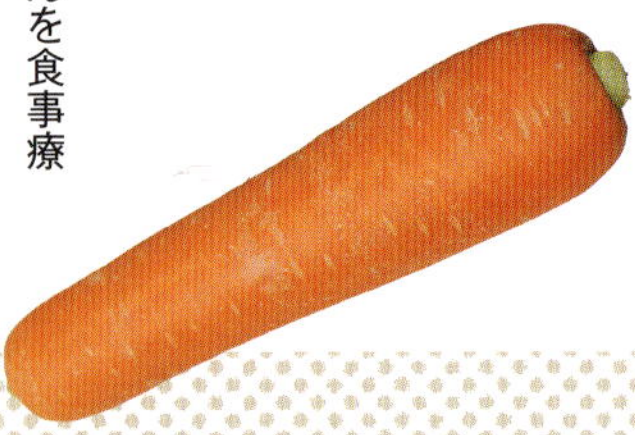

第3章 毎日のフレッシュジュースでがんに勝つ！

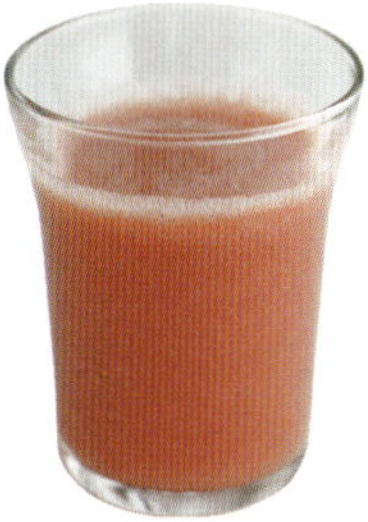

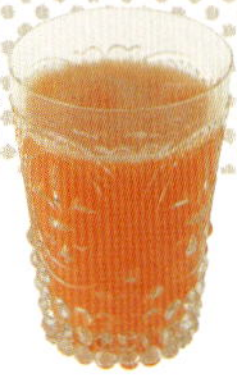

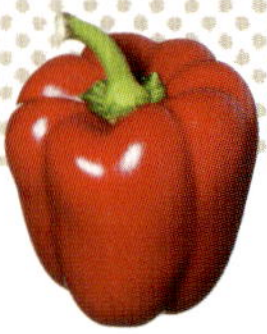

第4章 がん予防、がん治療に有効な食材

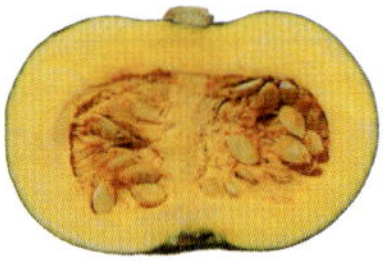

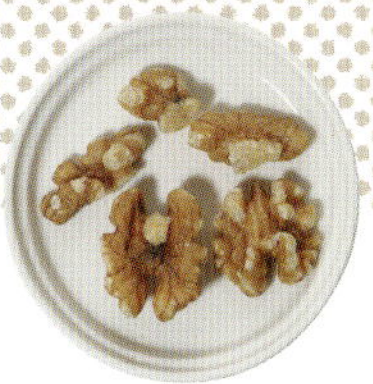

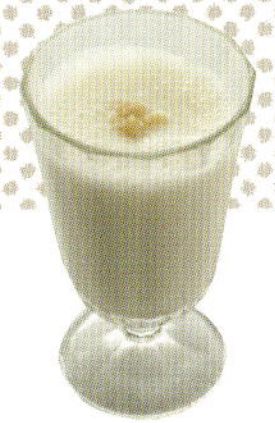

第5章 がんを予防する食事法と生活習慣

第6章 ヨーグルトベースの食べるドリンク

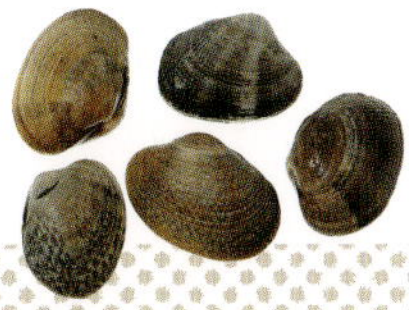

本書の見方

済陽式食事療法を実践する人の多くが日常的にとっている、
レモン・にんじん・りんご。本書は、それらががんに効くメカニズムと、
おいしく摂取《せっしゅ》するためのジュースのレシピを紹介します。

第1章　第2章　第5章

果物の驚くべき効果と食事法・生活習慣の解説

第１章・第２章では、レモン・にんじん・りんごががんにどのようにいいのかを詳しく説明。第５章ではそれらを摂取するうえで欠かせない、「済陽式食事療法」をわかりやすく解説しています。それぞれの基礎知識を身につけて、健康なからだづくりに役立てましょう。

レモン・にんじん・りんごの効果を解説!

がんはもちろん、その他の健康面でも、レモン・にんじん・りんごがどのようなメリットをもつのかを説明します。食事療法で効果を得た実践者の声も載せています。

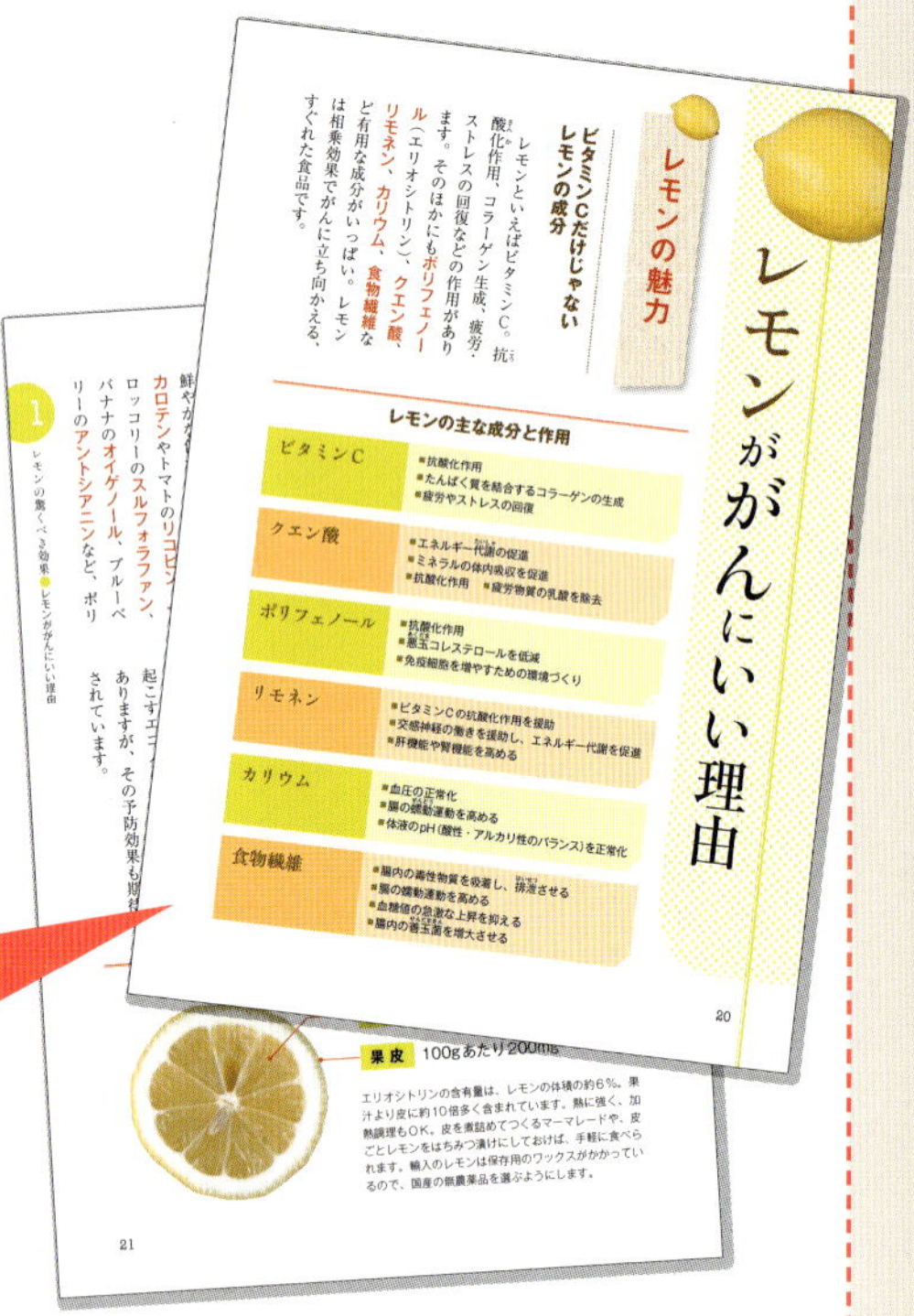

済陽式食事療法を解説!

がん治療が目的でジュースを飲む場合、済陽式食事療法の原則を守る必要があります。どのような食事をとるべきか、また、生活習慣で気をつけるべきことを知りましょう。

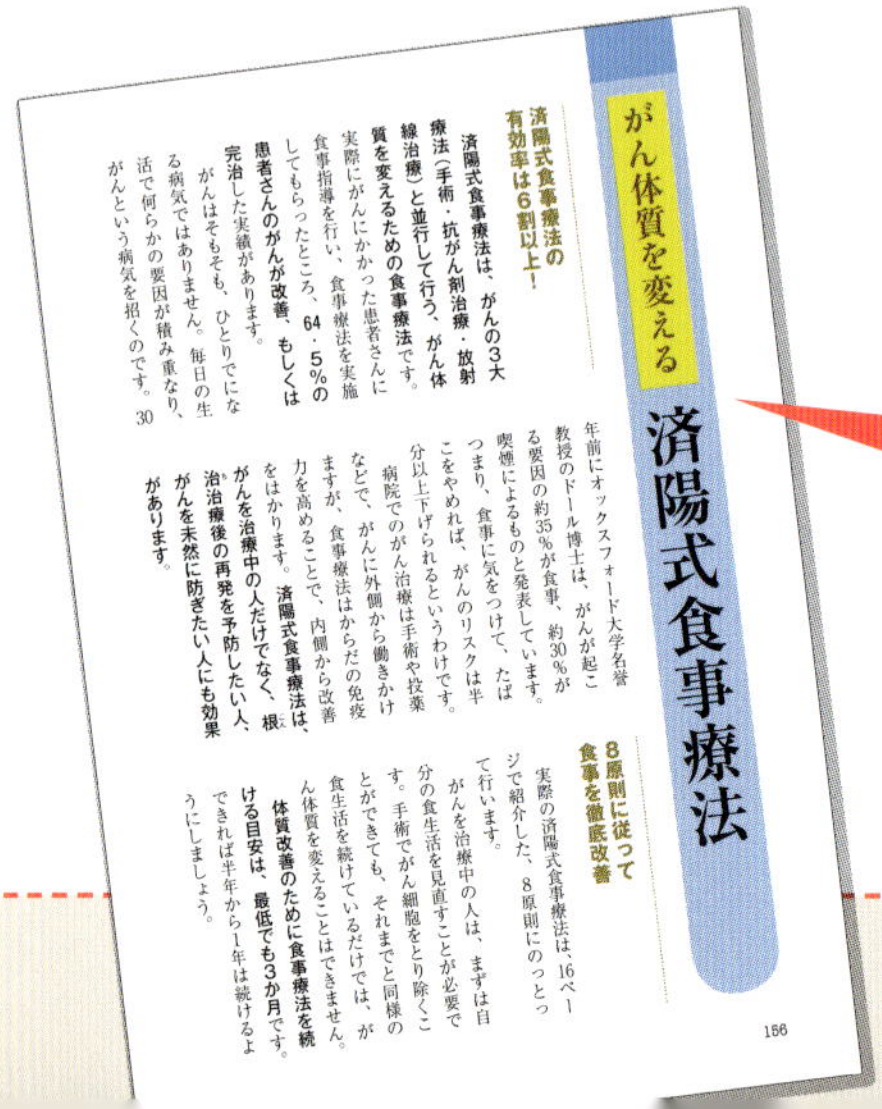

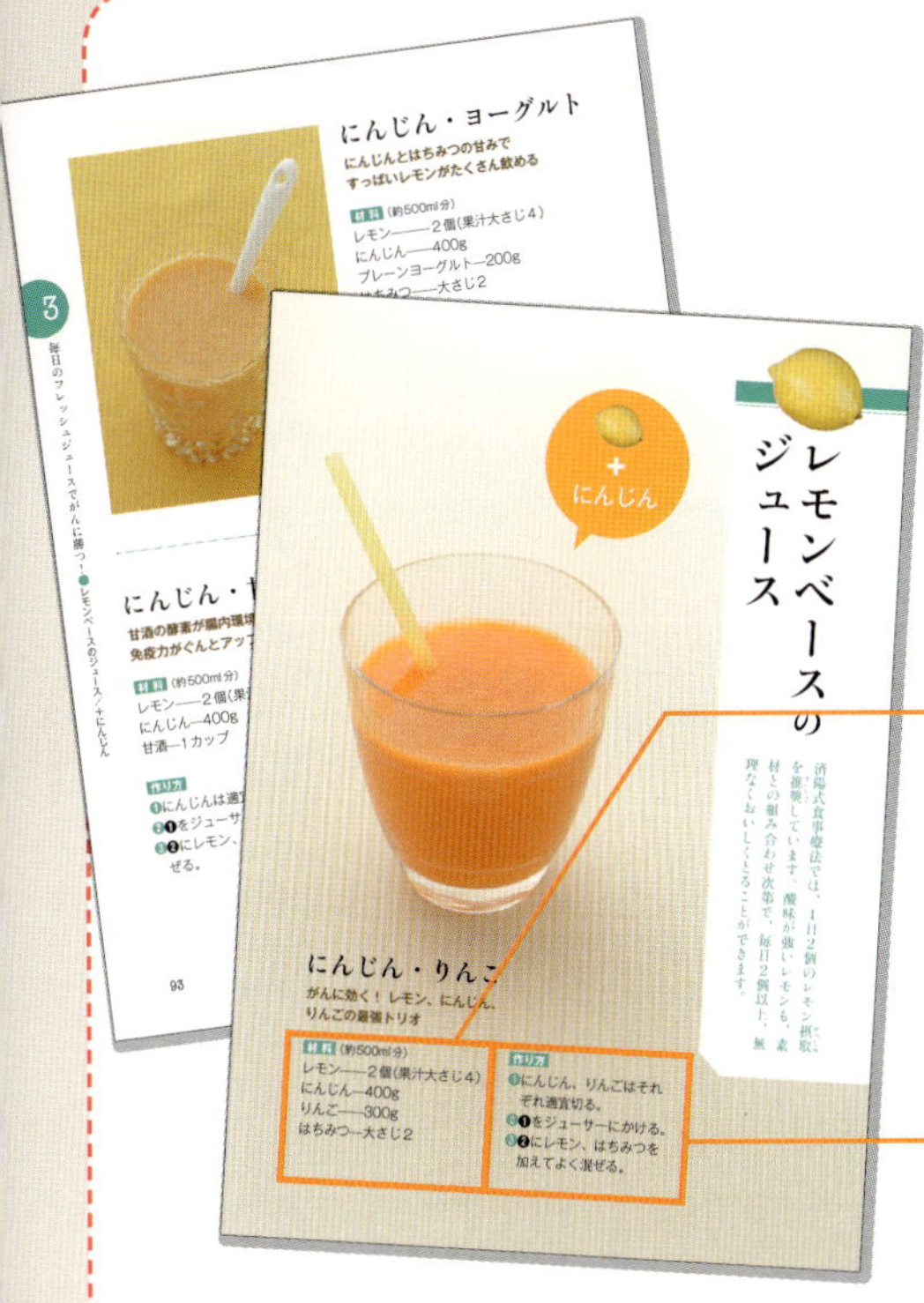

にんじん・ヨーグルト

にんじんとはちみつの甘みで
すっぱいレモンがたくさん飲める

材料（約500ml分）
レモン——2個（果汁大さじ4）
にんじん——400g
プレーンヨーグルト—200g

3

毎日のフレッシュジュースでがんに勝つ！●レモンベースのジュース／＋にんじん

にんじん・

甘酒の酵素が腸内環境
免疫力がぐんとアップ

材料（約500ml分）
レモン——2個（果
にんじん—400g
甘酒—1カップ

作り方
①にんじんは適
②❶をジューサ
③❷にレモン、
ぜる。

93

レモンベースのジュース

＋にんじん

済陽式食事療法では、1日2個のレモン摂取を推奨しています。酸味が強いレモンも、素材との組み合わせ次第で、毎日2個以上、無理なくおいしくとることができます。

にんじん・りんご

がんに効く！ レモン、にんじん、りんごの最強トリオ

材料（約500ml分）
レモン——2個（果汁大さじ4）
にんじん—400g
りんご——300g
はちみつ—大さじ2

作り方
①にんじん、りんごはそれぞれ適宜切る。
②❶をジューサーにかける。
③❷にレモン、はちみつを加えてよく混ぜる。

第3章　第6章
がんに効く おいしいジュースレシピ

第３章では、レモン、にんじん、りんごと、メインとなる素材別に60品のジュースのレシピを掲載。第６章では、がんによいとされるヨーグルトを使った、新食感の特製ドリンクを21品紹介します。

材料

どのジュースも入手しやすい食材を使用しています。できあがりの量は目安量です。野菜や果物に含まれる水分量によって、多少の誤差が出ることがあります。

作り方

お手持ちのジューサーの使用方法に従ったうえで作りましょう。事前に90ページをよく読み、下処置も忘れずに行います。

第4章
がん予防、がん治療に有効な食材一覧

がんの予防や改善に積極的にとり入れたい食材を、写真つきで説明しています。毎日のジュース作りや食事の献立を考える際に活用しましょう。

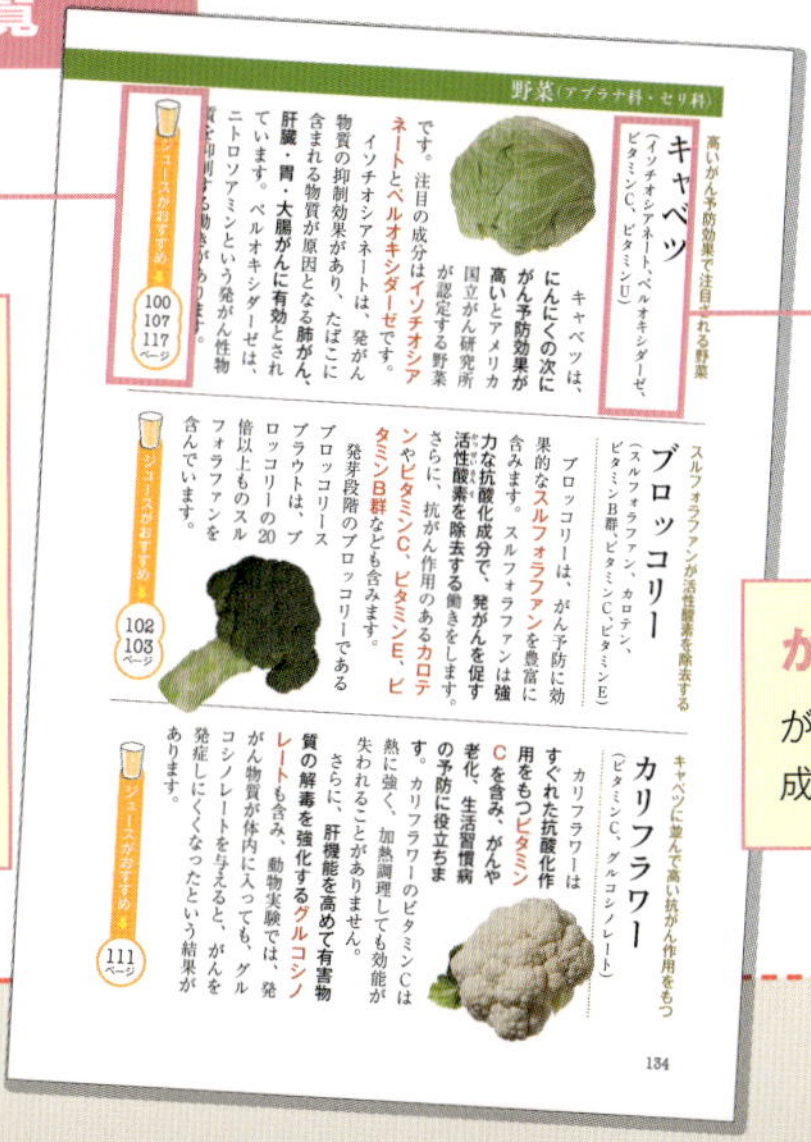

野菜（アブラナ科・セリ科）

高いがん予防効果で注目される野菜

キャベツ
（イソチオシアネート、ペルオキシダーゼ、ビタミンC、ビタミンU）

キャベツは、にんにくの次にがん予防効果が高いとアメリカ国立がん研究所が認定する野菜です。注目の成分はイソチオシアネートとペルオキシダーゼです。

イソチオシアネートは、発がん物質の抑制効果があり、たばこに含まれる物質が原因となる肺がん、肝臓・胃・大腸がんに有効とされています。ペルオキシダーゼは、ニトロソアミンという発がん性物質を抑制する働きがあります。

ジュースがおすすめ
100
107
117
ページ

スルフォラファンが活性酸素を除去する

ブロッコリー
（スルフォラファン、カロテン、ビタミンB群、ビタミンC、ビタミンE）

ブロッコリーは、がん予防に効果的なスルフォラファンを豊富に含みます。スルフォラファンは強力な抗酸化成分で、発がんを促す活性酸素《かっせいさんそ》を除去する働きをします。

さらに、抗がん作用のあるカロテンやビタミンC、ビタミンE、ビタミンB群なども含みます。

発芽段階のブロッコリーであるブロッコリースプラウトは、ブロッコリーの20倍以上ものスルフォラファンを含んでいます。

ジュースがおすすめ
102
103
ページ

キャベツに並んで高い抗がん作用をもつ

カリフラワー
（ビタミンC、グルコシノレート）

カリフラワーはすぐれた抗酸化作用をもつビタミンCを含み、がんや老化、生活習慣病の予防に役立ちます。カリフラワーのビタミンCは熱に強く、加熱調理しても効能が失われることがありません。

さらに、肝機能を高めて有害物質の解毒を強化するグルコシノレートも含み、動物実験では、発がん物質が体内に入っても、グルコシノレートを与えると、がんを発症しにくくなったという結果があります。

ジュースがおすすめ
111
ページ

134

おすすめの利用法

本書のレシピで登場する食材は、レシピの掲載ページを表示しています。レモン、にんじん、りんごについては、メイン材料として使用しているページのみ記載しています。

がんに有効な成分

がんに働きかける主な成分を表示しています。

なぜがんを発症するのか

細胞が突然変異を起こし
がんの芽が発生

人間は、なぜ「がん」になるのでしょう？　実は私たちのからだの中には「がんの芽《め》」と呼ばれる細胞が毎日数千個、生まれています。

全身で約60兆ある細胞のうち、新陳代謝《しんちんたいしゃ》で入れ替わるのは、１日に数千億個。ところが細胞が分裂するときに、その設計図である「遺伝子」に傷がついていると、コピーミスが発生。細胞が突然変異を起こし、がんの芽となるのです。

遺伝子を傷つける原因＝イニシエーターは不明な点も多いのですが、**肝臓がんはB型とC型の肝炎ウイルス、子宮頸《しきゅうけい》がんはヒトパピローマウイルス、胃がんはピロリ菌が関与**しています。また、たばこの煙や農薬、食品添加物などには、発がん物質が含まれていますし、放射線や紫外線もがんに影響することが確認されています。

日常生活が、がんの
促進・抑制を左右する

がんの芽は通常、からだの免疫細胞に退治され、がん発症には至りません。しかし、食生活の乱れなどでからだの「代謝」に異常が起きて**免疫力が低下**すると、がんが育ちはじめます。代謝とは、酸素や栄養をとり込み、エネルギーに変換する生命活動のこと。それが**塩分のとり過ぎ**で細胞内のミネラルバランスが崩れたり、**野菜不足**で細胞を酸化させる「活性酸《かっせいさん》素《そ》」が増え過ぎたりすると、代謝はスムーズに働かなくなります。

また、**動物性たんぱく質や脂肪のとり過ぎ**が肝臓や血管に負担をかけるほか、代謝システムの「クエン酸代謝」（１５９ページ参照）が阻害されることも。このように生活習慣が、がんを引き起こす要因になるのです。

がんは、こうして進行する

日々からだの中で生まれるがんの芽は、食事などのさまざまな生活習慣が要因となり、がんへと進行します。

1 がんの芽ができる　イニシエーション

細胞の核には２本の遺伝子が螺《ら》旋《せん》状に収められている。細胞分裂のとき、通常、遺伝子は１本ずつに分かれ、それぞれがコピーをつくって新しい細胞を構築する。しかし、遺伝子に傷があるとコピーミスが発生し、がんの芽が生まれる。

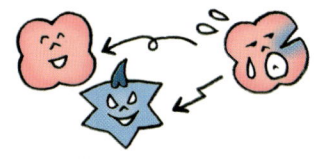

がんの芽の大きさは、100分の１mm

遺伝子を傷つけるイニシエーター

- 遺伝子がもともともっている素因
- 細菌やウイルス
- 放射線
- 紫外線
- たばこの煙
- 食品に含まれる発がん物質（農薬や食品添加物など）
- 環境を汚染する発がん物質（アスベストや排気ガス、ダイオキシンなど）

2 がんの成長を促進させる　プロモーション

食事のバランスが崩れると、からだの代謝機能が低下して、細胞にダメージを与える活性酸素や悪玉コレステロールなどが発生。同時に、エネルギーを生み出すクエン酸代謝も十分に働かなくなる。これにより、免疫が弱まってがんの芽を退治できなくなり、遺伝子を傷つける誘因になる。

がんの芽を育てるプロモーター

- 過剰な活性酸素の発生
- 動物性たんぱく質や脂質の過剰摂取による、悪玉コレステロールなどの発生
- 塩分の過剰摂取によるミネラルバランスの乱れ
- クエン酸代謝の異常

3 がん細胞が増殖・悪化する　プログレッション

がんの芽は正常な細胞と比べると、非常に寿命が長く増殖力も旺盛。周りの組織を侵食し、がんを発症させる。栄養を確保するため血管を引き込む、血液やリンパ液の流れにのって移動するなど、やっかいな力ももつ。がんが「悪性新生物《あくせいしんせいぶつ》」と呼ばれるゆえんである。

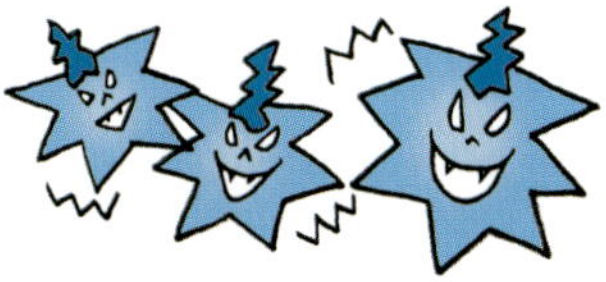

早期発見されるがんの大きさは約1cm。
進行が早ければ１～２年、遅ければ20年ほどかけて育つ。

がん治療は免疫力のアップがカギになる！

免疫の力が、がんの3大療法を成功に導く

人間のからだに備わる「免疫」の主役は血液中の白血球。白血球は主に単球《たんきゅう》、顆粒球《かりゅうきゅう》、リンパ球に分類され、それらの連携プレイで、ウイルスや細菌、がんの芽《め》などの異物と闘っています。たとえば単球のマクロファージや顆粒球は細菌などの異物を食い尽くします。また、リンパ球の中のNK（ナチュラルキラー）細胞は、殺傷力のある物質を放出し、ウイルスやがんの芽を消滅させます。

しかし、その網の目をくぐりぬけてがんが発生すると、免疫だけで退治することは不可能に。がん細胞は、初期の直径1cm前後の病巣でも10億個を超えるため、**手術、抗がん剤治療、放射線治療の3大療法**や、ホルモン療法など、医学の力が必要となります。**それを最大限にバックアップするのが、免疫の力なのです。**

食事療法で免疫を活性化し、自然治癒力を高める

済陽式食事療法は、からだの代《たい》謝《しゃ》を改善し、免疫力を高めるために考案されました。免疫は手術後の傷口や体力の回復を助け、感染症などの合併症の予防を助けます。**抗がん剤や放射線治療ではがん細胞を撃滅させますが、同時に正常な細胞を傷つける、白血球を減少させるなどの副作用が避けられません。**激しい吐き気などで治療の継続が難しいこともあります。しかし**免疫が活性化すれば、抗がん剤や放射線の量を減らすことができ、副作用を低減することができる**のです。

さらに免疫の活性は、がんの再発や転移の予防にも効果を発揮。現代医学では治療困難とされる多発性のがんや、晩期がんを克服した患者さんも少なくありません。

3大療法プラス食事療法でがんを消す

発症したがんは、３大療法などの医学の力でくい止めます。
それをバックアップするのが、食事療法です。

手　術

手術では、がんの発生場所である原発巣《げんはっそう》や、進行している場合は、同時に転移先のがんも切除する。「早期がん」の場合、開胸・開腹手術と比べ、からだへの負担が少ない内視鏡手術で治療ができる症例も増えている。抗がん剤や放射線治療と組み合わせるケースも多い。

抗がん剤治療

主にがん細胞の遺伝子コピーを阻害し、増殖を抑える働きがある。経口薬、注射薬、皮膚貼付薬など種類もさまざまだが、現在100種類ほどの薬が使われている。がん特有の分子を狙い撃ちする分子標的薬や、がんに栄養を運ぶ血管を断つ血管新生阻害薬など、副作用の少ない新薬の開発も進んでいる。

放射線治療

放射線により、がん細胞の遺伝子を破壊して死滅させる方法。X線や電子線を使うリニアック療法、ピンポイント照射《しょうしゃ》が可能なガンマーナイフやサイバーナイフ、標的にエネルギーを集める陽子線や重粒《じゅうりゅう》子《し》線《せん》治療などがある。ただし、手術と異なり、適応になるがんは限られている。

＋

食事療法　ジュースの大量摂取

がん治療における食事療法のメリット

- がん体質を正常な状態に改める
- 手術、抗がん剤治療、放射線治療の３大療法の効果を高める
- 抗がん剤や放射線治療による副作用を低減する
- 手術後の傷口や体力の回復を助け、感染症などの合併症を防ぐ

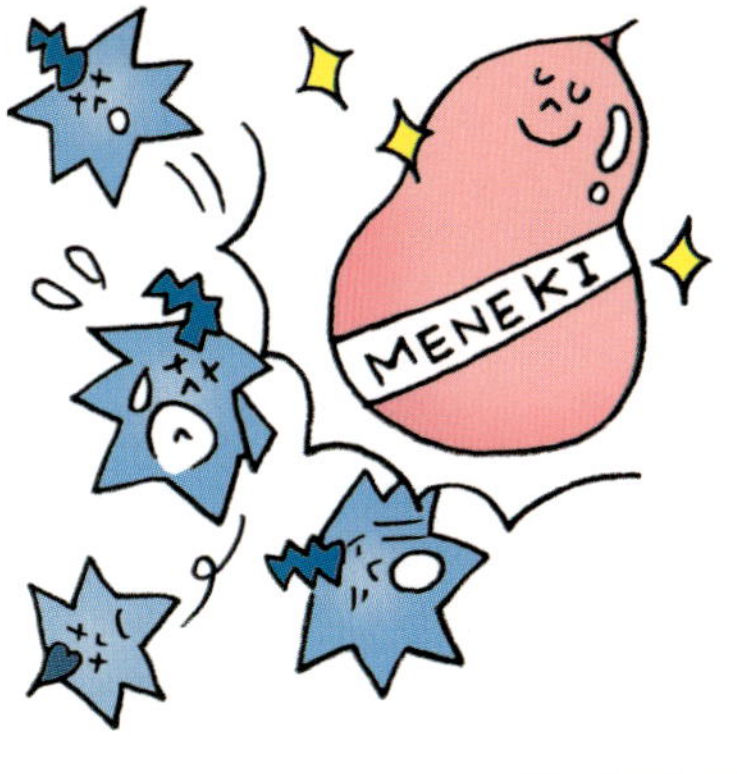

済陽式食事療法ががんに効く理由

がんを予防・改善する 8つの原則

済陽式食事療法は、8つのルールがあります。

①塩分は限りなく無塩に近づける。
②動物性たんぱく質と脂質を制限する。
③新鮮な野菜と果物を大量にとる。
④胚芽を含む穀物、豆類、いも類をとる。
⑤ヨーグルト、きのこ、海藻をとる。
⑥レモン、はちみつ、ビール酵母をとる。
⑦油はオリーブ油かごま油、菜種油。
⑧水は自然水をとる。

いずれもがんを促進させる代謝《たいしゃ》異《い》常《じょう》と密接な関係があるので、主なポイントを説明しましょう。

1 クエン酸代謝を活性化する

エネルギー代謝《たいしゃ》で最も重要なシステムを「クエン酸代謝」といいます。脂質、たんぱく質、炭水化物などの栄養素を8種類の酸に変換し、さらにATPという細胞のエネルギー物質を生産します。クエン酸代謝はいわば生命活動の拠点ですが、この代謝を活性化するには、穀物やいも類などが含むビタミンB_1とレモンに豊富なクエン酸が必須です（→④⑥）。

クエン酸代謝は、体内のミネラルバランスを維持するうえでも重要な役目を果たします。特に、ナトリウム（塩）とカリウムのバランスが崩れると、クエン酸代謝は正常に機能しません。塩分を制限するのは、このためです（→①）。

2 活性酸素を打ち消す抗酸化物質がとれる

私たちは、体内にとり入れた食品の栄養素を呼吸でとり込んだ酸素によってエネルギーに変換しています。**活性酸素《かっせいさんそ》とは、その過程で発生する物質で強力な酸化力があり、白血球が異物を退治する武器や、肝臓の解毒酵素《げどくこうそ》として利用**されます。しかし、**余った活性酸素は、鉄が酸素で錆《さ》びるように、**

細胞や遺伝子をボロボロにしてしまい、発がんの要因になります。

からだには、本来この酸化力を打ち消す「抗《こう》酸《さん》化《か》酵《こう》素《そ》」が備わっています。しかし紫外線や放射線、発がん物質などは、体内の水と化学反応を起こし、活性酸素の大量発生を引き起こします。

これを防ぐのに欠かせないのが活性酸素を除去する「抗酸化物質」を食品からとること。その代表格が、ポリフェノールやビタミンA・C・Eなどの栄養素で、野菜や果物に多く含まれています(→③)。

3 脂肪を減らし 発がんのリスクを減らす

脂肪には、牛や豚など四《よん》足《そく》歩《ほ》行《こう》の動物のもつ「飽《ほう》和《わ》脂《し》肪《ぼう》酸《さん》」と、魚油や植物油の「不《ふ》飽《ほう》和《わ》脂《し》肪《ぼう》酸《さん》」の2種類があります。このうち飽**和脂肪酸は、とりすぎると中性脂肪や悪玉《あくだま》のLDLコレステロールを一気に増大させる**ため、血液がドロドロになったり、白血球の免疫活動を妨げたりします。特にLDLコレステロールは活性酸素と結びつくと、酸化LDLという毒性物質に変身。がんと動脈硬化のリスクを高めます。

一方、**植物性の油は、中性脂肪やコレステロールを低減する効果**をもっています。また、四足歩行動物のたんぱく質は非常に分解されにくい栄養素。その代謝を担う肝臓に負担をかけると、発がん物質を解毒する機能までもが低下することも。動物性たんぱく質と脂質を制限したり、植物性の油をすすめるのはこのためです(→②⑦)。

4 腸内の環境を改善し、免疫を高める

腸は栄養を吸収する大切な器官。また免疫細胞は、骨《こつ》髄《ずい》や胸《きょう》腺《せん》だけでなく、腸管リンパ組織でも生産され、60%以上がここで働いています。それらを活性化するのが、**腸内の善《ぜん》玉《だま》菌《きん》である乳酸菌です。発がん性の毒素を出す悪玉菌の繁殖を抑えたり、胃がんの元凶であるピロリ菌を退治したりする働き**があります。また、きのこ類や海藻類が含む食物繊維は、毒性物質をからめとり、排《はい》泄《せつ》させるのに役立ちます。特に大腸がんの予防・改善に欠かせません(→⑤)。

なお、がんのリスクを少しでも下げるために、水は自然水をとるようにしましょう(→⑧)。

済陽式食事療法の8原則

8つの原則をそれぞれ説明します。がん治療のためにジュース摂取《せっしゅ》をはじめるときにも、これらの徹底が前提となります。

1 塩分は限りなく無塩に近づける

塩分の過剰摂取は体内のミネラルバランスを崩し、がん発生のリスクを高めます。また、胃壁の粘膜を荒らし、その修復過程で遺伝子のミスコピーを起こすことも。

塩分は食材にも含まれるので、できるだけ無塩、予防目的でも**1日5g以内を目標に制限**します。だしを効かせたり、酢や香辛料を活用すると、もの足りなさを補えます。

2 動物性たんぱく質と脂質を制限する

がんの治療中は最低でも半年間は、**牛や豚などの四足《よんそく》歩行《ほこう》動物を控えます**。たんぱく質は1日1回の鶏肉と魚介類、1日1個の卵などからとりましょう。特に脂肪の少ない鶏ささみ肉や胸肉、DHA（ドコサヘキサエン酸）が豊富なイワシやアジ、抗酸《こうさん》化《か》物質のアスタキサンチンを含むサケなどを積極的にとるとよいでしょう。

3 新鮮な野菜と果物を大量にとる

野菜や果物は抗酸化物質を効率よくとるために必須の食品。1日1.5～2ℓのジュースのほか、400～500gの野菜を食事でとるようにします。ビタミンやミネラル、酵素が含まれるので、代謝《たいしゃ》機能の促進にも。

なお、**野菜や果物は、新鮮で無農薬・低農薬のものを選ぶ**ことが大切。不安な場合は、一晩水にさらし、残留《ざんりゅう》農薬を除去するようにします。

4

胚芽を含む穀物、豆類、いも類をとる

胚芽《はいが》は、クエン酸代謝を活発にするビタミンB_1を豊富に含みます。主食は**玄米や胚芽米、五穀米《ごこくまい》、全粒粉《ぜんりゅうふん》のパンを選ぶとよいでしょう。**

豆類(大豆)はがんを抑制する働きのあるイソフラボンの宝庫。納豆や豆乳、豆腐などを積極的にとりましょう。また、ビタミンCやカリウムを含むいも類は、1日1回は食べるように心がけてください。

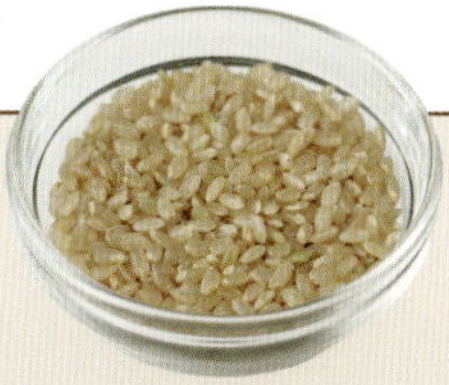

5

ヨーグルト、きのこ、海藻をとる

免疫力を高めるためには、腸内環境を整えることが大切です。腸の善玉菌《ぜんだまきん》である乳酸菌を増やすために、1日300～500gのヨーグルトをとるようにしましょう。

また、きのこのβ《ベータ》**グルカンは、免疫機能を高める抗がん物質で、脂質を分解するビタミンB_2が豊富。**

ミネラルと食物繊維の宝庫である海藻も1日1回はとります。

※ヨーグルトには注意が必要
一部の乳牛には、乳の出をよくするため、女性ホルモン剤を添加した飼料が与えられています。乳製品に女性ホルモンが含まれていると、乳がんや子宮体がんを悪化させることがあるので、あてはまる人は控えて。

6

レモン、はちみつ、ビール酵母をとる

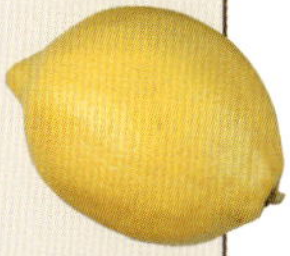

レモンはクエン酸代謝をスムーズにするクエン酸や、抗酸化作用を高めるビタミンCが豊富。特にエリオシトリンは、極めて高い抗酸化力をもち、活性酸素と酸化LDLを徹底除去。**1日2個をとりましょう。**

はちみつには、体内に吸収されやすいブドウ糖や、クエン酸代謝を助けるビタミンB類及び有機酸が含まれます。ジュースに加えるなどして、1日に大さじ2杯を目安にとりましょう。ビール酵母は、たんぱく質の補給に役立つサプリメントです。1日20錠ほどを飲みましょう。

7 油はオリーブ油かごま油、菜種油

オリーブ油のオレイン酸には、ＬＤＬコレステロール低減と酸化防止効果があるので調理油として最適です。ごま油や紅花油が含むリノール酸にはコレステロールを下げる働きが、**しそ油やえごま油のα《アルファ》リノレン酸にはがん、動脈《どうみゃく》硬化《こうか》、認知症の抑制効果**があります。

なお、油は酸化しやすいので、冷暗所に保存し、早めに使いきるようにしましょう。

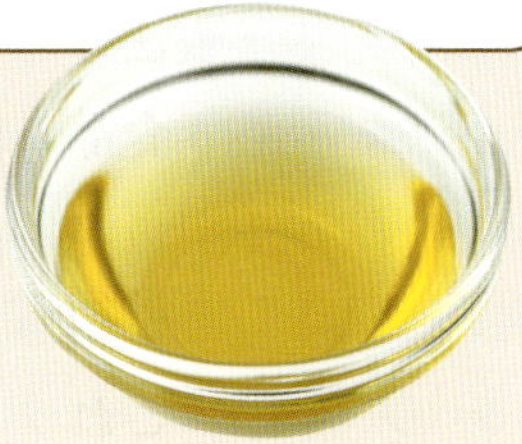

8 水は、自然水をとる

水はからだの60%を占める大切な成分。医師から水分制限を受けていない限り、１日１ℓの自然水をとるようにしましょう。水道水は微量ながら塩素やフッ素が含まれ、残留農薬混入の可能性もあるため、避けた方が無難です。

市販の自然水（ナチュラル・ミネラルウオーター）は、名水などの水源から汲《く》み出した天然水をろ過し、加熱殺菌されていないものを選びます。**水道水を使うときは、活性炭を使った高性能の浄水器で、ろ過する**ようにしましょう。

禁煙・禁酒も忘れずに

たばこは百害あって一利なし。煙にはベンツピレンなど２００種以上の発がん物質が含まれます。イギリスの内科学会のデータによれば、たばこ１本で寿命が５分30秒縮まるといいます。がん治療中は禁煙することが大前提です（１７１ページ参照）。

アルコールは消化器官の粘膜を荒らすため、口腔《こうくう》がん、咽頭《いんとう》がん、食道がん、肝臓がんとの因果関係が認められています。アルコールを代謝《たいしゃ》するのは、体内の解毒《げどく》器官である肝臓。代謝物質のアセトアルデヒドは毒性が強く、肝臓を疲労させ、悪影響は全身に及びます。治療中は半年から１年は全面禁酒を。

第１章

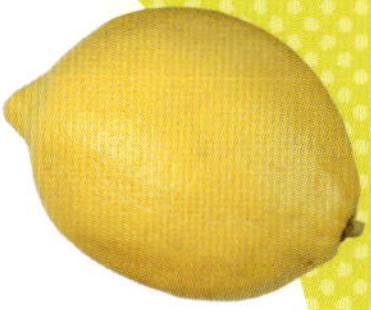

レモンの驚くべき効果

済陽式食事療法の８原則の中でも
特にとるべき食品とされる、レモン。
ビタミンＣやクエン酸、ポリフェノールなど、多くの栄養素を含み
それらの相乗作用ががんの予防や改善に大きく働くとされています。
その効果は、これまでに食事指導を受けられた
多くの患者さんによって実証されてきました。
第１章では、そんなレモンの力について解説します。

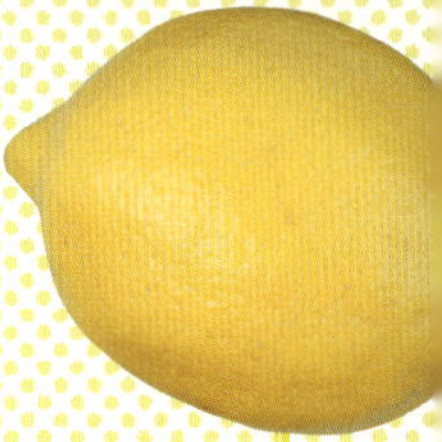

レモンががんにいい理由

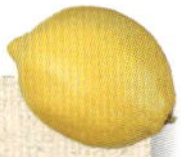

レモンの魅力

ビタミンCだけじゃない レモンの成分

レモンといえばビタミンC。抗《こう》酸《さん》化《か》作用、コラーゲン生成、疲労・ストレスの回復などの作用があります。そのほかにも**ポリフェノール**（エリオシトリン）、**クエン酸**、**リモネン**、**カリウム**、**食物繊維**など有用な成分がいっぱい。レモンは相乗効果でがんに立ち向かえる、すぐれた食品です。

レモンの主な成分と作用

ビタミンC	■抗酸化作用 ■たんぱく質を結合するコラーゲンの生成 ■疲労やストレスの回復
クエン酸	■エネルギー代謝《たいしゃ》の促進 ■ミネラルの体内吸収を促進 ■抗酸化作用　■疲労物質の乳酸を除去
ポリフェノール	■抗酸化作用 ■悪玉《あくだま》コレステロールを低減 ■免疫細胞を増やすための環境づくり
リモネン	■ビタミンCの抗酸化作用を援助 ■交感神経の働きを援助し、エネルギー代謝を促進 ■肝機能や腎機能を高める
カリウム	■血圧の正常化 ■腸の蠕動《ぜんどう》運動を高める ■体液のpH（酸性・アルカリ性のバランス）を正常化
食物繊維	■腸内の毒性物質を吸着し、排泄《はいせつ》させる ■腸の蠕動運動を高める ■血糖値の急激な上昇を抑える ■腸内の善玉菌《ぜんだまきん》を増大させる

強い抗酸化作用ががんに働く！

近年の研究で脚光を浴びているのが、レモンのポリフェノール、「エリオシトリン」。**ビタミンCの2倍以上**の抗酸化力をもつといわれ、柑橘類《かんきつるい》ではライムにも豊富に含まれます。

ポリフェノールとは、野菜や果物が、活性酸素《かっせいさんそ》の害から自らを守るために備えている抗酸化物質で、フィトケミカルとも呼ばれています。光合成の過程で生成され、赤やオレンジ、黄色、紫、緑などの鮮やかな色が特徴。にんじんの**β**《ベータ》**カロテン**やトマトの**リコピン**、ブロッコリーの**スルフォラファン**、バナナの**オイゲノール**、ブルーベリーの**アントシアニン**など、ポリフェノールは１０００種類以上ありますが、なかでもエリオシトリンはなかなかの優等生。活性酸素は遺伝子を傷つけるだけでなく、細胞膜を酸化させて炎症を引き起こし、がんを増殖させる環境をつくったり、中性脂肪を有害な過酸化脂質に変質させて血液をドロドロにしたりするなど、さまざまな形で、がんのリスクを高めます。

これに対して**エリオシトリンはそのいずれにも効果を発揮。がんのほか、動脈硬化**《どうみゃくこうか》**や高血圧などの生活習慣病の改善**にも役立ちます。

また手術後の合併症に、下肢《かし》の静脈にできた血栓《けっせん》（血の塊）が、肺静脈に流れ込み、重い呼吸困難を起こすエコノミークラス症候群がありますが、その予防効果も期待されています。

エリオシトリンの分布

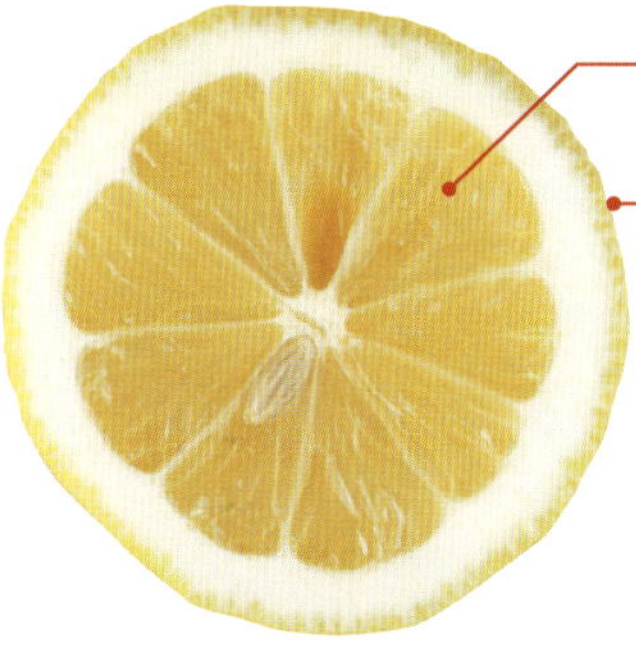

エリオシトリンの含有量は、レモンの体積の約6％。果汁より皮に約10倍多く含まれています。熱に強く、加熱調理もOK。皮を煮詰めてつくるマーマレードや、皮ごとレモンをはちみつ漬けにしておけば、手軽に食べられます。輸入のレモンは保存用のワックスがかかっているので、国産の無農薬品を選ぶようにします。

疲労回復とミネラル吸収を助けるクエン酸

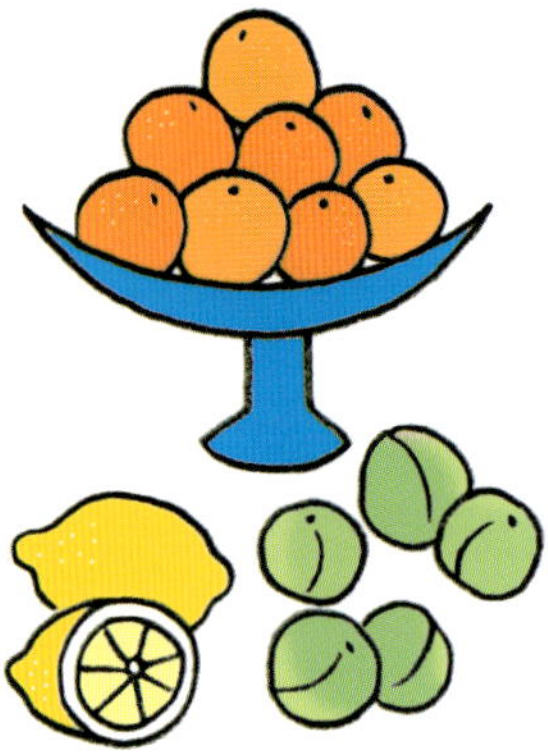

レモン1個に含まれる**クエン酸**は約4g。おおよそ、ほかの柑橘《かんきつ》類《るい》の5倍、梅干しの2倍と群を抜いています。そのパワーの筆頭は疲労回復。クエン酸代謝の着火剤となって、エネルギー生産を促進してくれます。また筋肉を動かすと、糖質代謝《とうしつたいしゃ》の過程で疲労物質である乳酸が発生しますが、クエン酸はこれをアセチルCoAというエネルギー源に変換して、クエン酸代謝にとり込み再活用するのです。

クエン酸のもうひとつの役割はキレート作用。キレートとはギリシャ語で「カニのハサミ」を意味します。生理機能の維持に不可欠なミネラルは多くが水に溶けにくいため、そのままではうまく吸収されません。クエン酸はこれと結合し、必要とする細胞に届けてくれるのです。

代表的なミネラルは、骨や歯をつくる**カルシウム**で、成人でも骨の強度を保つためには十分な量が必要となります。ほかにも**リン**は細胞膜や遺伝子の成分に。**カリウム**と**ナトリウム**は脳の指令を筋肉に伝達するときに必要な物質。**マグネシウム**は血圧と体温の調整な

カルシウムの吸収を高めるキレート作用

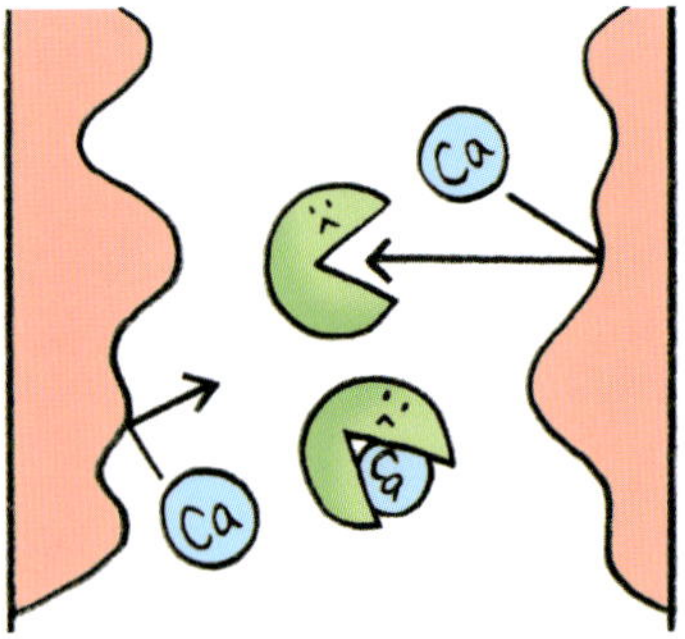

クエン酸を多く含む果物

1	レモン	6.08%
2	梅	3.3%
3	パッションフルーツ	2.14%
4	夏みかん	1.96%
5	グレープフルーツ	1.33%
6	バレンシアオレンジ	0.98%

ど、数え上げればきりがありません。

なお、カルシウムの骨への吸着には、クエン酸とともにビタミンDも欠かせない栄養素です。日光浴をすると皮膚で合成されるので、合わせて心がけましょう。

ビタミンCは、速攻性のある抗酸化物質

次に、ビタミンCの効能をみていきましょう。ひとつは抗酸化《こうさんか》作用。活性酸素《かっせいさんそ》が現れると真っ先に駆けつけ、その酸化力を奪います。水溶性のビタミンなので、体液の中ですばやく反応できるのがすぐれた点です。抗酸化力の強さではエリオシトリンに劣りますが、初期対応を担当するので、レモンをとればダブルパンチで活性酸素を除去できるというわけです。

コラーゲン生成を行い、丈夫な血管をつくる作用も

もうひとつ重要なのは、コラーゲンの生成を助ける作用です。コラーゲンとはたんぱく質の一種。細胞と細胞を結んで、弾力を保つ接着剤の役目を果たしています。

この接着機能が悪くなると、細胞はうまく分裂・増殖することができず、さまざまな代謝活動も滞ります。つまりコラーゲンは丈夫な細胞を育てる揺りかごのようなものといえるでしょう。

また、血管を構成するのもコラーゲンです。

コラーゲンの新陳代謝が下がると、水分が減り血管が固くなっていきます。古くなった不要なコラーゲンも分解されず、血管の内《ない》壁《へき》にこびりつくことに。そこへ悪《あく》玉《だま》コレステロールやマクロファージの残骸《ざんがい》などがたまっていくと、動脈硬化《どうみゃくこうか》が急速に悪化。血液は濁《にご》り、白血球は十分に免疫活動を行うことができません。

さらに、もろくなった血管は動《どう》脈瘤《みゃくりゅう》や静脈瘤などの病変を起こすことも。血管年齢の若々しさが、健康を保つ鍵となります。

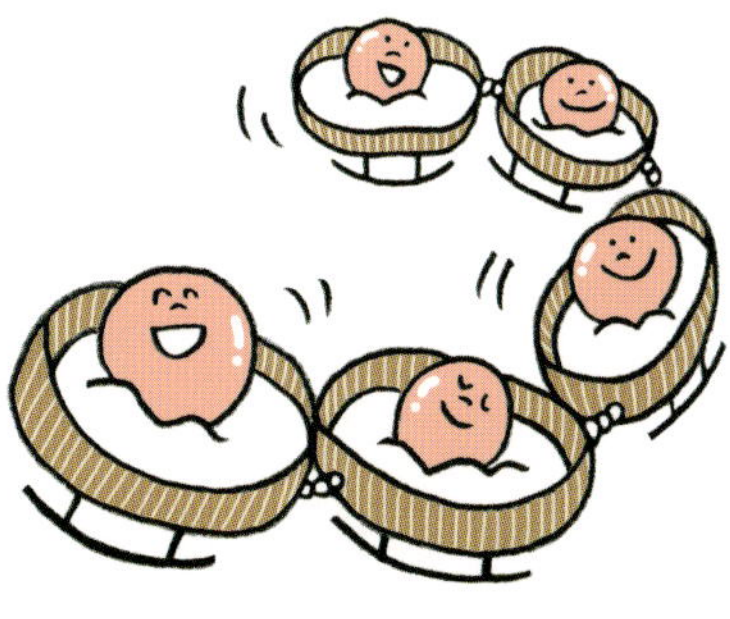

症例

レモンでがんが消えた！

H・Sさん　55歳・無職

ステージⅣの胃がんと診断　余命13か月と告げられて

今から3年前の２００９年８月、年に一度受けていた人間ドックのエックス線検査で異常が見つかり、胃の内視鏡検査を受けたところ、胃がんと診断されました。

見つかったがんは、すでに４㎝ほどの大きさがあり、肝臓やリンパ節にも転移していました。進行度は、最も重いステージⅣ。切除手術は不可能で、できるのは延命目的の抗がん剤治療のみ、平均余命は13か月との宣告を受けたのです。

自分の病状の深刻さに、最初は目の前が真っ暗になる思いでした。さらに、胃からの出血で血圧が急激に下がって路上で倒れ、がんセンターに緊急入院することになってしまいました。

入院中、ベッドの上で食い入るように読んだのが、がんと宣告される前日に書店で見つけた済陽式食事療法の本です。退院するのも待ちきれず、入院中の病院から済陽先生のクリニックに電話をし、退院後の10月にＰＥＴ検査と診察を受けることを決めました。

済陽先生の診察を受けたとき、食事療法については一通り理解していました。済陽先生からは、さらに食事療法の注意点を指導していただき、がんセンターでの抗がん剤治療と食事療法を併用していくことをすすめられました。

食事療法を徹底的に行うために、毎日の食事やジュース作りは、全部自分で行っています。忙しかった仕事も辞め、からだの立て直しのために、規則正しい生活を送る環境も整えるようにしました。

食材の調達も、全部自分で行い、買物の際には、食品の表示を確かめます。以前はよく朝にパンを食べていたのですが、表示を見ると多量の塩分を含んでいることがわ

抗がん剤と食事療法でがんが縮小

治療前

2009年8月

胃の内視鏡検査で、4cmのがんを発見。肝臓やリンパ節にも転移が見られ、手術は不可能と診断された。

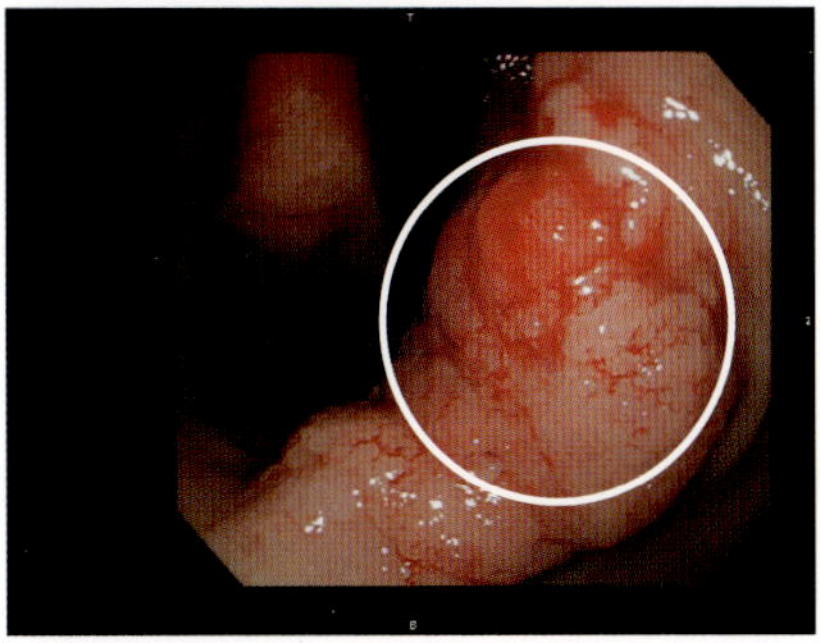

治療後

2011年11月

抗がん剤治療と食事療法を併用して2年余り。胃のがんは1/4にまで縮小、肝臓やリンパ節の転移は消え、手術の見通しがついた。

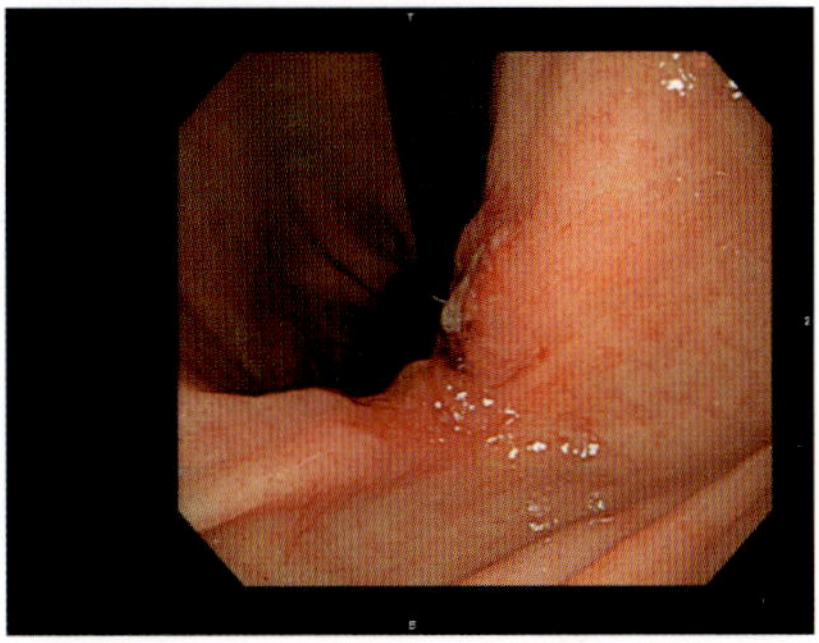

かり、買うのをやめました。市販のお総菜類も、思っている以上に塩分と保存料が含まれているので、ほとんど買いません。

　有機栽培のにんじん10kg、小松菜6束は週に一度、宅配で届けてもらい、その他の野菜は有機栽培の野菜を扱う店や、近所のスーパーで購入。できるだけ有機栽培、無農薬の野菜を買うように心がけていますが、ないときは手に入るもので食事を作ります。

1日2個のレモンとほかの柑橘類を搾って飲む

　1日1・5ℓ以上の果物・野菜ジュースを飲むこと。塩分を控えること。肉とお酒はとらないこと。これらを厳守しながら、玄米、野菜、海藻、魚介類を食事の主体にしています。済陽先生から無農薬のマヌカハチミツが胃がんに効果的とうかがってからは、朝と晩にヨーグルトといっしょにとるようになりました。緑茶も1日4杯は自分でいれて飲むようにしています。

　レモンは、1日に2個を搾《しぼ》ってジュースにします。最初の頃は、レモンといっしょににんじんとりんごをジュースに入れて飲んでいましたが、ここ一年ぐらいは、オレンジとグレープフルーツを合わせるのが定番です。オレンジとグレープフルーツは、アメリカ国立がん研究所の「デザイナーフーズ・ピラミッド」（163ページ参照）にも挙げられている食品で、しかも果汁を搾るだけで飲めるので、手間がかかりません。低速ジューサーを使って野菜ジュースを作るには、片づけまで含めると20～30分。疲れた夜にやるのは大変です。その点、搾るだけでできる柑橘類のジュースは、手軽さの面でも重宝しています。

　野菜ジュースでは、りんごとにんじんのほかに、毎日必ずキャベツを使うようにしています。済陽先生から、胃がんには特にキャベツがよいとうかがったからです。

　こうした食事の継続のため、コツというコツはないのですが、ジュースにする野菜は、数回分をまとめて洗い、あらかじめ切った状態で密閉容器に詰め、冷蔵庫に入れてあります。こうすると、毎回野菜を洗うところからはじめなくてもいいので、ジュース作りがとても楽になりました。

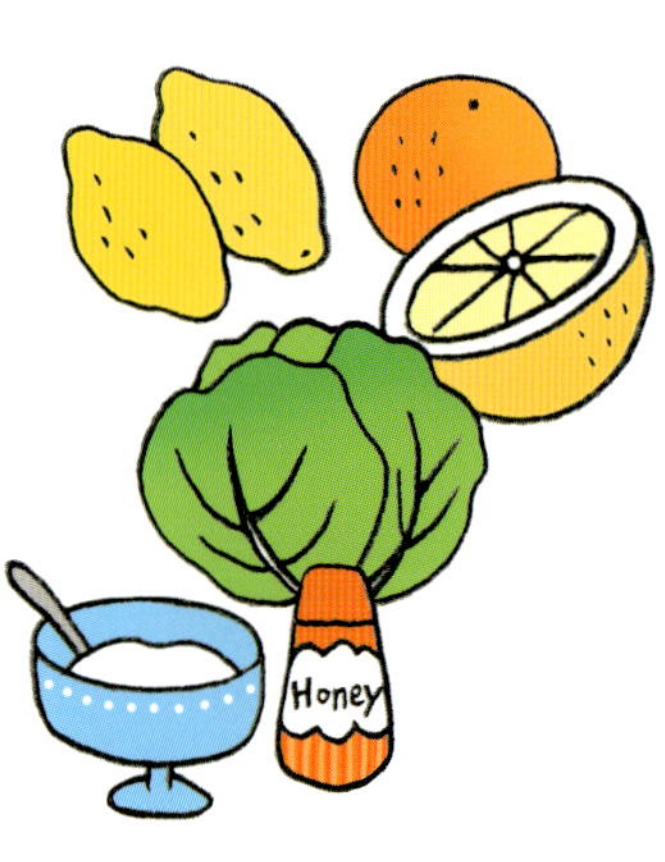

　それから、食事の減塩にはかなり気をつかっています。台所には塩は一切置かず、しょうがやにんにく、ハーブなどの香辛料を多数揃えて、料理の風味を補うようにしています。

　済陽式食事療法を続けてびっくりしたことは、以前に比べて明らかに体調がよくなり、元気になったことです。闘病開始後、半年ぐらいで、病人には見えないといわれるほど、肌のつやもよくなりま

H・Sさんの食事のポイント

- 毎日レモン2個を、オレンジ、グレープフルーツといっしょに搾って飲む。
- 胃がんに効果的なマヌカハチミツ、キャベツを毎日食べる。
- 調理に塩は使わず、香辛料を利用して風味を添える。

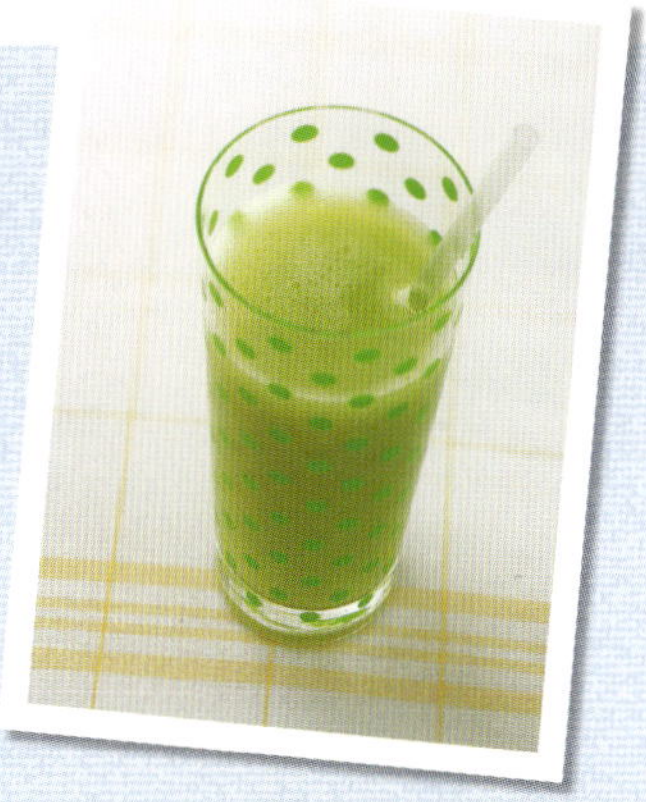

した。

食事療法は毎日のことなので、味気ない食事や大量のジュースをとり続けることは、難しいと思われるかもしれません。

でも私は、自分で食材を選んで調理し、それを食べることで、食事でからだをつくっている、食事で病気を治している、という実感があります。「今食べているものが、がん細胞と健康な細胞を入れかえてくれる」という実感があれば、自ずと続けようという気持ちが湧いてくるものです。

がんは4分の1に縮小 手術を行えるまでに回復

抗がん剤治療と並行しながら食事療法を続けて2年半後の、２０１２年。胃がんの大きさは、最初の4分の1にまで縮小しました。肝臓やリンパ節に転移したがんも、画像で診断する限りでは、すでに消滅しています。

済陽先生からは「この大きさなら、からだにあまり負担をかけずに、切除をする根本治療が可能だ」といわれ、この夏に手術を受けることも考えています。

晩期がんと診断を受けた私でも、手術ができるまでに回復を果たせたのは、家族からのあたたかい励ましを受けながら、毎日こつこつと食事療法を続けてきた成果だと思っています。

がんは、治ってきたような気でいても、意外にしぶとい病気だといわれます。がんが縮小しても気をゆるめず、これからも地道に食事療法を続けていくつもりです。

がん治療にレモンを用いた知識人

メイ牛山さん

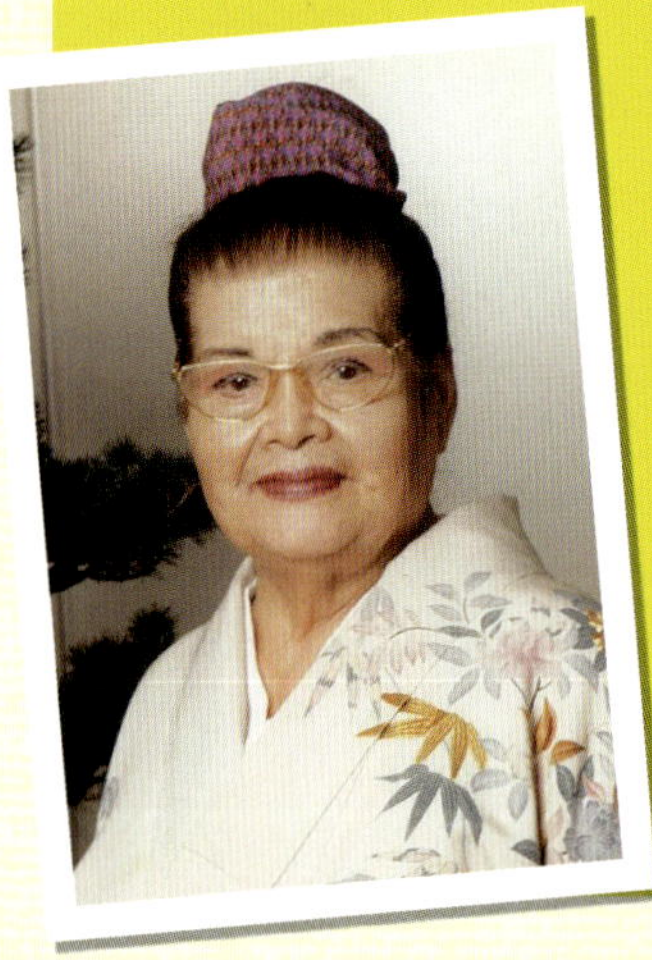

ご主人が、膵臓がんで余命3か月と告知されて

元祖カリスマ美容研究家として著名なメイ牛山《うしやま》さん。ハリウッド化粧品の創業者・牛山清人氏と結婚後、現在は東京の六本木ヒルズにあるハリウッド美容専門学校や、ハリウッドビューティサロン、ハリウッド化粧品を率いて、日本の美容界をリードしてこられました。

そのご主人に膵臓《すいぞう》がんが見つかったのは77歳のときでした。80キロ近くあった体重が数か月で激減し、検査入院をしたところ、手術をしなければ余命3か月と、ご本人には内緒で告知されたのです。

メイさんは「ここまで衰弱したからだで、手術は無理」と判断し、医師の猛反対を押し切って、自宅療養の覚悟を決めました。ちょうど健康食研究家・栗山《くりやま》毅一《きいち》氏の食事療法を生活にとり入れ、体質改善を図っていたところです。改めて栗山氏に相談し、徹底した自然食の指導を受けました。

もともと海外生活の長かったご主人の好みで、牛山家の食卓は洋食がメイン。朝はバターたっぷりのパンにベーコンエッグ、昼はハンバーグ、夜は手作りフレンチのフルコースというメニュー。しかし40歳を過ぎるころから体調不良に悩むようになり、「野菜・果物・生水」にこだわる自然食に切り替えました。メイさんは健康をとり戻しますが、ご主人は大好物のステーキやうなぎなどの外食がやめられないままで、胃痛や消化不良、アレルギー性鼻炎などの症状が続いていたといいます。

レモンパワーでがんと闘い、みごと克服

ご主人の退院後の闘病生活を支

えたのはレモンです。まずパセリ、セロリ、春菊など緑の野菜をすりつぶして漉《こ》した青汁に、レモン果汁を加え、1日4回、20ccずつを飲みます。食後にレモン水も欠かしません。

主食は重湯や、生のさつまいもかりんごのすりおろしにはちみつを加えたものからスタートし、食欲が戻ってからは煮豆、白身魚、小えび、かになどで良質のたんぱく質を摂取《せっしゅ》。海藻の酢の物も勧めました。鶏や豚、牛などの動物性たんぱく質と脂肪は、一切口にしていません。

それが功を奏して、体力は徐々に回復。寝ている蒲団がペタンコに見えるほどやせ細っていたのに、なんと1年後には仕事に復帰することができたのです。人柄も、以前は超がつくほどの〝かんしゃくもち〟だったのに、すっかり温厚になられたそうです。

以来、牛山家では毎日6個のレモンを消費していました。カルシウム粉末と大麦若葉粉末の〝葉緑素ジュース〟や生のじゃがいもとにんじん、キャベツなど新鮮野菜の〝どろどろジュース〟も考案して、レモンをたっぷりと配合。ご主人は91歳まで健康な晩年を過ごし、がん克服を果たしました。告知から14年、抗がん剤など薬は1粒も飲まなかったということです。

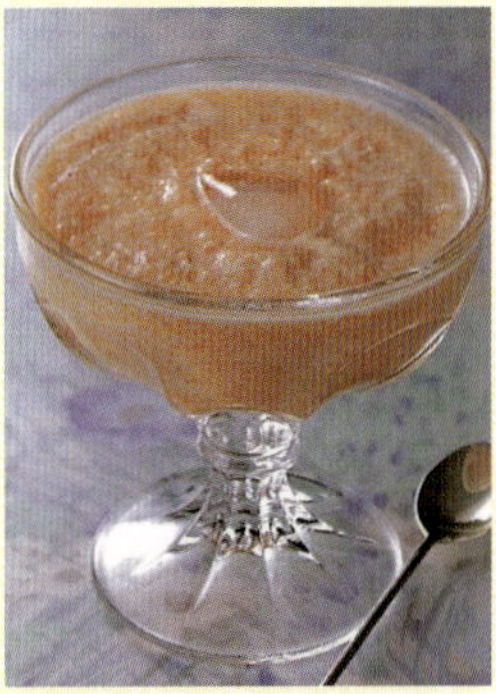

じゃがいもとにんじんの
どろどろジュース

済陽式食事療法と共通点がいっぱい

栗山式食事療法を基本にしたメイさんの食卓と、済陽式食事療法には多くの共通点があります。野菜や果物のビタミン、ポリフェノールと、海藻の食物繊維をたっぷりとる。豆類からは炭水化物とビタミン、たんぱく質を。動物性たんぱくは魚介類を優先し、生水も毎日飲んでいます。

また、日本古来の食文化を大切にし、食品の〝命〟を丸ごといただくことも心がけました。「からだの中から美しくなる」。そのモットーは芸能界をはじめ、多くの女性の心をつかみ、2007年に96歳で亡くなるまで、元気に現場に立ち活躍されたのです。

ほかにもまだまだ！ 健康面でのメリット

1 肥満や高血圧などの生活習慣病を撃退

メタボリックシンドロームという言葉はご存じですね。これは肥満、脂質異常症《ししついじょうしょう》、高血糖、高血圧など、「動脈硬化《どうみゃくこうか》」の危険因子を併せもった状態のことで、放置すると糖尿病や心臓病、脳卒中など重大な病気を引き起こします。

原因は、バランスの悪い食事や喫煙、過度の飲酒、運動不足などが招く代謝異常《たいしゃいじょう》。がん促進のプロセスとほとんど変わるところはなく、その人の体質により、どの病気を発症するのか変わってくるだけなのです。つまりレモンの抗がん作用は、そのままメタボ対策にも有効だと考えましょう。

メタボの初期段階で注意したいのは、糖尿病の前ぶれである高血糖。細胞内で糖を代謝するホルモン、インスリンの効きが悪くなっています。**レモンでクエン酸代謝を活性化**し、サポートを。**食べ過ぎた脂肪の消費**も助けます。脂肪が減ると、脂肪細胞からアディポネクチンというホルモンが分泌《ぶんぴつ》され、血管を強化。内壁《ないへき》に張りついた**悪玉《あくだま》コレステロールを除去して、動脈硬化を改善**してくれます。

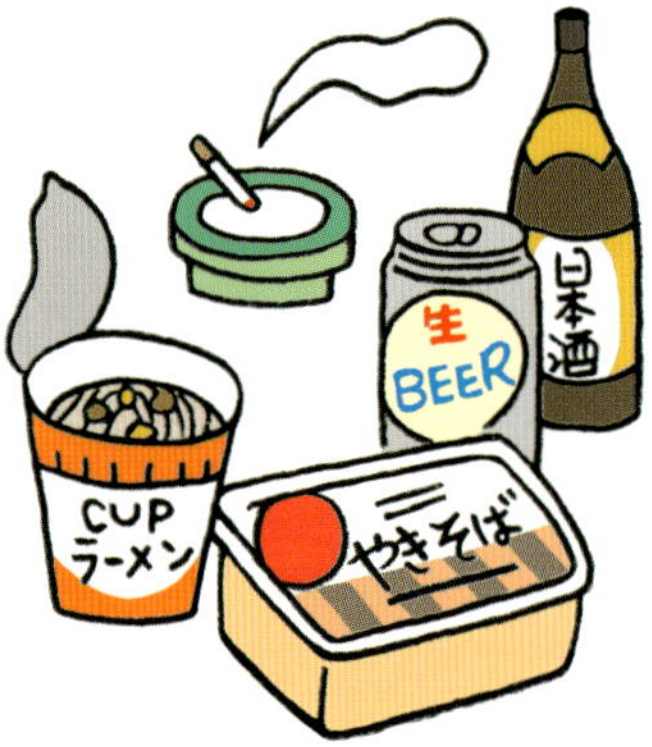

2 骨粗しょう症や関節痛をしっかり予防

骨粗《こつそ》しょう症は、骨がスカスカになって、折れやすくなる病気。

骨の主成分はカルシウム。エックス線で診ると、繊維が網目のように巡っていることがわかります。骨梁《こつりょう》といって、ビルを支える鉄筋のような役割をしますが、これを安定させているのが、コラーゲン。ビタミンCを触媒《しょくばい》に、アミノ酸から生成されます。**ビタミンCにはカルシウムの体内吸収を助ける効能**も。レモンは骨の強い味方というわけです。

3 抗菌作用で、風邪も食中毒も寄せつけない

レモン果汁はpH《ペーハー》2と、酸性度が高いことが特徴。**のどの粘膜や胃の中で、ウイルスや細菌に対する抗菌作用を発揮**します。また、コラーゲンがたっぷりつくられていると、粘膜が丈夫になって、細菌の侵入をシャットアウト。風邪や食中毒、膀胱炎《ぼうこうえん》など、感染症の予防には、ぜひレモンジュースを活用しましょう。

さらにエリオシトリンとビタミンCの相乗効果で、白血球を増殖させるインターフェロンの生成を助け、免疫機能がアップ。ウイルスや細菌退治の際に放出するインターフェロンも増強します。

4 ストレスが溜まったら皮ごとレモンスライスで

ストレスを受けると、それに打ち勝とうと、副腎《ふくじん》から抗ストレスホルモンであるアドレナリンとコルチゾールが分泌されます。このホルモンには脈拍や呼吸を速くする、体温を上げる、瞬発力や集中力を高めるなどの作用があります。副腎とは腎臓の上に乗った一対の器官。生理機能を調整する多くのホルモンを分泌していますが、このとき、大量消費されるのがビタミンCです。抗ストレスホルモンが不足すると、気分がどんどん落ち込んでしまうので、レモンでしっかり補いましょう。

レモンの皮に含まれるリモネンも、ストレス対策におすすめ。私たちは起きているときは交感神経《こうかんしんけい》、眠っているときは副交感神経に支配されていますが、**リモネンは交感神経を刺激して、気分を爽快に。**体内時計も整えるので、寝つきもよくなります。

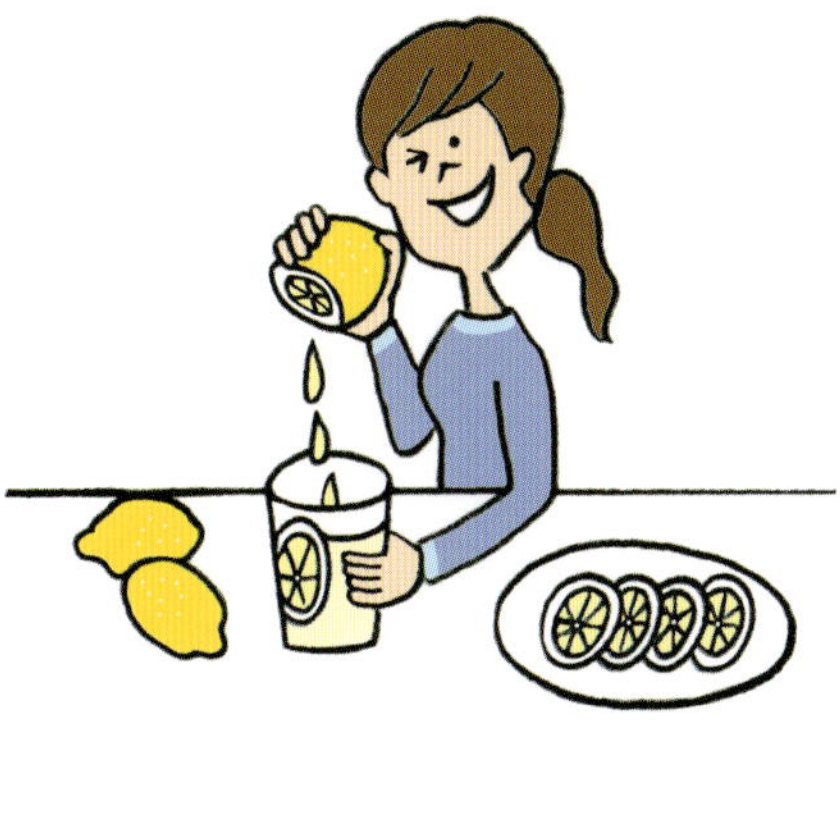

5 美白効果とシワ・たるみを解決

女性を悩ますのが、顔や首筋、手の甲にできるシミ。その正体はメラニン色素です。これは本来、紫外線の害から肌細胞を守るために、皮膚組織のメラノサイトが分泌し、傘のように広げていくもの。夏に日焼けをすると、色が黒くなるのはこのためです。

冬になりメラニン色素が不要になると、若いうちは新陳代謝《しんちんたいしゃ》で排《はい》泄《せつ》されますが、加齢とともに肌に蓄積され、シミとして現れます。

ビタミンCには、メラニン色素を合成する酵素、チノシラーゼの働きを阻害する作用があります。さらにメラニン色素を無色に還元する、うれしい効能も。日焼け止め美白化粧品に、ビタミンC誘導体が配合されているのを目にした方も多いでしょう。

一方、肌のハリと弾力を支えているのは、真皮に張り巡らされたエラスチンという繊維。コラーゲンで構成されています。これが紫外線や、活性酸素《かっせいさんそ》によって切断されると、シワやたるみの原因に。

エリオシトリンとビタミンCは水に溶けやすく、短時間で尿から排泄されるので、1日2～3回に分けてとりましょう。

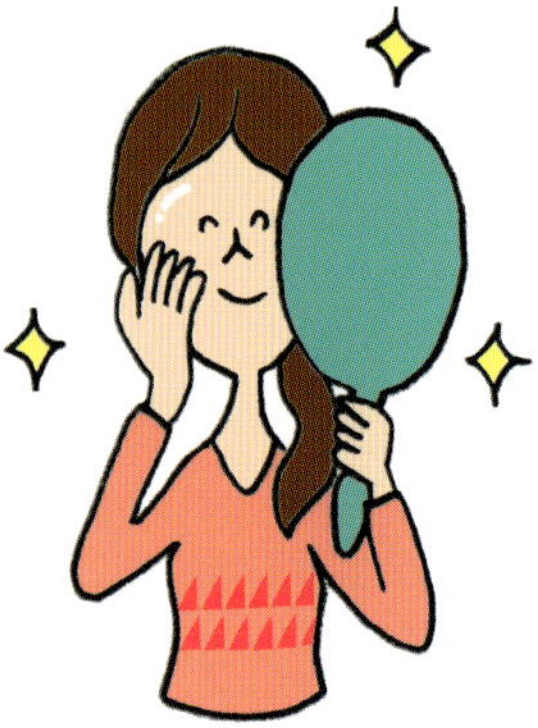

ミニ知識

レモンは減塩に役立つ！

済陽式食事療法では「無塩」が原則。味つけが物足りないと思ったらレモン果汁の出番です。小瓶に入れて食卓に常備し、ひとふりしましょう。おさしみ、和え物、精進揚げ、焼き魚など、何にでも相性抜群。特に焼き魚の焦《こ》げには微量ながら発がん物質のベンツピレンが含まれます。抗酸化《こうさんか》物質が打ち消してくれるので一石二鳥です。

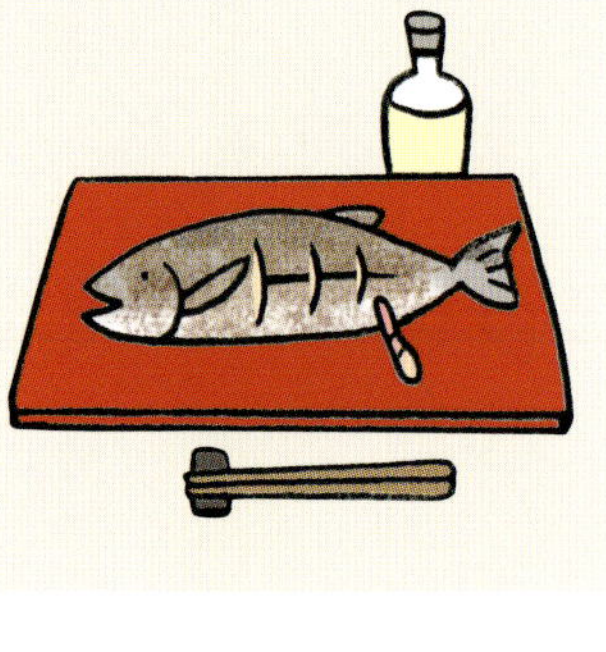

レモンで健康を手にした知識人

飯田深雪さん

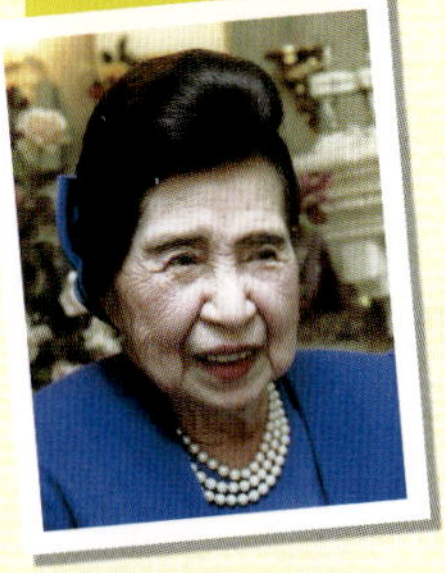

レモンとはちみつで低血圧と神経痛が全快

アートフラワーの創設者・飯田《いいだ》深雪《みゆき》さん。2007年、103歳で亡くなられるまで、日本で最もエレガントなおばあちゃまと、ファンを魅了しました。外交官夫人として世界各国の〝美〟と〝食〟に出会ったことが、その原点。料理研究家・テーブルコーディネーターとしても後継者を育てています。

飯田さんがレモンの効果を実感したのは40代です。幼いころから虚弱体質で低血圧。当時は神経痛が悪化して、階段の上り下りも不自由でした。

「これは、酸っぱいものが嫌いな食生活に原因があるのでは？」と反省。ある晩、搾《しぼ》ったレモンにはちみつを入れ、グラスに1杯試してみたところ、翌朝には驚くほど症状が軽減したといいます。以来、旅先にもレモンとはちみつを携帯し、体調管理に欠かせない日課となりました。

レモンの栄養を丸ごといただくために、レモンのマーマレードも考案。パンにつけたり、紅茶に入れたりと、たっぷりとっています。おかげで色白の肌はシミひとつなく、すべすべでした。

食のシーンを楽しむことが免疫力を活性化

飯田さんは「食材に感謝して楽しくいただくことが大切」といいます。たとえレモンジュース1杯でも、お気に入りのグラスに注ぐこと。テーブルには花を飾り、器のコーディネートに気を配ること。そんな〝もてなしの心〟は、自分自身と、一緒に食卓を囲む家族や友人の気持ちを豊かにしてくれます。

笑顔ががんを撃退するナチュラルキラー細胞を増やすことは、よく知られています。飯田さんのように前向きな心でいただけば、レモンの効果が倍増するに違いありません。

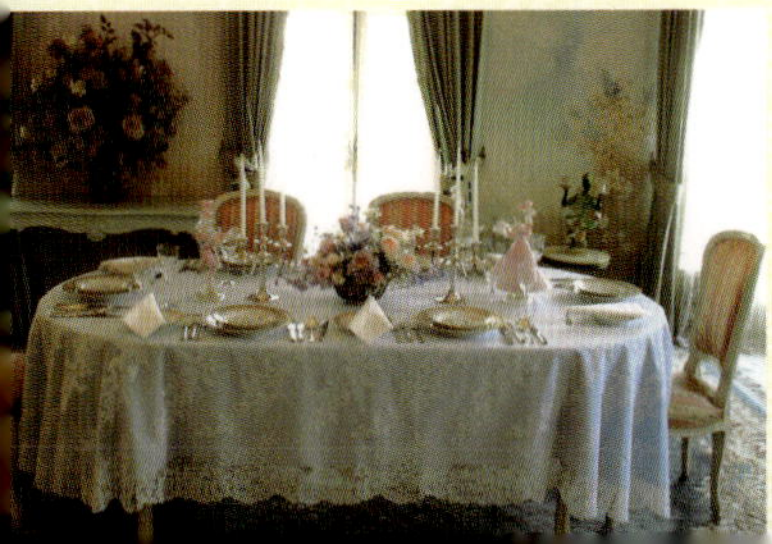

キャプテン・クックの航海を支えた！

壊血病《かいけつびょう》とレモン

15世紀の終わりから、ヨーロッパ列強は巨万の富を求めて、世界の海を渡りました。その航海で最大の敵となったのが壊血病。18世紀、英国海軍軍医のリンドは、レモンの予防・治療効果を発見し、キャプテン・クックの偉業を支えたのです。

船乗りの命を奪った壊血病

ビタミンCの欠乏症《けつぼうしょう》として、かつて恐れられた病気に「壊血病《かいけつびょう》」があります。哺乳類《ほにゅうるい》のうち、ビタミンCの体内合成ができないのは、ヒトとサルとモルモットだけ。新鮮な野菜や果物が長期間不足すると、てきめんに症状が現れます。コラーゲンをつくることができないため、骨も血管もボロボロに。

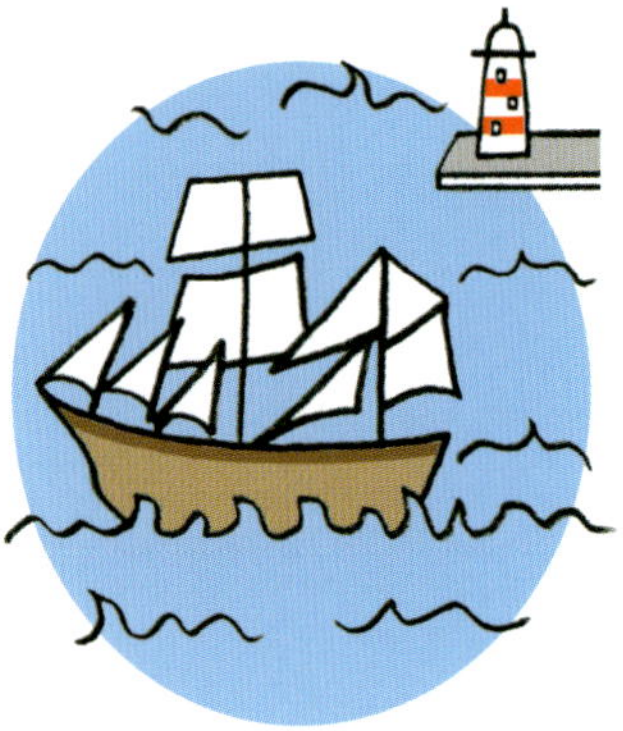

粘膜や歯肉、関節内で出血が起こり、歯も髪も抜け落ちます。免疫力が低下し、感染症にかかれば、まず命は助かりません。

歴史上、多大な犠牲者を出したのは、15世紀末にはじまった大航海時代でした。ディアス、ヴァスコ・ダ・ガマ、コロンブス、マゼラン…。壮大な海の冒険の陰で、生還を果たした乗組員は、時によって3割程度。劣悪な衛生環境の中、死因の大半は戦闘でも海難事故でもなく、壊血病だったのです。

イギリス海軍は、レモンとライムで壊血病を克服

１７４４年、イギリスのジョージ・アンソン提督が敢行した世界周航で、乗組員１９５５人のうち、壊血病を主とする病死者が１０

５１人にのぼるという悲劇が起こりました。

それに大きなショックを受けたのが、海軍軍医ジェームス・リンドです。この死病に立ち向かうべく、１７４７年にソールズベリー号に乗船。発症者を５つのグループに分け、それぞれにサイダー、アルコール性強壮剤《きょうそうざい》、酢、レモンとライム、はちみつを与えたところ、レモンとライムを与えた患者に明らかな効果が現れました。

その研究成果は、オーストラリア大陸やハワイ諸島を発見したキャプテン・クックによって証明されました。１７６８〜７１年の第一回航海で、乗組員に柑橘類《かんきつるい》とザワークラウト（乳酸菌発酵したキャベツ）の摂取《せっしゅ》を奨励《しょうれい》。史上初めて、壊血病による死者を一人も出さなかったのです。

以来、レモンとライムはイギリス海軍の必需品に。もしもレモンがなかったら、世界の歴史は変わっていたかもしれません。

健康を守るビタミンCとレモンの歴史

ビタミンCの科学的な研究が本格化したのは、20世紀に入ってからです。１９１９年、イギリスのジャック・セシル・ドラモンドが、オレンジから壊血病予防因子を特定し、ビタミンCと命名しました。その後、ハンガリーのセント・ギョルギは牛の副腎皮質《ふくじんひしつ》に、強力な還元作用をもつ物質を発見。１９３２年にこれがビタミンCであることを証明し、ノーベル医学生理学賞を受賞しています。


一方、レモンのルーツは、ヒマラヤ山麓原生の柑橘類とされます。インダス文明の遺跡からは、レモンを形どった首飾りが見つかっています。やがてシルクロードを通ってメソポタミアへ。アレキサンダー大王の遠征でヨーロッパへ伝わり、口臭防止や食中毒の解毒《げどく》剤《ざい》として使われました。

アメリカにはコロンブスが苗木をもち込み、サンキストの起源に。日本に入ってきたのはずっと遅く、明治６年ということです。

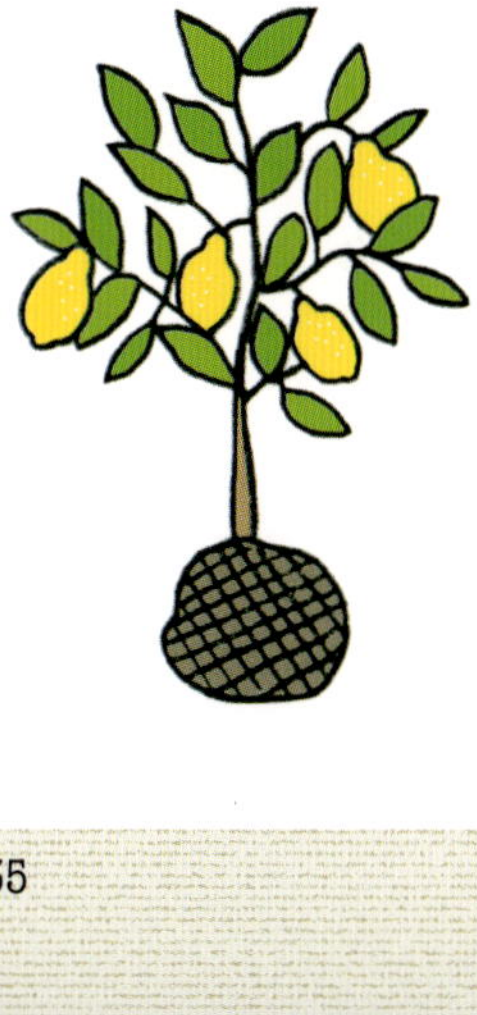

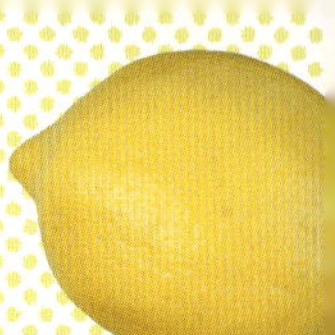

済陽先生ご夫妻とレモン

「レモンはがんの特効薬」と語る済陽先生。私生活におけるレモンについて、奥様である千賀子夫人に語っていただきました。

自らもご自宅の庭にレモンの木を栽培

済陽家の庭に、レモンの苗が植えられたのは10年ほど前。「家でもレモンを育てよう」という先生の発案で、広島の農園から10本の苗木を取り寄せられました。

「素人には難しいですね。土壌が悪いのか、気候が合わないのか、実をつけるのはそのうち2本だけ（笑）。収穫は年間20～30個ですから、ささやかなものです。

でも、レモンのなっている姿はとても愛らしいの。10月にふくらみはじめてから、3月末にとり入れるまで、主人と二人で楽しみに鑑賞しています。初夏には白い可憐な花が咲きますし、葉も清々しくすてきな香り。我が家の大事なシンボルツリーです」

命の息吹を身近に感じることは、心を癒してくれるもの。ほかにも梅、花梨《かりん》、柚子《ゆず》、月桂樹《げっけいじゅ》、紫蘇《しそ》、三つ葉などが栽培されています。それぞれ小梅漬け、花梨酒、ポン酢など、手料理のスパイス役となって、食卓を彩ってくれるそう。

「自家製のレモンだけでは全く足りませんから、無農薬栽培の農園と契約し、毎月２００個を取り寄せています。ほかにオレンジとグレープフルーツを合計１００個。それが私たち夫婦、息子、娘の4人の健康を守ってくれています」

レモンジュースで、家族の健康と活力を養う

済陽先生はとても早起き。夜明け前に起床し、依頼された原稿や論文の執筆。余裕があればいったん仮眠をとり、7時半に朝食というスケジュールです。

「まずレモンをベースに、季節の野菜・果物をジューサーで搾《しぼ》ったジュースを３００cc。からだが目覚め、ごはんがおいしくいただけます。

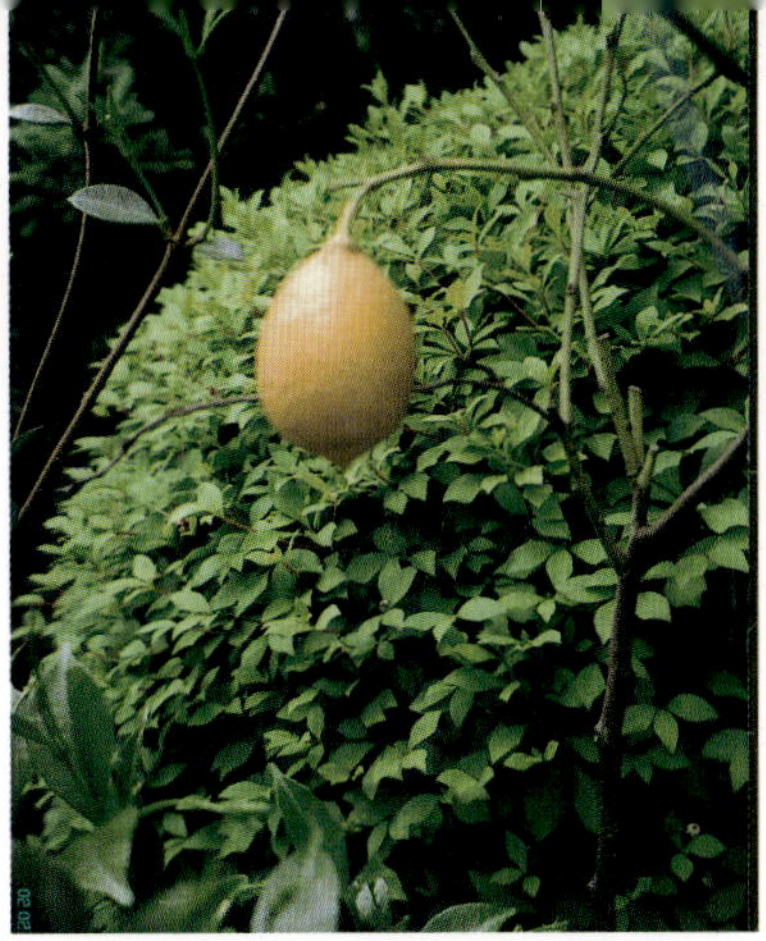

済陽先生の庭に植えられたレモンの木。

レモンのおかげで、家族全員、疲れを知らないからだになりました。主人は今、診療のほか学会のシンポジウムや講演活動などで、休日は月に一度か二度。私は少し心配なのですが、体調をくずすことはほとんどないようです」

奥様は、肌の調子がとてもよいとのこと。かさつきやシミに悩むことはありません。

レモンはドレッシングに混ぜたり、焼き魚にかけたりと、ほかにも活躍中です。たまにスライスのはちみつ漬けやレモンピール、パウンドケーキの中身として登場することも。搾って残った皮は溜めておき、庭の菜園に埋めて、必ず土に還すようにしています。

「食事はバランスよくいただくことが大切というのが主人のモットーです。レモンだけに頼っていてはいけませんね。ねぎ、にら、にんにく、にんじん、玉ねぎ、じゃがいもは欠かせない食材。1週間単位でドンと用意して、使いきるように献立を考えています」

ほかにお得意の煮豆、らっきょうの甘酢漬け、しょうがの佃煮、海藻サラダ、ヨーグルトも食卓に。主食は玄米、雑《ざっ》穀《こく》米《まい》、白米のローテーション。白米の日は必ず納豆をプラスし、栄養を補います。

夫婦で二人三脚。済陽式食事療法でがん克服の希望を

「最近、からだの健康とともに、心の健康も大切だと痛感しています。主人が都立病院を停年退職後、自分のクリニックを開いたときに、私もサポートのための関連会社を設立。済陽式食事療法のセミナーや料理教室を主催したり、生産者の方と交流したりと、チャレンジの連続です。本当にたくさんの人と出会い、勉強させていただきました。感謝の心と希望が、明日への原動力になるのですね。私も我が家のレモンの木のように、ささやかでも根をはって、皆さんのお役に立ちたいと願っています」

国産レモンの魅力と生産者の声

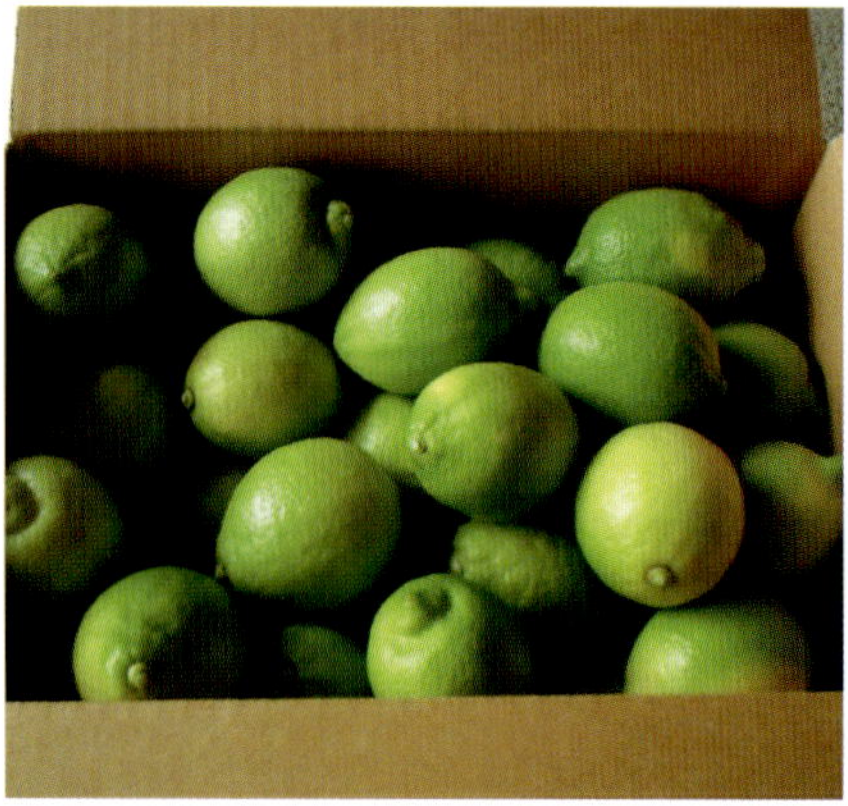

瀬戸内海に浮かぶ レモンの島、岩城島

瀬戸内海の西側に浮かぶ小さな島、岩《いわ》城《ぎ》島《じま》は、愛媛県に位置します。一年を通して温暖湿潤、台風が少ない気候をいかして、柑《かん》橘《きつ》類《るい》の栽培、特にレモン栽培が盛んです。

レモンの栽培は、約30年前に村おこしのためにはじめたのがきっかけとなり、島一体となって取り組んでいます。そんな岩城島で、家族二代にわたってレモンを栽培する岡野農園さんに国産レモンの魅力をうかがいました。

青いレモンは 新鮮さの象徴

岩城島で有名なのが「青いレモン」。秋から年末にかけての皮が緑色のレモンです。この時期のレモンは、黄色くなる前に十分な大きさと果汁をもつことから、青い状態で収穫し、出荷されます。収穫後は時間とともに黄色くなるため、とれたてでないとこの色を見ることができません。「青いレモンは酸が高めでフレッシュな味わい。冬から春には、黄色いレモンを収穫します。黄色いレモンは酸が少なくなり、糖度がぐっと上がります」と語る岡野さん。

輸入レモンは、運搬の時間を考慮して、熟す前の段階で収穫されます。一方、国産レモンは食べごろになってから収穫するため、酸味だけでなく甘みがあるのが特徴です。青いレモンと完熟レモンの両方を食卓に届けられるのは、国産ならではといえるでしょう。

皮ごと食べられるから栄養素がたっぷりとれる

岡野さんのつくるレモンは、低農薬で、ワックスや防腐剤を使わないため、皮ごと食べられます。輸入レモンとの大きな違いは、その安全性。また、レモンの栄養素の多くは皮に含まれるため、皮ごと食べられるのは、栄養面でも大きなメリットがあるのです（21ページ参照）。

「病害虫のつきやすいレモンを低農薬で育てるには苦労が絶えません。花につく病害虫を防ぐため、農薬を使わず水をかけて花を落としたり、露地栽培と比較的に病害虫のつきにくいハウス栽培を併用したりと、多くの手間がかかります。それでも低農薬にこだわるのは、安心して皮ごとレモンのおいしさを味わってもらいたいから」

岡野さんをはじめ、岩城島のレモン農家の思いは共通です。

あらゆる料理にひと搾り、健康維持にも欠かせない

岡野さんの食卓には、頻繁にレモンが登場します。「焼き物や揚げ物はもちろん、みそ汁やうどんにも、レモンを搾《しぼ》ります」。風味がよくなり、塩分を抑えられるのもうれしい点です。また、レモン果汁とはちみつをお湯で割るだけのドリンクも定番。家族で愛飲されているのだとか。さらに、「お客様から、風邪予防にレモンが効くという声をいただくことも。喉の痛み程度の初期症状は、楽になりますよ」と効果を実感されています。

「レモンは酸っぱいだけじゃない」。岡野さんの言葉どおり、国産レモンにはからだにうれしい魅力がたっぷり詰まっているのです。

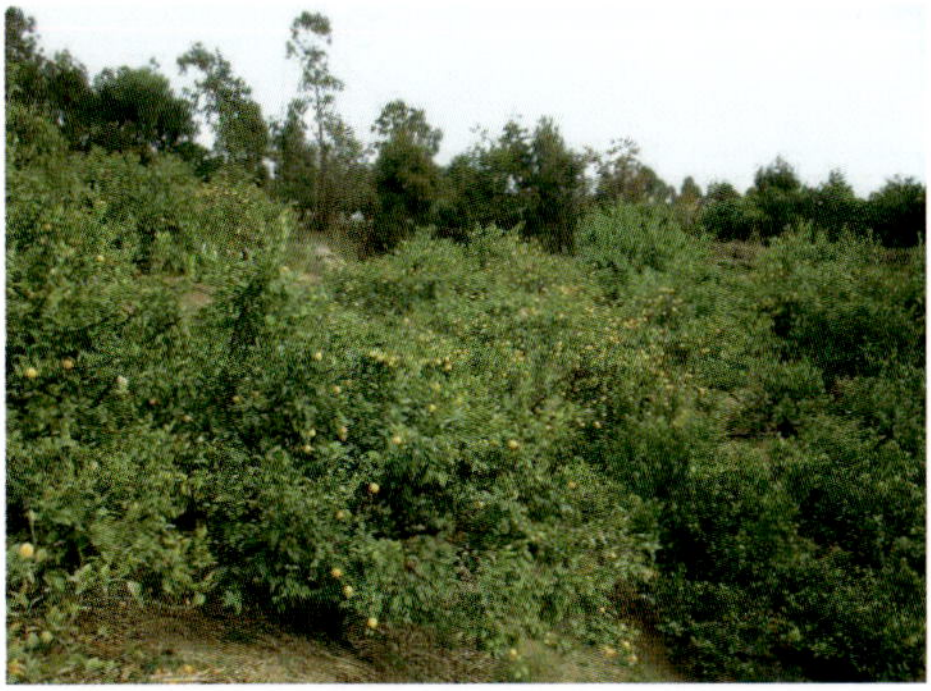

岡野農園　URL http://www.h4.dion.ne.jp/~okano-en/
TEL 0897-75-2488

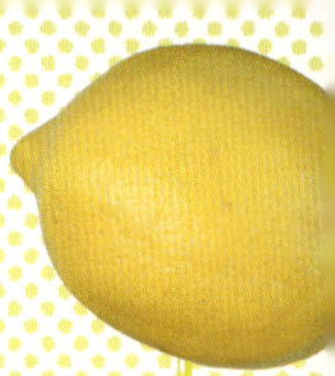

レモンでがんを克服！

実践者の喜びの声

レモンのもつ力を上手にとり入れて、がんを克服した人の体験を紹介。食事療法を実行するヒントが多数見つかります。

喜びの声 1

産地の農家からレモンを定期購入 ジュースにも欠かさず使って 前立腺がんと多発性骨転移を克服

H・Kさん　68歳　無職

前立腺がん克服のため済陽式食事療法をはじめる

3年前に前立腺《ぜんりつせん》がんと多発性骨転移が見つかり、内分泌療法と化学療法を受けていました。しかし、PSA値（前立腺がんを判断する血液検査の数値）は改善されず、医師からは危険な状態と告げられていました。そんなときに出会ったのが、済陽式食事療法です。

産地直送のレモンを皮つきのままジュースに

がんが見つかる以前は、お酒も甘いものも大好きという暴飲暴食の生活でした。それを完全に改め、主食は玄米にし、毎食、具だくさんの野菜スープとプルーンエキス入りのヨーグルトを食べるようにしました。味つけは無塩・無糖を心がけ、料理は、こんぶとかつおだしの風味を生かし、甘味づけにははちみつを使いました。

野菜や果物のジュースは1日で2ℓあまり飲みました。朝と晩に「赤色ジュース（にんじん＋レモン＋トマト）」と「緑色ジュース（小松菜＋キャベツ＋セロリ＋ピーマン＋にら＋レモン＋りんご）」を450㎖ずつ、昼には「赤色ジュース（にんじん＋レモン＋グレープ

前立腺がん腫瘍マーカー（PSA）値の変化

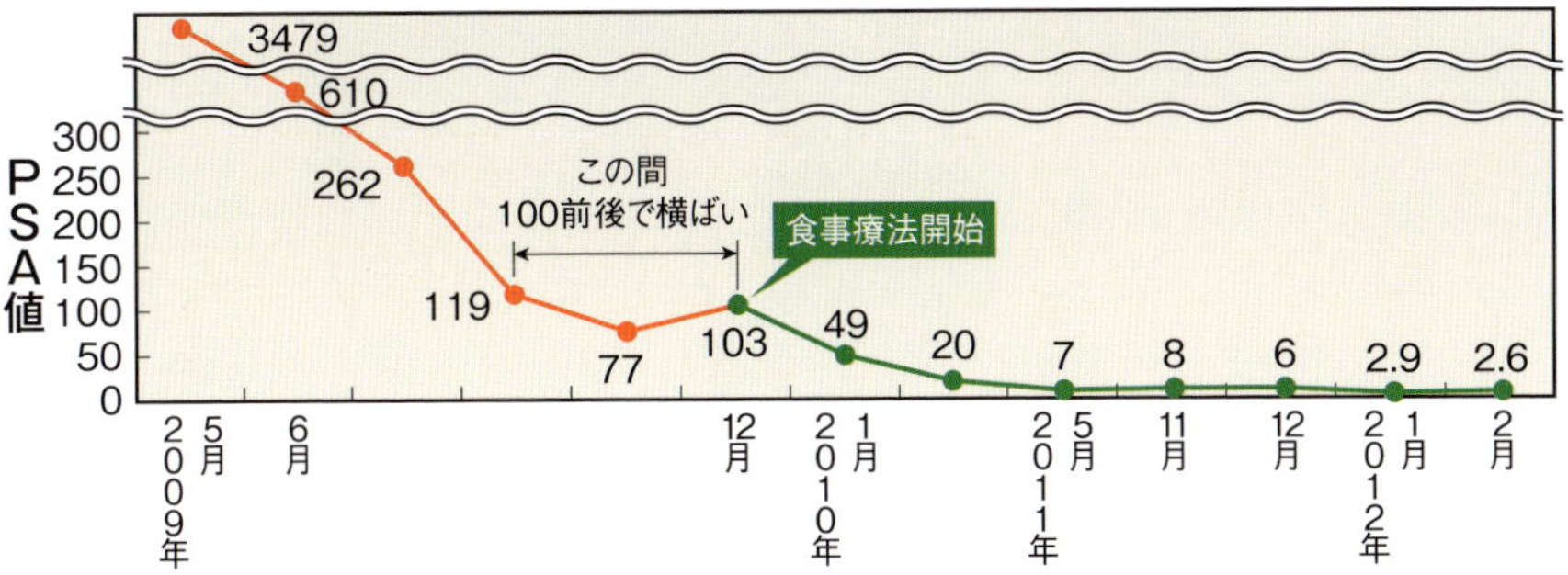

初発時に3479あったPSA値は、ホルモン療法で2桁に、その後、食事療法で1桁にまで改善した。

フルーツ)」を400㎖ぐらい飲みます。大量に飲むのが大変なときは、はちみつで甘みを足したり、レモンやオレンジの個数を増やしたりして、味に変化をつけることで飲み進められるように。レモンは産地の農家と年契約をして定期的に届けてもらい、特にたくさんとることを心がけました。

地道な食生活を続け PSA値が安定

食事療法を続けて2年で、PSA値が正常値内に安定しました。今は、ジュースの量を1日1ℓ程度に減らして食事療法を継続しながら、趣味の絵画教室に通う充実した毎日を送っています。

H・Kさんの食事のポイント

◎農家から年契約でレモンを購入し、ジュースに使用。

◎玄米と具だくさんの野菜スープ、プルーンエキス入りのヨーグルトを常食。

◎時には果物の量を増やして、ジュースの味に変化をつける。

ジュースによく使う食材

レモン、にんじん、りんご、トマト、グレープフルーツ、小松菜、キャベツ、セロリ、ピーマン、にら、オレンジ、はちみつ

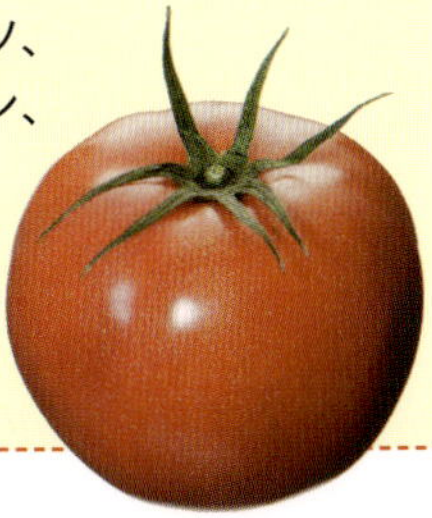

喜びの声 2

レモンを使って徹底的な減塩に成功 進行性胃がんからリンパ節に転移したがんが３か月で消滅

T・Mさん　69歳　主婦

進行性胃がんの手術後リンパ節への転移を発見

　65歳のとき、胃の内視鏡検査で多数のピロリ菌が見つかり、その後の詳しい検査で進行性胃がんと診断されました。胃のほとんどを摘出する手術を受けましたが、半年後、リンパ節への転移が見つかりました。抗がん剤での治療の効果が思わしくない中、済陽式食事療法の存在を知ったのです。

無塩＋ジュースの食事療法をはじめる

　仕事や趣味も充実し、食生活にも気を遣っていた私が、なぜがんに……と、最初は思っていました。しかし食事療法をはじめてすぐ、私の食生活は塩分過剰だったことに気づきました。漬け物や佃煮《つくだに》が大好きで、人の２～３倍は塩分をとっていたかもしれません。

　食事指導を受けて私がとり組んだのは、徹底的な減塩です。調味にはレモンと酢を活用し、こんぶとかつおだしは濃いめにとります。

　みそ汁は、みそを入れる前に私の分をとり分け、みその代わりに卵を１個落として食べました。おかず全体の味が物足りないときは、有機栽培した無塩のくるみを食べました。こくのあるくるみは、おかずの味気なさをカバーしてくれます。

　もともと好きだったきのこ類も、よく食べるようにしました。きのこは１日天日干しすると、うまみが凝縮され、味つけなしでもおいしく料理できました。

　また、有機無農薬野菜を使ったジュースは、朝、昼、晩と４００㎖ずつ飲みました。必ず入れたのは、レモン、にんじん、りんご、

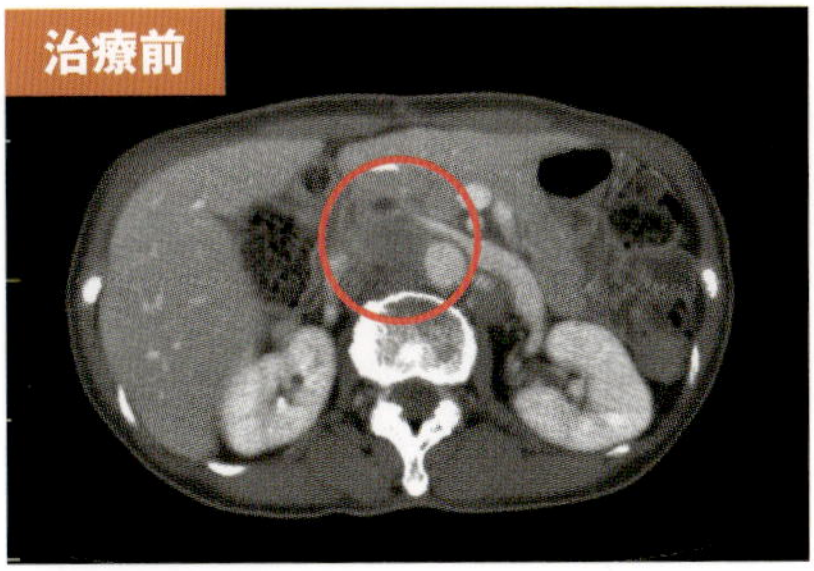

2010年3月
進行性胃がんと診断され、抗がん剤治療の後、胃の全摘出手術を行った。しかしその後、リンパ節への転移が発見された。

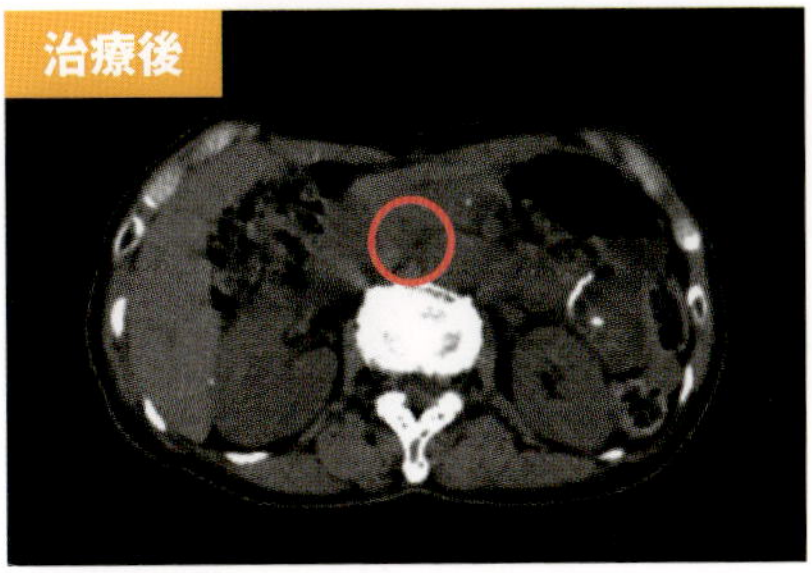

2010年6月
抗がん剤治療と食事療法を続けた結果、3cmあったリンパ節の転移巣は、痕跡のみになった。

小松菜またはキャベツ。400㎖を飲むのは、正直、辛いときもありましたが、治療のためと思って無理をしてでも飲みました。

食事療法開始から3か月で画像からがんが消えた

徹底的な食事療法をはじめて3か月後、PET検査を受けたところ、画像のどこにもがんが見つかりませんでした。その後のCTスキャンでも転移がんが消えているといわれ、食事療法の効果を改めて実感しました。がん消失から2年たった今は、予防のために抗がん剤と食事療法を続けながら、時には酢にしょうゆを一滴ほど混ぜて、食事を楽しんでいます。

T・Mさんの食事のポイント

◎**調味にはレモンと酢を使用。きのこは天日干ししてうまみを凝縮。だしは濃いめにとる。**

◎**みそ汁にはみそを入れず、最後に卵を1個落とし入れて食べる。**

◎**食事の味つけが物足りないときは、無塩のくるみを食べて、味けなさをカバー。**

ジュースによく使う食材

レモン、にんじん、りんご、小松菜、キャベツ、セロリ、大根の葉、ゴーヤー、しそ

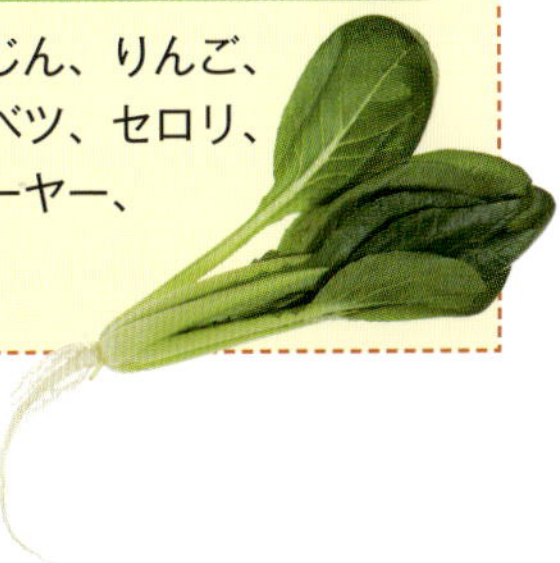

喜びの声 3

済陽式食事療法を徹底的に実行し両肺に転移して再々発したがんを克服「食べ物でからだは変わる」効果を実感

T・Sさん 51歳 会社員

大腸がんの手術後、肺に転移済陽式食事療法をはじめる

２００６年に大腸がんが見つかり、手術と抗がん剤治療を受けて完治。しかし、２００９年の検査で肺への転移が見つかりました。切除手術を行ったものの、翌年に再々発。肺転移再発からは絶対にがんを克服しようと、知人に紹介された済陽式食事療法に、徹底的にとり組むことを決意しました。

朝晩は搾りたてジュース、昼はオリジナルミックスジュース

まずは朝晩、レモン、にんじん、りんごをベースに、はちみつと季節ごとの野菜や果物を入れたジュースを６００㎖ずつ飲みます。会社に勤めているため、搾《しぼ》りたてのジュースが飲めない昼は、補助的に妻が作った「ミックスジュース」を８００㎖飲むようにしました。このミックスジュースは、天然水にプルーンエキス、大豆たんぱくパウダー、ローズヒップのビタミンC、アボカドオイルを混ぜてつくり、妻が普段から飲んでいたものです。再々発後は、朝昼晩のジュースを９００㎖ずつに増やして飲みました。

済陽式食事療法の8大原則も忠実に守りました。主食は雑穀を混ぜた分搗《ぶづ》き米や玄米。みそ汁は具だけ食べて汁は残します。調味には塩を使わず、プルーンエキスで味にこくを出す工夫をしました。

食事療法では大量の野菜と果物を使うので、食材の調達には苦労しました。最初は品質の確かなものをインターネットでとり寄せましたが、近所で無農薬野菜や平飼《ひらが》いの卵を販売する方を知り、安全な食材が買えるようになりました。

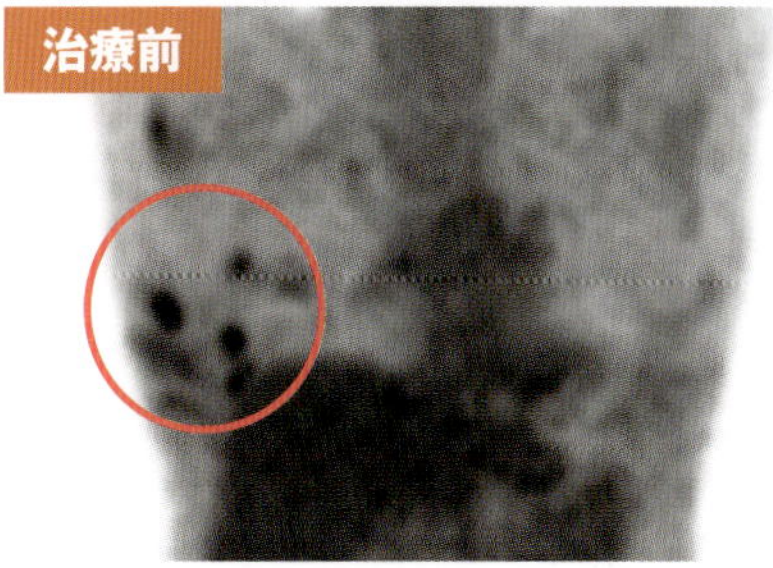

2010年5月
肺がんが再発して切除手術を行った後、再々発が見つかった。右肺に4か所の転移巣が見られた。

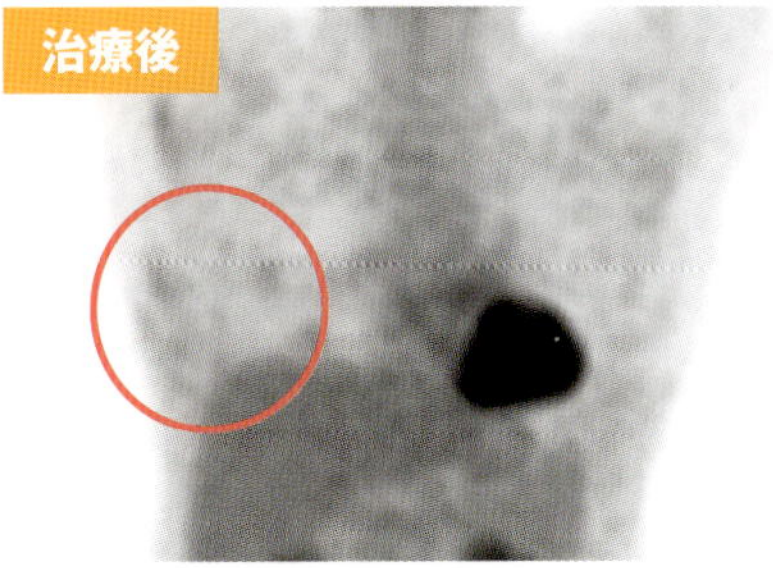

2010年12月
再々発が見つかってから、抗がん剤治療をいったん中断し、食事療法を徹底。その結果、がんの転移巣は完全に消失した。

最近は、自分たちでも畑を借り、野菜作りをしています。

7か月の食事療法で再々発のがんが消失

がんの再々発が見つかってから4か月めのCT検査で、驚くべき結果が得られました。再々発したがんが、画像上で完全に消えていたのです。食事療法を続けて7か月めのことで、そのときは抗がん剤の服用をやめていたため、食事療法の効果を実感しました。以前は高かった血圧も、食事療法をはじめてからは平常値になりました。人のからだをつくるのは日々の食事。中途半端ではない食事療法をすれば、必ずからだは変わります。

T・Sさんの食事のポイント

- ◎搾りたてのジュースが飲めないときは、奥様オリジナルのミックスジュースを飲む。
- ◎主食は雑穀を混ぜた分搗き米や玄米。みそ汁は具だけ食べて汁は残す。
- ◎料理にもプルーンエキスを使い、塩を使わずに味にこくを出す。

ジュースによく使う食材

レモン、にんじん、りんご、はちみつ、小松菜、キャベツ、ブロッコリー、セロリ、みかん、プルーンエキス、大豆たんぱく、アボカドオイル

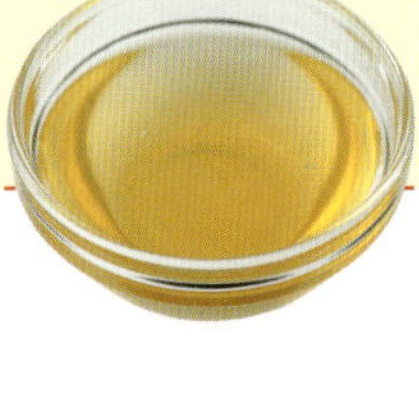

喜びの声 4

悪性リンパ腫に効果的とみられるレモンを必ずジュースに入れて飲み、驚くほどがんが縮小

H・Tさん 24歳 アルバイト

悪性リンパ腫を発見し毎日レモンを積極的に摂取

21歳のとき、心臓と肺の間に12cmもの大きな腫瘍《しゅよう》が見つかり、悪性リンパ腫と診断されました。そのころ済陽式食事療法を知り、先生のクリニックを受診。食生活を指導どおりに完全に切り替えて、10種類前後の野菜と果物を使ったジュースを、一度に500～600mℓ飲むようにしました。悪性リンパ腫には特にレモンが効果的と先生から聞いたので、必ずジュースに入れました。免疫力を高めるまいたけ100gを煮詰めた煮汁も、ジュースに混ぜて飲みました。

治療と食事療法を続けて9か月でがんが縮小

食事療法を続けながら9か月の治療を終えたCT検査の結果では、がんは3cm程度に縮小。その半年後のCT検査では、1mmほどの点が3～4個になりました。今も食事療法は続けています。

H・Tさんの食事のポイント

◎ジュースには、10種類前後の野菜・果物を入れる。

◎悪性リンパ腫に効果的なレモンは、必ずジュースに入れる。

◎免疫力を高めるまいたけを水で煮詰めて煮汁をつくり、ジュースに入れる。

ジュースによく使う食材

レモン、にんじん、りんご、小松菜、キャベツ、パセリ、きゅうり、ブロッコリースプラウト、大根、れんこん、ゴーヤー、まいたけ（煮汁）、はちみつ、黒ごま、きな粉

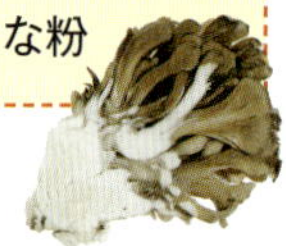

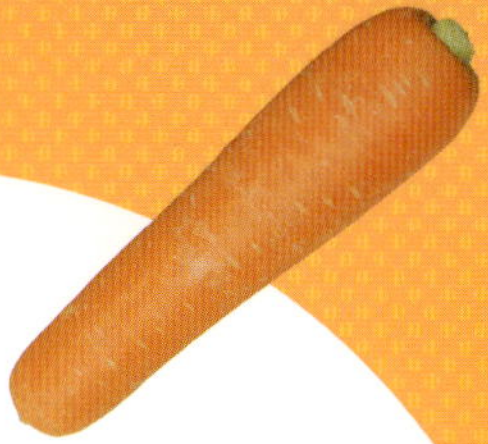

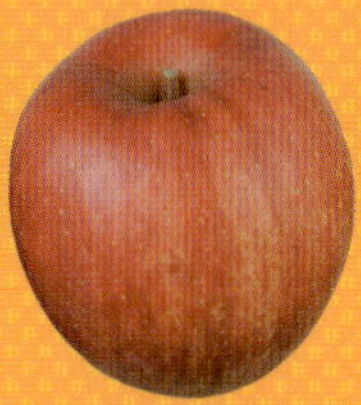

第2章

にんじん・りんごの驚くべき効果

レモンと合わせておすすめするのが、にんじんとりんご。
それぞれががんに有効な栄養素を含むうえ
生食はもちろん、ジュースにしやすいという点からも
済陽式食事療法の実践には欠かせない食材です。
これまでに、多くの患者さんが健康への効果を実感されてきました。
第2章では、そんなにんじんとりんごの魅力に迫ります。

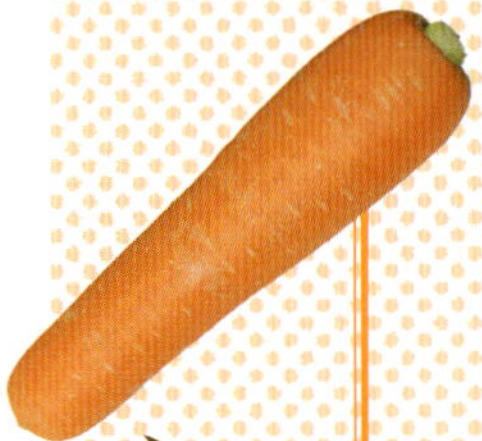

にんじんががんにいい理由

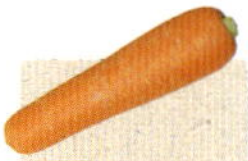

にんじんの魅力

からだに必要なビタミンとミネラルを総合的に含有

にんじんは野菜の優等生。ビタミンA・C・E・B群、カリウム、カルシウム、マグネシウム、さらにポリフェノールのβ《ベータ》カロテンなど、1日に必要とするビタミンとミネラルを1本で補うことができます。それでいて糖質や脂質はゼロ。済陽式ジュースのベースには、うってつけの食材です。

にんじんの主な成分と作用

β《ベータ》カロテン α《アルファ》カロテン	■抗酸《こうさん》化《か》作用 ■体内でビタミンAに転換される
ビタミンA	■皮膚や粘膜を丈夫にする ■インフルエンザなどの感染症予防 ■シワ、たるみなど肌の老化防止
ビタミンB群	■糖や脂肪、たんぱく質のエネルギー代謝《たいしゃ》を助ける ■ニキビや湿疹、口内炎の予防
ビタミンC	■抗酸化作用 ■たんぱく質を結合するコラーゲンの生成 ■疲労やストレスの回復
ビタミンE	■抗酸化作用 ■血行促進 ■女性ホルモンのバランス改善
カリウム	■体内のミネラルバランスを整える ■高血圧を防ぐ ■自律神経を整える
ケイ素	■骨や歯の強化 ■血管の老化防止 ■爪や髪を健康に

カロテノイドが、がんの要因・活性酸素を除去

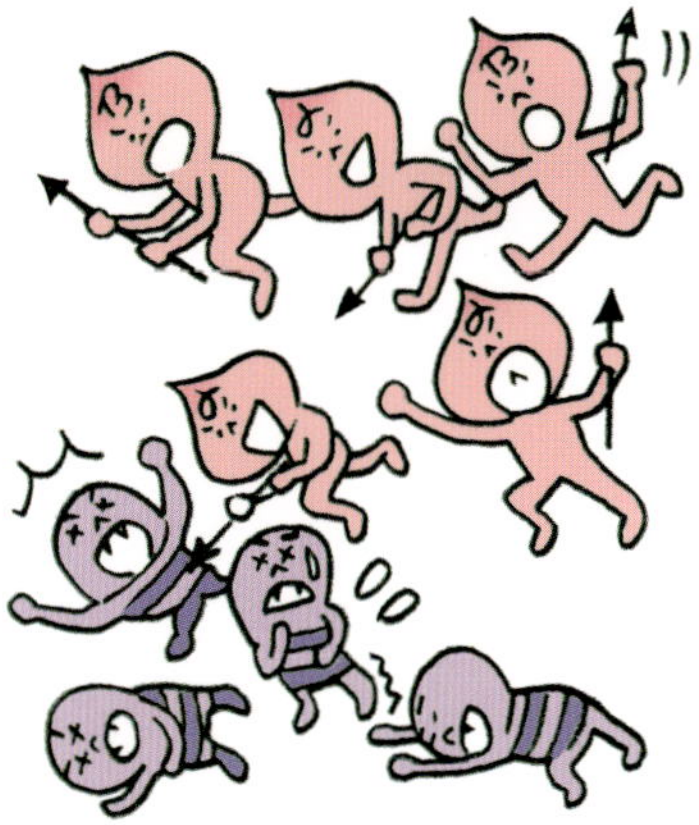

にんじんにはさまざまな抗がん物質が含まれます。その代表がポリフェノールの「βカロテン」と「α《アルファ》カロテン」。ともにカロテノイドと呼ばれる、野菜や果物の黄色やオレンジ色の色素の仲間です。βカロテンとαカロテンは強力な抗酸化《こうさんか》物質。がんの元凶となる活性酸素《かっせいさんそ》は、非常に不安定な分子構造をしていて、常に酸化させる相手を求めています。2つはこれに結合し、酸化力を奪って無害な物質に変換することで、遺伝子や細胞を守ってくれるのです。

以前、カナダのトロント大学で肺がんとβカロテンの関係を調べた実験がありました。喫煙者の肺には、活性酸素が脂肪を酸化した過酸化脂質がたまっていきます。ところが、βカロテンを4週間投与したところ明らかな減少が見られました。さらに、βカロテンの血中濃度が高い喫煙者（1日20本）の方が、βカロテンの血中濃度が低い非喫煙者よりも、肺がんの発症率が低いという驚くべき結果が出ました。

ミニ知識

カロテノイド、カロテン、カロチン、どう違うの？

カロテノイドは動植物や微生物がもつ赤色系の色素で、約500種類。そのうち光合成に働く植物の色素をカロテンと分類します。主にβカロテンとαカロテンがあり、どちらもビタミンAの元になるものですが、活性はβが断然上。カロテンは英語、カロチンはドイツ語です。ちなみにサケのオレンジ色はカロテノイドのひとつ、アスタキサンチンで、同じく抗酸化作用があります。

がん予防に欠かせない ビタミンA・C・E

20年以上前から、アメリカ国立がん研究所では、野菜や果物の抗がん効果に着目。「デザイナーフーズ・ピラミッド」（163ページ参照）として、植物性食品約40種の重要度をランキングにしています。にんじんは、そのトップグループに入ります。これは**ポリフェノール**と**ビタミンA・C・E**がバランスよく含まれることが、何よりの理由でしょう。

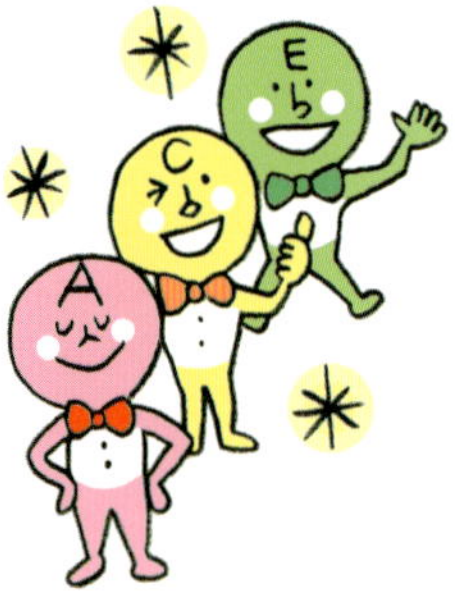

ビタミンAは、**皮膚や粘膜を健康に保つ働き**があります。喉や食道、胃、肺、腸など、外界に接する粘膜を「上皮細胞《じょうひさいぼう》」といいますが、ここはがんの発症しやすい場所。ビタミンAは変異した細胞を正常化、炎症を抑えて免疫機能を維持してくれます。

ビタミンEは脂溶性《しようせい》のビタミン。サラダ油の酸化防止剤として添加されるなど、脂質の抗酸化《こうさんか》物質として定評があります。

細胞を包む細胞膜や、内部でミトコンドリアなどを包む生体膜《せいたいまく》には、デリケートな不飽和脂肪酸《ふほうわしぼうさん》が含まれていて、これが酸化すると、遺伝子の異常や細胞死を招く原因に。ビタミンEはこれらの脂肪の守護神。水溶性のビタミンCと、巧みに役割分担をしているのです。

カロテンの分布（100g中）

にんじんのカロテンは、皮付近に特に多く含まれています。そのため、できれば皮ごとの利用がおすすめ。その場合は、無農薬や低農薬のものを選び、表面をよく洗ってから使うようにしましょう。葉はカロテン以外にも、カリウムやカルシウムが豊富です。

葉

β《ベータ》カロテン 1300μg
α《アルファ》カロテン 780μg

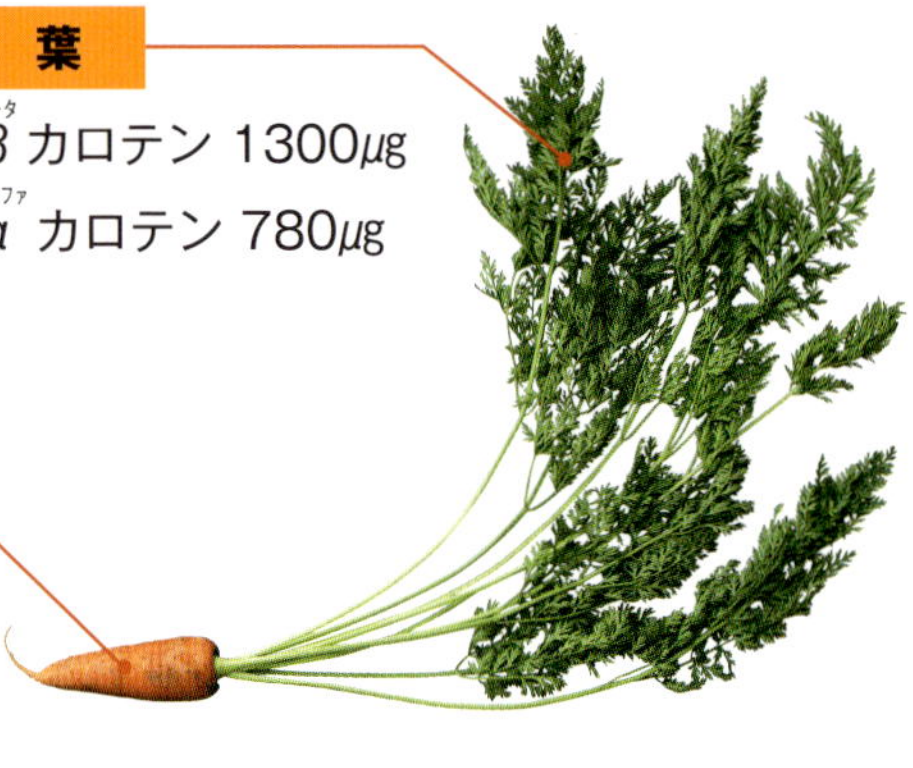

皮つき・根

βカロテン 7700μg
αカロテン 2800μg

にんじんは体温を上げて、がんの勢いを削ぐ

「医食同源《いしょくどうげん》」を理念とする漢方では、にんじんは「からだを温める食材」と位置づけられています。それを裏づける成分のひとつがビタミンEです。赤血球の膜を柔軟にする、血小板《けっしょうばん》を活性化する、**血管をリラックスさせるなど、さまざまな働きで血行を促進します**。

体温が1度上がると、免疫力は5〜6倍アップするといわれます。風邪をひくと熱が出たり、化膿した傷口が熱をもったりしますが、これは白血球が細菌やウイルスと活発に闘うための環境づくり。からだの防御反応のひとつで、必ずしも悪いことではありません。

一方、がん細胞は温かいところが苦手で、体温が上がると活動が衰え、39・2度を超えると死滅するものが出てきます。がんの増殖力が最も高まるのは35度といわれています。

この性質を利用した治療法に、がんの患部をマイクロウエーブなどで温める「温熱療法」があります。研究途上なので、採用する医療機関は一部ですが、抗がん剤や放射線の効果を高めるというデータもあるようです。

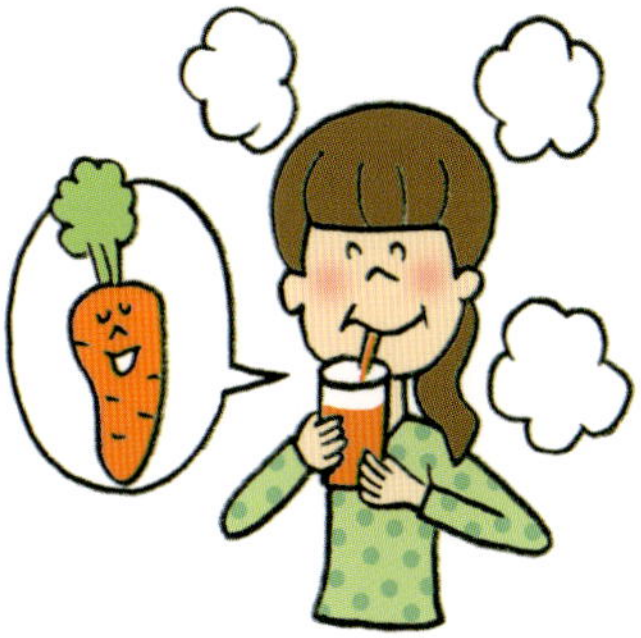

ビタミンB群とミネラルが解毒の力をもつ

体内の解毒《げどく》と排泄《はいせつ》には、ビタミンB群と、さまざまなミネラルが複合的に関与しています。**にんじんジュースを飲み続けると、尿の量が増える、喉にからむ痰《たん》のキレがよくなる、発汗が高まるなどの効果が実感できるはず**です。

老廃物《ろうはいぶつ》がたまったままでは当然、細胞の代謝は悪くなり、それ自体ががんの要因となることも。排泄機能は健康状態のバロメーターにもなるのです。

またビタミンB群は、腸内の乳酸菌の増殖因子としても働きます。にんじんには食物繊維も含まれますから、相乗効果で便通はすっきり快調になるでしょう。

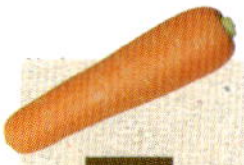

症例

にんじんでがんが消えた！

K・Eさん　77歳・主婦

風邪だと思って放置していた咳が、肺がんの兆し

20年ほど前から、主人が養殖業をはじめました。夫婦二人でわき目もふらず、一生懸命に働いた甲斐あって軌道に乗り、子どもたちも独立。ほっと一息をついた2009年の9月ごろから、熱もないのに咳に悩まされるようになったのです。

丈夫が取り柄の働き者で通っていましたから、風邪だろうと軽く考え、市販の風邪薬や咳止め薬を飲んでごまかしていました。お医者嫌いだし、何より忙しかったし。でも年が明けてからも、よくなるどころか痰《たん》がからむようになり、時々胸が痛みます。さすがに重い腰を上げ、かかりつけの内科医へ出かけたのは2月の半ばです。

胸のエックス線を撮ると、肺に気になる影があるからと、紹介状を渡され、地域の総合病院に行きました。CTスキャンと、気管支鏡検査、さらに肺の組織をとって調べる細胞診をした結果、肺がんと告知されました。左上葉《じょうよう》に、扁《へん》平上皮《ぺいじょうひ》がんという4㎝の腫瘍《しゅよう》が見つかったのです。

私はたばこを吸いませんが、主人が若い頃に吸っていた影響かしら？　それとも食生活が悪かったかしら？　いろいろな思いがよぎります。確かに忙しさにかまけて、お漬物だけでごはんを済ませたり、スーパーマーケットのお惣菜やお弁当を買ってきたりと、かなりいい加減でした。睡眠も、生き物相手の仕事ですので、5時間ぐらいだったでしょうか。今、済陽先生の本を読むと、いかに人間の代謝機能によくない暮らしだったかがわかります。

娘が心配して帰省したときには、高熱と、咳と痰がひっきりなしに出て、ティッシュが手放せないありさま。トイレに行くのも一苦労。

抗がん剤・放射線治療と食事療法でがんが縮小

治療前

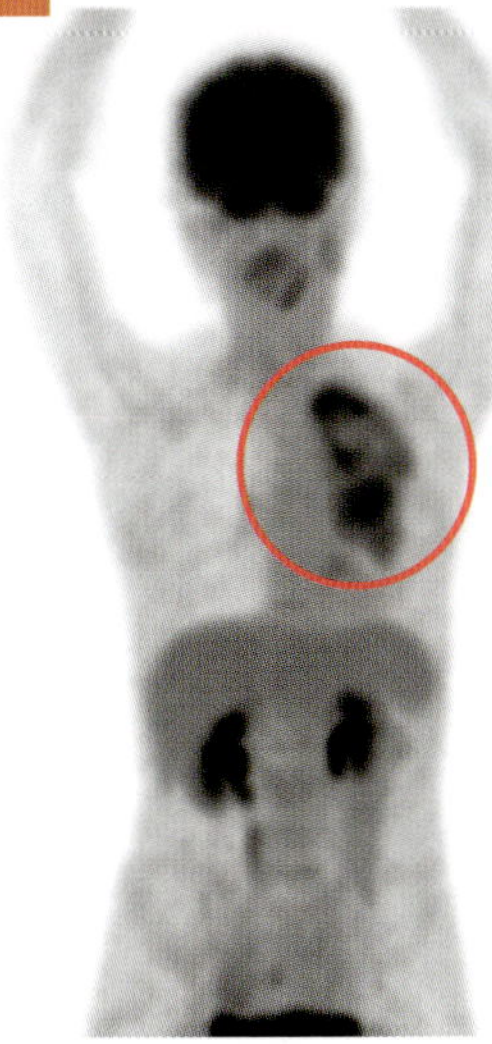

2010年9月

左胸腔に広がった肺がん。この時点では、手術ができない状態と診断された。

治療後

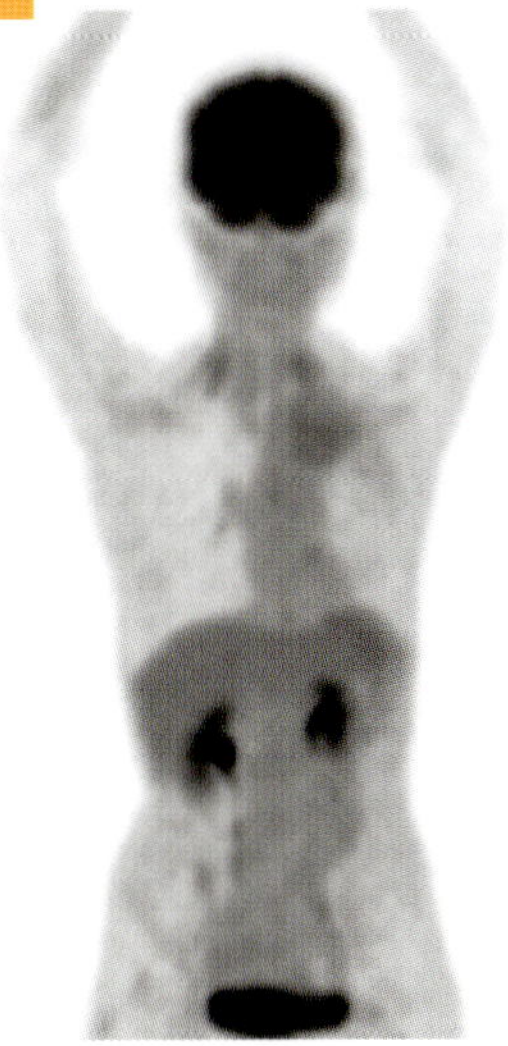

2011年7月

抗がん剤と食事療法を併用した結果、1/4にまで縮小。その後、放射線治療を追加し、2012年現在は、ほぼ完治。

検査のときに細菌感染したらしく、重い肺炎と肺化膿症を起こしていたのです。ＣＲＰという炎症反応が非常に高く、慌てて緊急入院となりました。

ともかく、3か月は肺炎の治療に専念。やっとがんの治療に入れるというので、再検査をしたところ、がんは左肺に広く浸潤し、12cmに。太い動脈も取り囲んでいて、もはや手術のできない状態になっていました。扁平上皮がんは、肺がんの中ではそれほど進行が速くないとのことでしたが、肺炎で抵抗力が落ちていたので、一気に進んでしまったのでしょう。

その後、8月まで3か月間、通院でプラチナ製剤という、抗がん剤の治療を受けました。しかし、がんはなかなか小さくなりません。

髪がごっそりと抜け、ひどい倦怠感に苦しみました。次は放射線治療を試しましょうといわれ、精神的に一番つらい時期だったと思います。

娘に励まされ、済陽式の食事療法をスタート

見かねた娘が、いろいろ調べて済陽先生の本をもってきてくれました。「人間には自然治癒力があるんだから、済陽式食事療法にかけてみよう」と。主人も賛成してくれ、10月に上京し、先生のクリニックを訪ねました。地元で放射線治療を受ける傍ら、早速食事療法をはじめたのです。

肺がんには特にβ《ベータ》カロテンが効くとのこと。それが豊富なにんじんを、ジュースの主役にすることに決めました。そこにキャベツ、小松菜、ブロッコリー、りんご、レモンなどを加えます。放射線はがん細胞の遺伝子を叩くものですが、その過程でどうしても体内に有毒な活性酸素《かっせいさんそ》が発生するんですね。にんじんのβカロテンとビタミンA・C・Eは、それを無害なものにしてくれるそうです。

また、きのこのβグルカンも、白血球を元気にして、免疫力を高めてくれるとか。まいたけなどを、からだにいいえごま油で炒めて食べました。ほかにほうれん草、こんぶ、もずく、にんにく…。姉が農家なので、私専用の無農薬の畑をつくってくれ、いろいろ届けてくれたのは、ありがたかったです。近所のJAでも、新鮮な野菜と果物が手に入ります。主人が快く買い物を引き受けてくれました。

はじめのうちは、まだ体力が回復しておらず、食事療法は正直大変でした。にんじんジュースを飲むのがやっとです。しかも1・5ℓも飲むと下痢をしてしまい、トイレに何度も通うはめに。でも先生の本には、そういう方の例も載っていたので、辛抱しました。

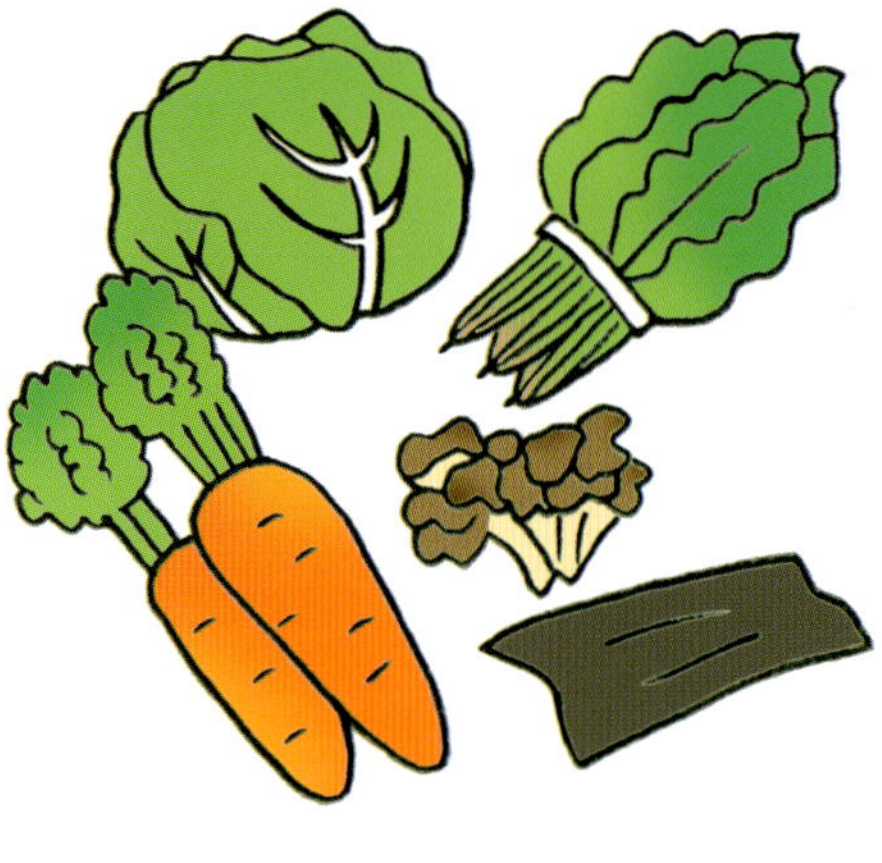

期待どおり1か月ほどで下痢は

K・Eさんの食事のポイント

- ◎にんじんをベースに、果物・野菜を加えたジュースを飲む
- ◎無農薬野菜のほか、きのこや海藻類を積極的にとる
- ◎少ない塩分でも食が進むよう、酢や薬味を効果的に用いる

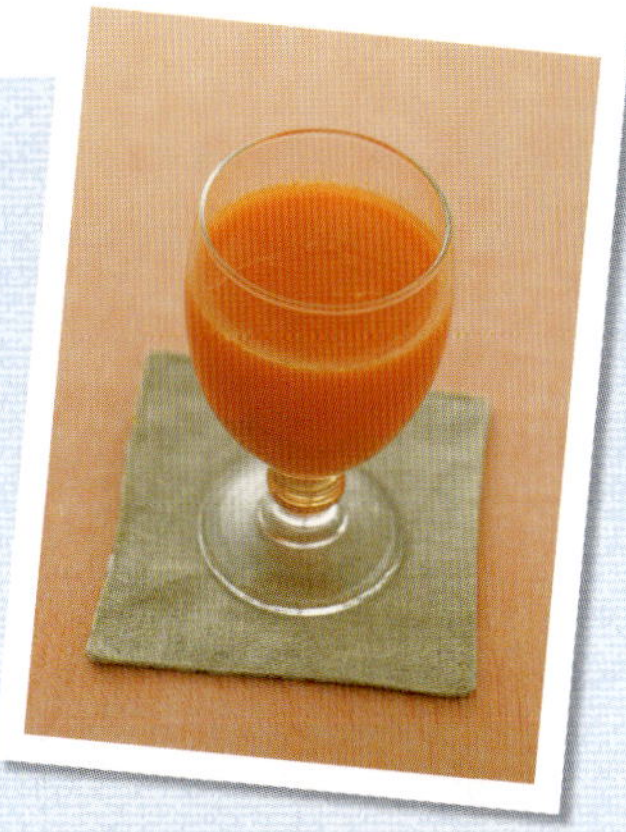

治まり、体調が徐々に上向きに。調理にりんご酢やブルーベリー酢などを利用したり、しょうが、みょうが、しそなど薬味を工夫することで、献立のレパートリーも増え、食欲も出てきました。

1年足らずで、がんは劇的に縮小

2011年の7月には咳も治まり、先生のクリニックを再受診。PET検査では、がんが4分の1まで縮小していました。家族全員、本当に大喜びです。

ただ、そのまま順風満帆とはいかず、今度は秋に主人の腹部大動《だいどう》脈瘤《みゃくりゅう》が発覚。手術は成功したのですが、私はお見舞いに行って雨にぬれたのが原因で、また肺炎を起こしてしまいました。即入院となり、咳が苦しくて苦しくて、もう今度はダメか、と諦めかけましたが、娘が毎日、病室ににんじんジュースを届けてくれたのです。正に命綱でした。

今は主人と二人、健康のありがたさにしみじみ感謝して暮らしています。最新のPET検査では、信じられないことに、がんはほとんど消えてしまいました。

もちろんまだ油断はできません。これからもにんじんジュースと食事療法は続けていきます。血行をよくするため、ときどき30分程度の散歩もとり入れます。大切なのは、決して諦めないことですね。娘も私も、命を救ってくれた済陽式食事療法を、一人でも多くの人に知っていただきたいと心から願っています。

ほかにもまだまだ！ 健康面でのメリット

1 皮膚や粘膜を正常に保ち感染症を予防する

にんじんは野菜の中で、ビタミンAと、体内でビタミンAに変換されるβ《ベータ》カロテンの合計含有量がトップクラス。皮膚や粘膜を丈夫に育ててくれます。粘膜は、細菌やウイルス感染の最初のバリアとなるところ。**風邪、気管支炎、食中毒、膀胱炎《ぼうこうえん》など病原体によるさまざまな疾患の予防**に、にんじんが役立ちます。

　またビタミンAは、眼の網膜《もうまく》で光をキャッチして、脳に伝達する物質、ロドプシンの原料にもなっています。暗い場所で物がよく見えなくなる夜盲症《やもうしょう》は、典型的なビタミンA欠乏症《けつぼうしょう》といえます。

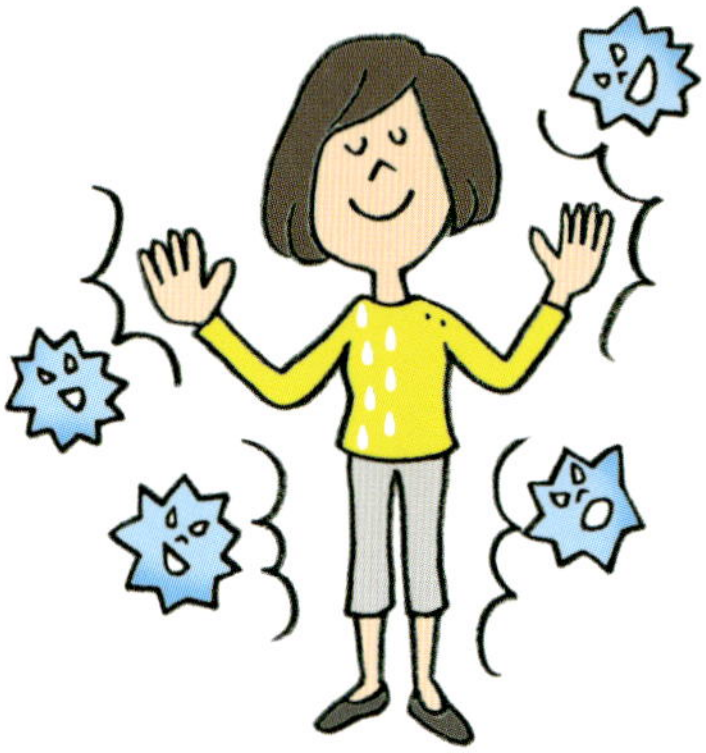

2 アレルギー疾患の症状を緩和する

68ページで、抗体《こうたい》が武器として使うヒスタミンが、アレルギー症状の誘因であると説明しています。実は抗体には5種類あり、ヒスタミンに関与するのはその中のＩｇ《アイジー》Ｅ《イー》。アレルギー体質の人は、ＩｇＥの量が多く、過剰に働いています。その結果、ヒスタミンの放出量も増えてしまうのです。

　この5つの抗体は、白血球の中のヘルパーT細胞によってコントロールされています。βカロテンはこの司令塔に働きかけ、抗体をバランスよく作動させる作用があるといわれています。

　一方、ビタミンAは、初期に活動する抗体、ＩｇＡを増量させるという報告が。そうなればＩｇＥの出番は少なくなります。

　アレルギー発症のしくみは複雑で、βカロテンもビタミンAも即効性があるわけではありませんが、体質改善の一環と考え、にんじんジュースを気長に続けてください。

3 ビタミンEが月経不順や月経痛を改善

ビタミンE発見のきっかけは、これを与えずに育てるとマウスが不妊になるという実験でした。学名をトコフェロールといい、ギリシャ語で「子孫を増やすオイル」を意味します。女性の卵巣や男性の精巣には、ビタミンEがたくさん存在しています。そこからビタミンEは、特に女性ホルモンの分泌を促し、バランスを整える作用のあることがわかってきました。

女性ホルモンは、脳の視《し》床《しょう》下《か》部《ぶ》→脳《のう》下《か》垂《すい》体《たい》→卵巣と指令が届いて分泌されます。このリズムが乱れると、月経不順や続発性無月経などが起こります。また、同じく視床下部にある自律神経も影響を受けて不安定に。月経前や月経中にイライラ、うつ気分、むくみ、吹き出物、下痢、便秘などの症状が現れるのはこのためです。

また、月経中は経血の排出を促すために、子宮を収縮させる物質、プロスタグランジンE_2が分泌されます。腹痛、腰痛、頭痛などの月経痛は、この作用が強すぎて起こるもの。ビタミンEは、プロスタグランジンE_2を抑制する働きももっています。

4 ミネラルとケイ素が骨・血管・爪・髪を健やかにする

にんじんにはケイ素というミネラルが含まれています。あまり知られていませんが、コラーゲンの強化には必須の栄養素です。

ケイ素は骨ではカルシウムのコラーゲン沈着を助け、成長促進と強度向上に働きます。不足すると子どもの身長の伸びが悪くなり、中高年では骨粗しょう症が悪化。虫歯や歯肉炎の原因にもなります。血管の老化を防ぐ作用もあり、動《どう》脈《みゃく》硬《こう》化《か》を起こした血管では、ケイ素の含有量低下がみられます。

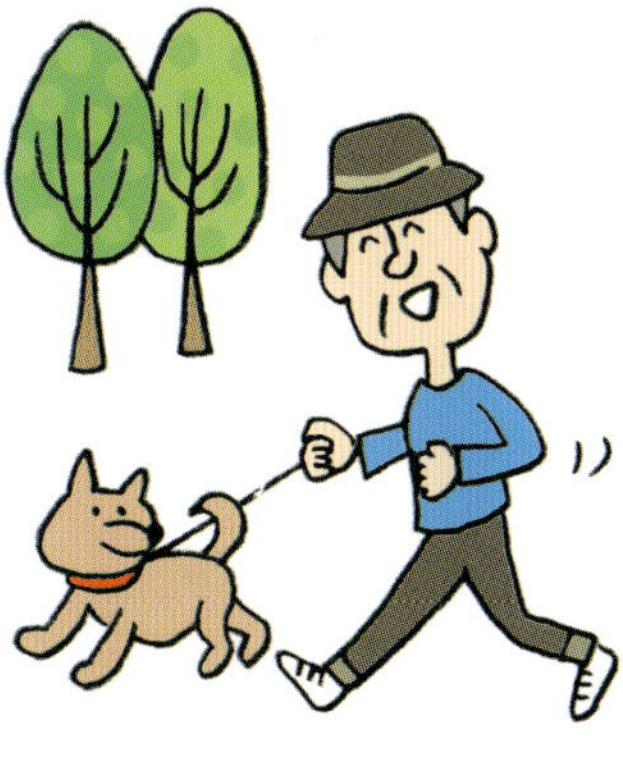

がん治療ににんじんを用いた知識人

星野仁彦さん
（精神科医）

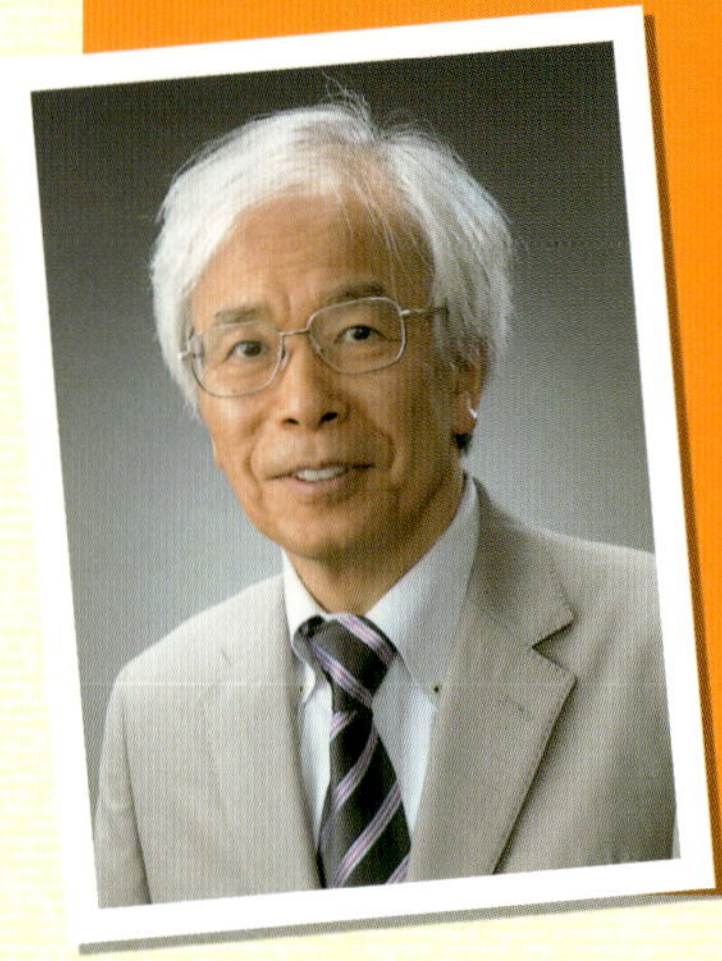

転移性肝臓がんで5年生存率0パーセント

精神科医の星野《ほしの》仁彦《よしひこ》さんが大腸がんを発症したのは、42歳のときです。S状結腸に4㎝、2か所のリンパ節への転移が見られました。手術によりがん細胞はすべてとり除かれ、職場復帰も叶います。

しかし、7か月後のエコー検査で、肝臓に2か所の影。恐れていた転移が発覚しました。「5年生存率0パーセント」。抗がん剤は、転移がんにはあまり効果がありません。手術では、肝臓の半分以上の切除が必要になるため、解毒《げどく》機能が損なわれて免疫力の低下は確実です。当面の処置として、エタノール局注療法《きょくちゅうりょうほう》を受け、がん細胞を壊死《えし》させました。しかし転移性肝臓がんは、転移再発を繰り返す恐ろしい疾患です。

死の恐怖と絶望の中で、星野さんが選択したのが「ゲルソン療法」でした。考案者であるマックス・ゲルソンは、がんは栄養代謝《たいしゃ》の乱れが生み出す全身疾患《しっかん》であると説きます。徹底した食事療法で代謝を改善し、自然治癒力＝免疫を高めることが、がんに勝つ最善の道となるのです。その理論は、星野さんも医師として納得できるものでした。

がんを発症するまで、星野さんの毎日は、まさにがんを生み育てる生活だったといいます。医大卒業後、大学病院の精神科医局に入局。米国留学も経験し、発達障害の分野では第一人者となりました。心を病む患者さんと向き合う診療は、とてもヘビーな業務。加えて研究活動に論文執筆と、典型的なワーカホリックです。

そんな中、ストレス解消となる

のが食事でした。こってりと脂っこい洋食に、ワインも毎晩1本から2本空け、週末はホームパーティ。身長１７０cmに対し、体重は78kgに増えていました。

奥様の支えでゲルソン療法を。にんじんジュースは2ℓ

ゲルソン療法のプログラムは①完全菜食　②にんじんジュースと野菜・果汁ジュースを1日2ℓ　③無塩食　④カリウムとヨードの補給　⑤穀物は未《み》精《せい》白《はく》　⑥コーヒーによる浣腸《かんちょう》を1日4～5回、の6つです。

職場復帰した星野さんに⑥は無理でしたが、ほかは極力遵守。これを全面的に支えたのが奥様です。有機野菜の入手先を開拓し、庭も菜園に。無塩の菜食はおいしいとはいい難いものですが、黒酢、はちみつ、にんにくなどを駆使して献立に工夫を凝らします。病院へもお弁当と搾《しぼ》りたてのにんじんジュースを届けました。

効果を実感したのは3か月後でした。62kgの適正体重に戻ったことでからだが軽くなり、気力が充実。検査の結果、腫瘍《しゅよう》マーカーも下がっています。半年後には宿直や長期出張でも疲れ知らずの体力に。マーカーはさらに下降し、克服する希望をもてるようになりました。ゲルソン療法を日本人の暮らしに合うよう少しアレンジし、〝星野式〟もつくり上げていきます。

がん転移の告知から無事に5年を迎えた日、奥様とにんじんジュースで、感謝と喜びの乾杯をされたそうです。

がんを乗り越え、「星野式食事療法」の指導に邁進

星野さんは、がん闘病に一番大切なのは「ファイティング・スピリット」だといいます。誰でも告知を受ければ、激しいショックでどん底に突き落とされます。そこから這い上がるには「自分のからだは自分で守る」という前向きな意思が必要。それを支えてくれるのが家族の理解です。患者交流会に参加し、励まし合える仲間をもつことも大きな力となります。

現在、星野さんは精神科医を続ける傍ら、がんの患者さんへの「星野式食事療法」の指導と、メンタルヘルスケアに力を注いでいます。もちろん、にんじんジュースは欠かさないそうです。

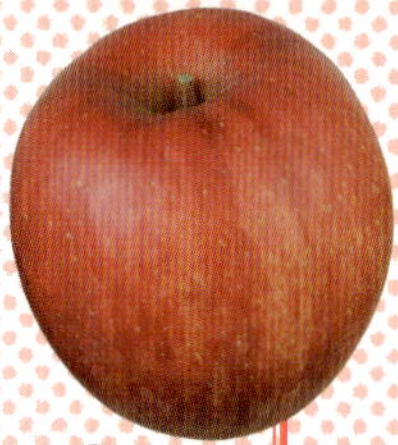

りんごががんにいい理由

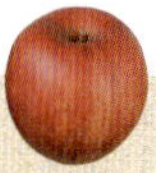

りんごの魅力

1日1個のりんごが医者を遠ざける

「りんごが赤くなれば医者は青くなる」。そんなことわざがあるほど、りんごには健康を守るパワーがいっぱい。**腸から発がん物質を追い出すペクチン、ミネラルバランスを整えるカリウム、疲労を回復するクエン酸、抗《こう》酸《さん》化《か》力万全のポリフェノールとビタミンC**。ひとつひとつ見ていきましょう。

りんごの主な成分と作用

ペクチン（水溶性食物繊維）	■毒性物質を体内から排出する ■腸内の善玉菌《ぜんだまきん》、乳酸菌を育てる ■腸内の悪玉菌《あくだまきん》の活動を阻止する
カリウム	■体内のミネラルバランスを整える ■高血圧を防ぐ ■自律神経を整える
リンゴ酸 クエン酸	■エネルギー代謝《たいしゃ》の促進 ■ミネラルの体内吸収を促進 ■抗酸化作用 ■疲労物質の乳酸を除去
ビタミンC	■抗酸化作用 ■たんぱく質を結合するコラーゲンの生成 ■疲労やストレスの回復
ポリフェノール	■抗酸化作用 ■悪玉コレステロールを低減 ■免疫細胞を増やすための環境づくり

腸内環境を向上させるアップルペクチン

まず注目したいのは「ペクチン」です。水溶性の食物繊維で、柑橘《かんきつ》類《るい》やいちじくなどにも含まれていますが、アップルペクチンはとりわけ上質。「静菌《せいきん》作用」が抜群です。

これは腸内環境を弱酸性に整えることで、アルカリ性を好む悪玉《あくだま》菌《きん》の活動を鎮めてしまうもの。悪玉菌は、放置すれば腸内のたんぱく質を腐敗させ、インドールやスカトールなどの毒物を生成するため、がんの一因となります。また、悪玉菌を退治するために白血球が駆《か》けつけますが、戦いの過程で活《かっ》性酸素《せいさんそ》とプロスタグランジンE2が発生します。活性酸素は細胞の遺伝子を傷つける難敵。プロスタグランジンE2は強い炎症性があり、腸粘膜にダメージを与えるものです。

これらの毒性物質は、腸から吸収され、肝臓に運ばれます。肝臓は、人体最大の解毒《げどく》器官ですが、量が多ければ処理しきれず消化液の胆汁とともに、再び腸へ。これが大腸がんの要因となります。この大腸がんが、肝臓へ転移することも珍しくありません。

ペクチンは、毒性物質を吸着し、大便と一緒に排泄《はいせつ》させる働きももっているので、一石二鳥です。

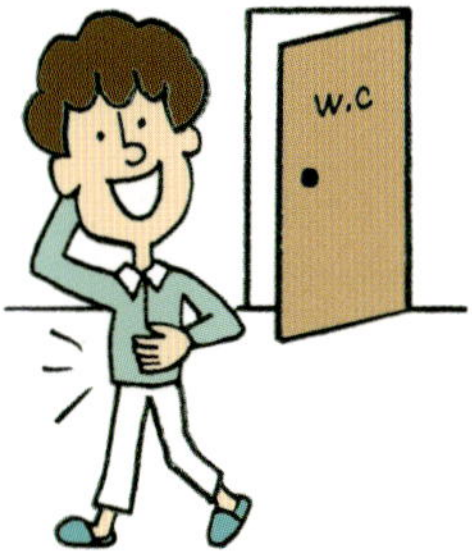

ミニ知識

日本で増え続ける大腸がん

日本では、戦後から現在にかけて、大腸がんの罹患《りかん》数が増加の一途をたどっています。女性のがんの死亡原因の１位は、大腸がん。その背景のひとつに、食生活の欧米化の関与が考えられます。腸内環境を整えるりんごは、大腸がんをはじめとする消化器系のがんに特に効果が期待できます。りんごを積極的にとり、毒素をためないからだづくりをめざしましょう。

ペクチンは、腸内で善玉菌を育てる餌に

ペクチンが、善玉菌《ぜんだまきん》の大好物であることも見逃せません。人間の腸の中には約60兆もの菌が棲息《せいそく》しているといわれ、生まれたばかりの赤ちゃんでは90％が善玉菌。それが加齢とともにどんどん減っていきます。

善玉菌は、たんぱく質やビタミンを合成するなど、腸の働きを助けてくれます。また、腸粘膜を増殖させる短鎖脂肪酸《たんさしぼうさん》をつくり、粘膜上皮を丈夫にして、**発がん物質による炎症を防ぐ作用**も。

特に、代表的な菌であるビフィズス菌やアシドフィルス菌などの乳酸菌は、そのつくり出す酸によって、悪玉菌の増殖を抑え込む力が絶大。済陽式食事療法で奨励《しょうれい》するヨーグルトに、たくさん含まれています。乳酸菌には、がん細胞を殺傷《さっしょう》する白血球のＮＫ（ナチュラルキラー）細胞を活性化する作用などが確認されており、免疫活性には欠かせません。

カリウム不足はがんの温床を生む

ミネラルの中で、互いのバランスをとりながら、細胞の代謝《たいしゃ》を支えているのがカリウムとナトリウム（塩分）です。カリウムは主に細胞内に存在し、細胞外液から物質のやりとりをします。一方、ナトリウムは主に細胞外液に存在し、血液やリンパ液の流れを調節します。

カリウムが不足すると、浸透圧

ペクチンとポリフェノールの分布

ペクチンは果肉と皮の両方に含まれる

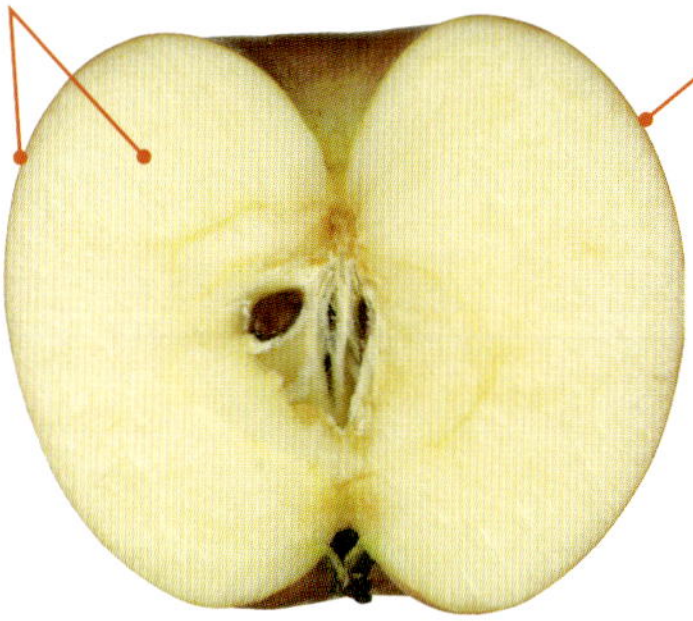

ポリフェノールのケルセチンは皮だけに含まれる

有効成分は、果肉より皮に豊富。無農薬や低農薬のものを選び、よく洗って丸かじりしましょう。しっかり噛むと、唾液の分泌が促されます。唾液には殺菌酵素、アミラーゼやリパーゼなどの消化酵素、抗酸化物質のペルオキシダーゼ、老化防止ホルモンのパロチンなど、驚くほどの成分が。抗がん効果も高まります。

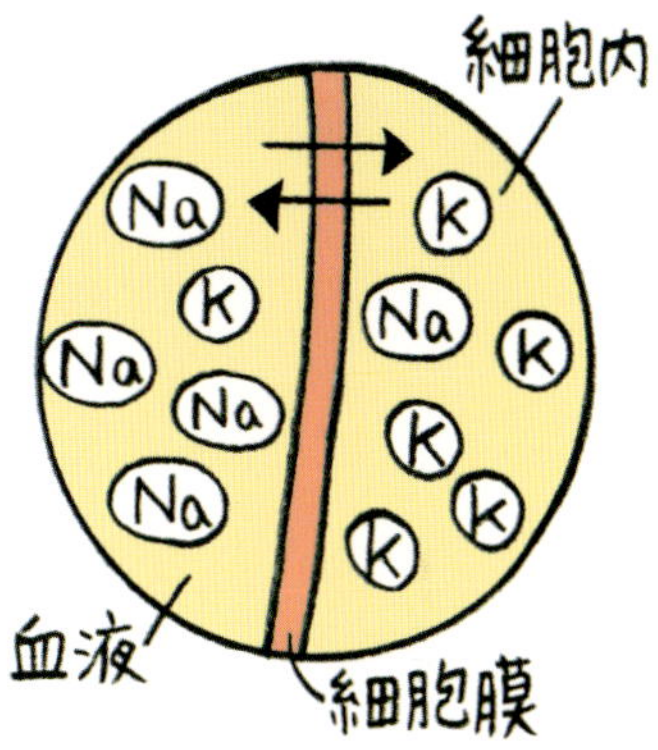

の関係で、カリウムは濃度の高いナトリウムに引き寄せられ、細胞から流出してしまいます。枯渇《こかつ》した細胞は働けなくなり、まさにがん促進の温床《おんしょう》に。こんな事態を招かないよう、りんごからしっかりカリウムをとりましょう。

抗酸化に働くポリフェノールのケルセチンに注目を

細胞と遺伝子を酸化・劣化させる活性酸素《かっせいさんそ》は、がんを発症・促進させる最大の原因です。りんごには、これに対抗する**ビタミンC**と、**エピカテキン**、**アントシアニン**、**ケルセチン**などの多彩なポリフェノールが含まれています。これらには、抗酸化《こうさんか》作用とともに、遺伝子を守り、正常な細胞を育てる力があることもわかってきました。

なかでも脚光を浴びているのが、ビタミンPとよく似た働きをする**ケルセチン**。**血管のしなやかさを保ち、毛細血管の密度を高めてくれます**。また、酸素を運ぶ赤血球の酸化ストレスを予防する作用もあるので、**エネルギー代謝もぐんとアップし、血行もよくなります**。

さらに、血中総コレステロール値とLDLコレステロールを低減し、動脈硬化《どうみゃくこうか》を防ぐという研究報告も。血液がサラサラになれば、白血球はその免疫力を十分に発揮できます。

ほかにもカルシウムの骨への吸着を助け、骨密度を上げる、炎症や痛みを抑えるなどの効果があり、頼りになる存在といえるでしょう。

エピカテキンとアントシアニンにも、血管の保護・強化作用が確認されています。特にエピカテキンは血管をリラックスさせ、高血圧を改善する効能が期待できます。

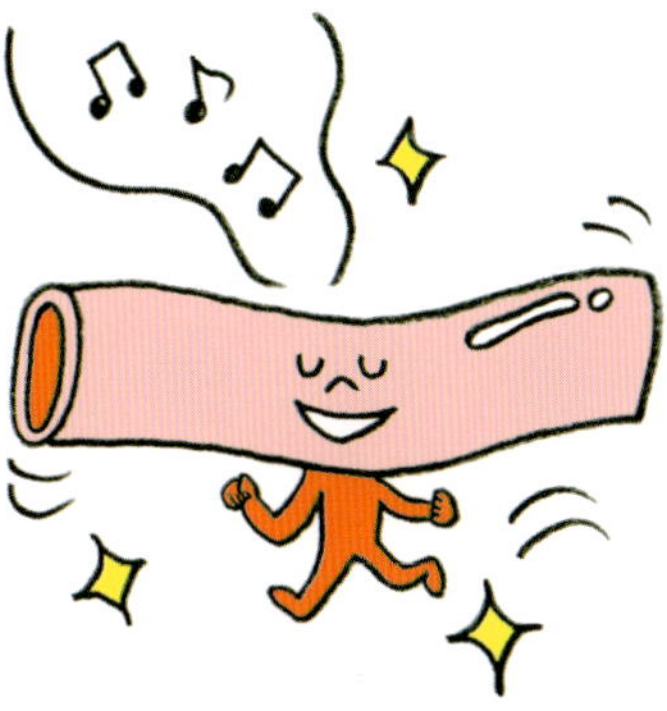

症例

りんごでがんが消えた！

K・Mさん　70歳・音楽家

ステージⅣの食道がん。転移もあり手術も不可能

食道がんが見つかったのは、2010年の6月です。健康診断で胃壁に異常があるといわれ、大学病院で内視鏡による精密検査を受けました。診断結果は胃ではなく、食道にステージⅣまで進んだ4㎝のがん。肺とリンパ節へも転移しており、このままでは余命6か月だと…。

「まさか、自分が?」と愕然としました。演奏家という仕事柄、体力には自信がありましたし、30年来、趣味のテニスで鍛えています。ただ、ヨーロッパのオーケストラで長く活動している間に、周りに勧められ、アルコールはずいぶん飲むようになりました。学生時代はまったく飲めなかったのですが、かえってそういう人間が、食道がんになりやすいそうです。現地のこってりした食生活もよくなかったのでしょう。いい音楽を求めて、プレッシャーもありましたから。

手術は、一気に転移を広げる可能性があるから無理だといわれ、抗がん剤だけで治療をすることになりました。早速入院して、5日間の投薬。それを1か月あけながら再入院し、6回繰り返すというものです。

内科医の義弟のすすめで済陽式食事療法を

済陽式食事療法は、がんがわかってすぐ、内科医の義弟に教えられました。「もし自分ががんになったら、絶対これをやる！」というのです。本を読んで納得し、翌日から果物・野菜ジュースを飲みはじめました。りんごを主体に、柑橘類のレモン、グレープフルーツ、みかん。野菜はキャベツ、ブロッコリー、にんじん、セロリ、ピーマン、小松菜など、種類を豊

抗がん剤治療と食事療法でがんが縮小

治療前

2010年7月

内視鏡検査で、中部食道内腔に直径４cmの進行がんを発見。肺転移、広範リンパ節転移をともない、手術ができない状態。

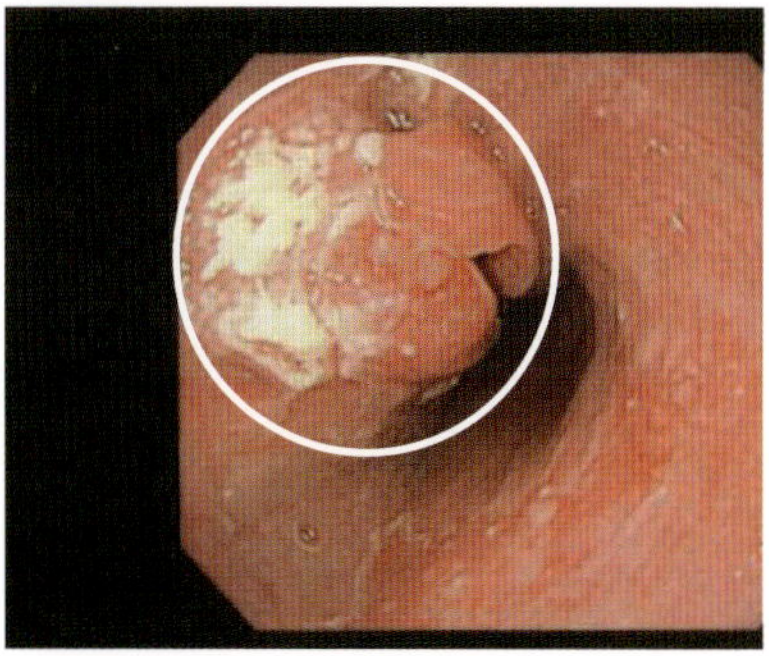

治療後

2010年9月

抗がん剤治療と食事療法を併用し、食道がんが縮小。肺とリンパ節への転移は消え、手術と根治の見込みが立った。

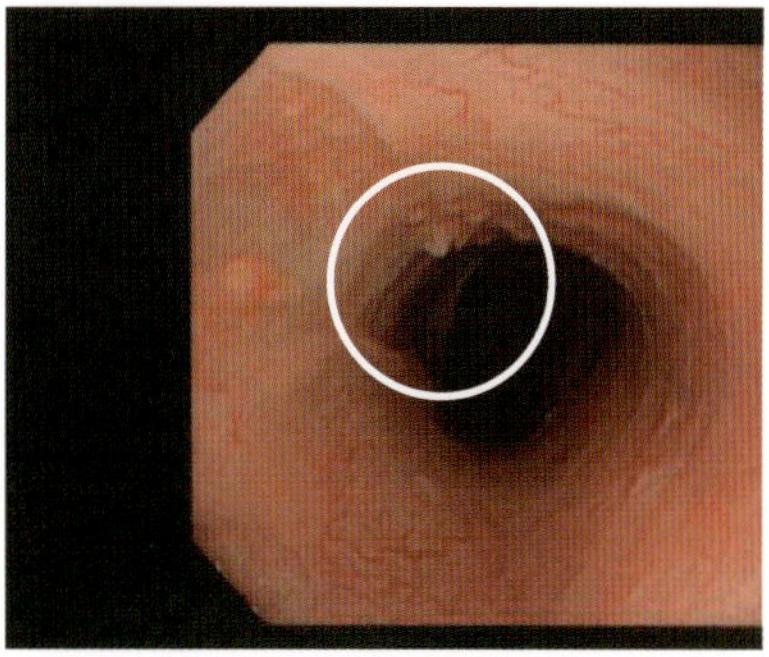

富に加えたものです。もちろんお酒はピタッとやめました。

入院中も、家内に毎日ジュースと、ごく薄味に仕上げた野菜の煮物や、素麺、湯豆腐などを届けてもらいました。主治医は半信半疑でしたが、果物と野菜は、健康な人にとってもよいのだから、がんに効かないはずはないと、私は思ったのです。そのおかげでしょう。抗がん剤は副作用が強く、激しい吐き気や嘔吐で続けられない人もいるといいますが、私はちょっとむかつきがあった程度で、乗り越えることができました。「獣なみの抵抗力ですね」と主治医が感心したほどです。

済陽先生に診察をお願いしたのは、1回目の抗がん剤治療を終えたあとです。クリニックのPET

検査の結果は、大学病院と同じ診立てでした。抗がん剤治療については、それはぜひ必要だからと賛同していただき、ほっと安心したことを覚えています。

果物や野菜に含まれるポリフェノールには、正常な細胞ががん化するのを防ぐとともに、抗がん剤の副作用を低減する効果があることも、説明していただきました。また、りんごのペクチンには、がんの出す毒素や、老廃物《ろうはいぶつ》を体内から排泄《はいせつ》する作用があるのですね。それも私の体質に合っていたのではないでしょうか。以来、ジュースのほかにも、おやつ代わりにりんごを皮ごと食べるようにしています。食欲がないときでも口に入るので、助かりますよ。

食事は、家内が「どうせ人間は毎日食べなければいけないのだから、作る手間は同じですよ」と苦にすることなく、先生の本のレシピを見ながら、一生懸命に作ってくれました。主食は玄米にして、ともかく野菜をたっぷり。こんぶとかつおでしっかりだしをとるので、塩分はほんの最小限に抑えても、おいしく食べられました。柚《ゆ》子《ず》や橙《だいだい》を搾《しぼ》った手作りポン酢なども、ずいぶん工夫してくれたようです。

食材は、家内の知り合いが無農薬の農園をやっていたので、お米や野菜類はすべてそこからとり寄せるようにしました。家内も食事療法に付き合ううちに、スリムになりましたよ。ＢＭＩが減り、からだが軽く元気に動けると喜んでいます（笑）。

りんごのおかげでがんが縮小　手術に成功し、社会復帰を

抗がん剤治療をひととおり終えたのが２０１１年の３月。体調はかなり安定していました。そしてその３か月後、改めてＣＴと内視鏡の検査をしたところ、なんと食道がんは１㎝まで縮小、肺とリンパ節への転移は跡かたもなく消えていたのです。主治医は目を丸く

K・Mさんの食事のポイント

- りんごをベースに柑橘類を加えたジュースを飲む
- おやつ代わりにりんごを皮ごと食べる
- こんぶとかつおでとったしっかり味のだし、柚子や橙を搾った手作りポン酢などで塩分摂取を最小限に抑える

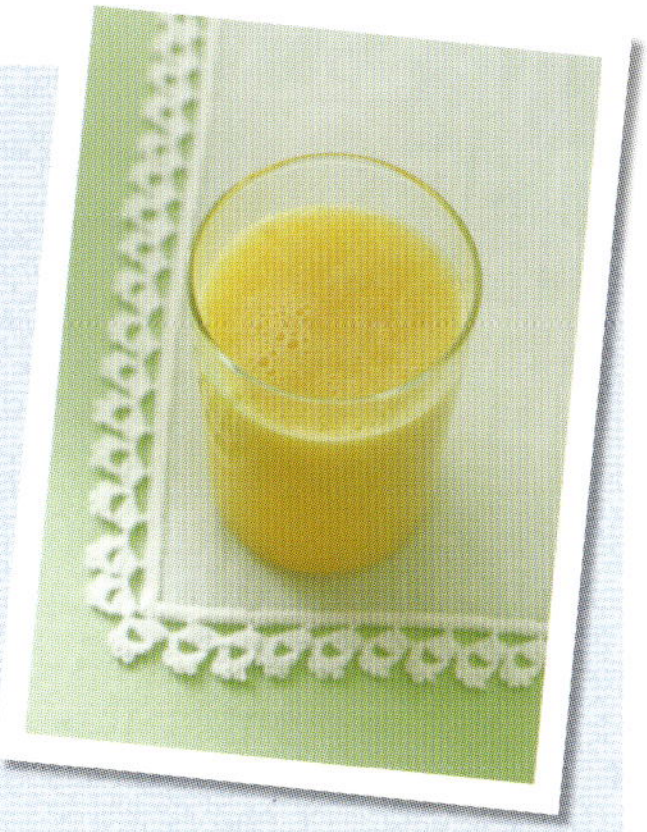

して「神様からのプレゼントですよ」と喜んでくれました。

　これなら手術ができる、根治する見込みがある、ということで、外科の先生とも相談。２０１１年の10月に、食道がんの切除手術を受けました。開胸式で10時間に及ぶ大手術でしたが、それに耐えられ、順調に回復できたのは、果物・野菜ジュースで免疫力が高まっていたからだと思います。

　ただ、食道に接していた大動脈に、わずかにがん細胞が残っている可能性は否定できないので、念のため放射線治療と、抗がん剤を服用しました。その後の定期検査では、現在まで特に問題はなく、ひと安心というところです。

　それから、以前のように、仕事への復帰も果たしました。自分の実感としては、7割ぐらいの力で、のんびりやっている状態です。手術後、本当に体力が戻るまでには1年かかる、といわれていますので、ちょうどいいペースではないでしょうか。いずれは演奏活動も再開したいと思っています。

　テニスも、済陽先生にできるだけからだは動かした方がいいとアドバイスされましたから、抗がん剤治療を受けている頃から、少しずつはじめました。

　再発の可能性はゼロではありません。だからがんとは、一生うまく付き合っていこうと思っています。何で自分が？　と、くよくよしても仕方がない。コントロールできるのだ、という明確な意思をもつこと。私には済陽式食事療法が大きな支えとなっています。

ほかにもまだまだ！

健康面でのメリット

1 花粉症やぜんそくなど アレルギー症状を緩和

免疫は白血球が細菌やウイルス、がんの芽《め》などの異物と闘う生体防御作用。ところが花粉やホコリなど本来無害なものまで異物と認識し、攻撃をはじめるとからだに不都合な症状が現れます。これがアレルギー疾患です。

免疫は侵入した異物に片っ端から襲いかかる「自然免疫」と、特定の異物＝抗原に対し、専門の兵隊＝抗体を用意して撃破する「獲得免疫」の二段構えになっています。アレルギーに関係するのは後者。この抗体が使う武器に、「**ヒスタミン**」があります。これは粘膜の炎症や腫《は》れ、カユミを引き起こす化学物質。強力すぎて、鼻水・鼻づまり、呼吸困難など、さまざまなアレルギー症状の引き金となるのです。

最近、**アップルペクチン**や、ポリフェノールの**エピカテキン**に、ヒスタミンの血中濃度を下げる効果があることがわかりました。イギリスの疫学調査では、**週に2回以上りんごを食べると、ぜんそくの罹患《りかん》率が32％低減し、発作の回数も抑えることができる**と報告されています。アレルギー疾患を根《こん》治《ち》させることは無理ですが、症状の緩和には大きな効果があります。

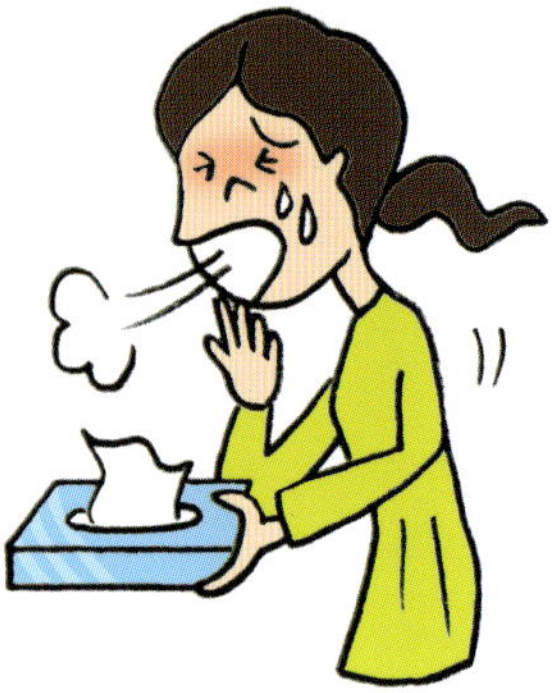

2 疲れをとり去り、気分を爽快に

りんごに豊富なクエン酸やリンゴ酸は、**エネルギー代謝の柱であるクエン酸代謝を起動させ、自らもエネルギー源となり、体力回復**に役立ちます。クエン酸代謝は、疲労物質である乳酸も回収してエネルギー源とするため、**だるさや筋肉のコリをほぐす効果も大**。

一方、カリウムには、脳内の神経伝達をスムーズにして、思考力を高める働きが。精神が不安定になりやすい、自律神経失調症の予防にも欠かせません。気分のさえない日はりんごが特効薬。ぜひ試してみてください。

3 糖尿病予防に活躍 ダイエットの味方にも

りんごの糖分は、ペクチンでコーティングされているおかげで、吸収が遅く血糖値を上げにくい、といううれしい特徴があります。

食事からとった糖は、胃腸で消化・吸収される過程でブドウ糖になり、血液の中に流れ込みます（血糖）。それをキャッチして全身の細胞に送り込み、エネルギーに変換するのが、**インスリン**というホルモンです。菓子などに含まれる砂糖は、小腸ですぐに吸収され、一気に血糖値を上げるため、インスリンも大量に必要。甘いものを食べ過ぎていると、インスリンを分泌《ぶんぴつ》する膵臓《すいぞう》が疲労して、インスリンをつくれなくなってしまいます。これが糖尿病です。

りんごのように吸収がゆっくりで、インスリン反応が穏やかになる食材を、低GI食品と呼びます。ほかにはトマト、いちご、アボカド、キウイ、ヨーグルトなどがあり、血糖値の変動が少ないので、満腹感も長続きします。

4 アントシアニンが、眼精疲労やドライアイを緩和

コンピュータの普及で、眼精疲労やドライアイに悩む方も多いでしょう。光は瞳（水晶体）を通して目の奥の網膜に像を結んでいますが、そこで光の刺激を信号に変換し、脳に伝える物質を**ロドプシン**といいます。この活動が衰えると、目がチカチカして物が見えづらくなり、眼精疲労が起こるのです。

りんごに含まれるポリフェノールの**アントシアニン**は、このロドプシンに作用。同時に毛細血管の血行もよくして、涙も増やしてくれます。即効性があるので、数時間で視力の回復が期待できます。

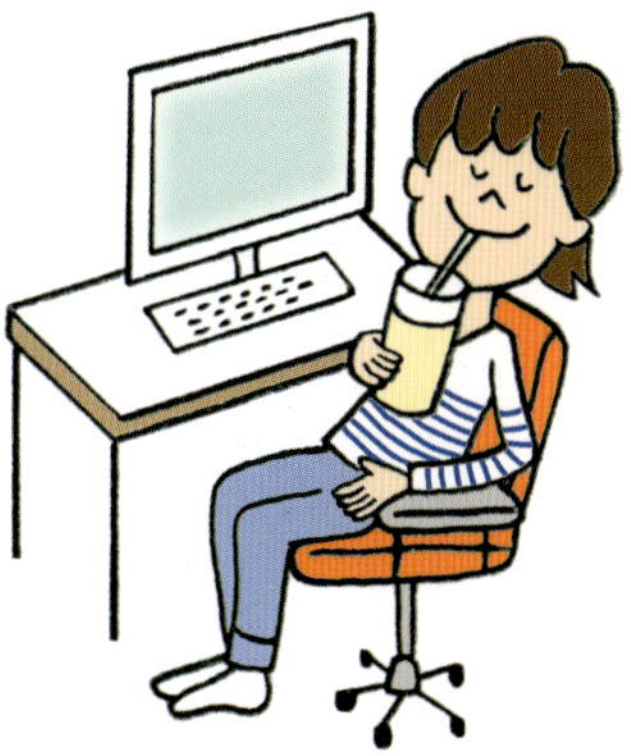

チェルノブイリで効果を実証

放射線被曝を防ぐりんごの力

福島原発事故以来、放射線被曝《ひばく》への不安が高まっています。かつて原発事故にあったチェルノブイリでは子どもたちを守るため、アップルペクチンが投与されました。放射性物質と、りんごの科学を紹介します。

放射線がからだに与えるさまざまな影響

　２０１１年３月11日、福島第一原子力発電所でレベル７の大事故が起こりました。原子力安全委員会によれば、大気中に放出された放射性物質は、ヨウ素１３１が15京《けい》ベクレル、セシウム１３４及び１３７は１・２京ベクレル。京とは兆の４ケタ上の位で、広島の原爆をはるかにしのぐ量です。ヨウ素１３１は、自然界では約80日で消滅しますから、現時点での被曝の心配はありません。しかしセシウム１３７は半分に減るまででも30年と、長期にわたる汚染が懸念されるものです。

　放射性物質が出す放射線は、細胞を透過《とうか》するとき、遺伝子を切断してしまいます。また、体内の水分と化学反応を起こして、活性酸《かっせいさん》素《そ》を発生させるため、ダメージも多大。一度に大量に浴びれば、骨髄の破壊や粘膜からの出血などが起こって命にかかわり、たとえ少量でも、将来、がんや白血病を発症する可能性が高くなります。

　放射線被曝は、大気のホコリに付着した放射性物質からも起こりますが(外部被曝)、呼吸や食事でからだに放射性物質をとり込んでしまうと、さらに深刻です(内部被

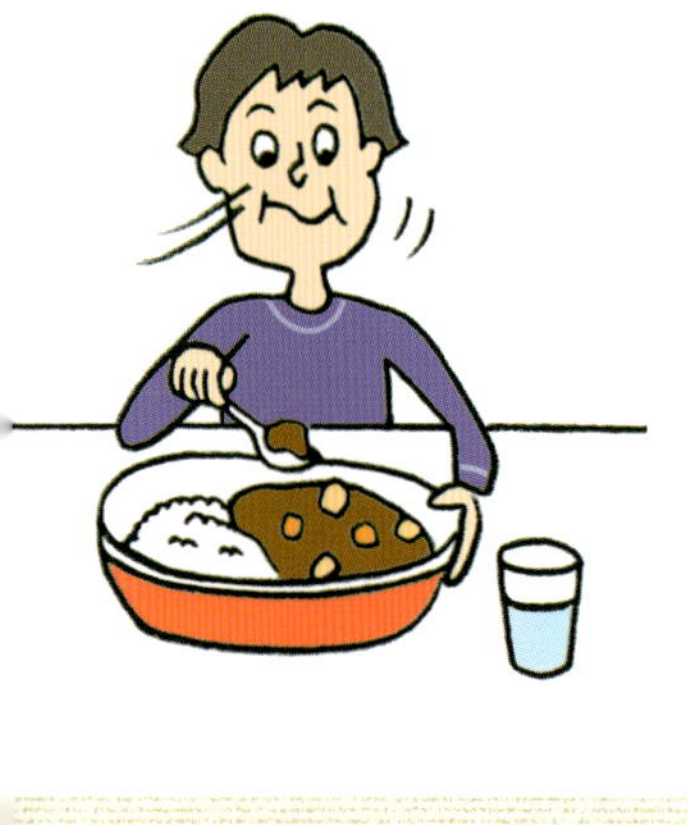

曝)。尿や便で排泄《はいせつ》されるまで影響が続きますが、セシウム137は110日経過しても半分しか排泄されません。化学的な構造がカリウムと似ているので、筋肉や生殖器、肝臓、腎臓に蓄積してしまうのです。

チェルノブイリ原発事故でアップルペクチンが活躍

この問題に取り組んだのが、ベラルーシ共和国にあるベラルド放射能安全研究所所長のワシーリィ・ネステレンコ博士です。1986年にチェルノブイリ原発事故が発生した際、被曝した人々への医療と研究に力を尽くしました。

そこで採用されたのが、りんごから抽出《ちゅうしゅつ》されたアップルペクチンの粉末です。**子どもたちを対象に、1日2回、5グラムずつ、3週間投与したところ、体内のセシウム137は63・6パーセントも減少。通常の排泄の約5倍という効果**を上げました。

これはペクチンのもつ陰イオンが、セシウムの陽イオンと磁石のように結びつき、腸からの吸収を妨げるからです。口から入ったセシウム137は、まずこれでブロックされます。すり抜けて吸収され、筋肉などに蓄積したセシウム137も、新陳代謝《しんちんたいしゃ》の過程で少しずつ血液に乗って肝臓へ。さらに肝臓から出る胆汁に混ざって、腸に戻ってきます。そこでペクチンに再ブロックされ、大便と一緒に排泄されて減少するのです。

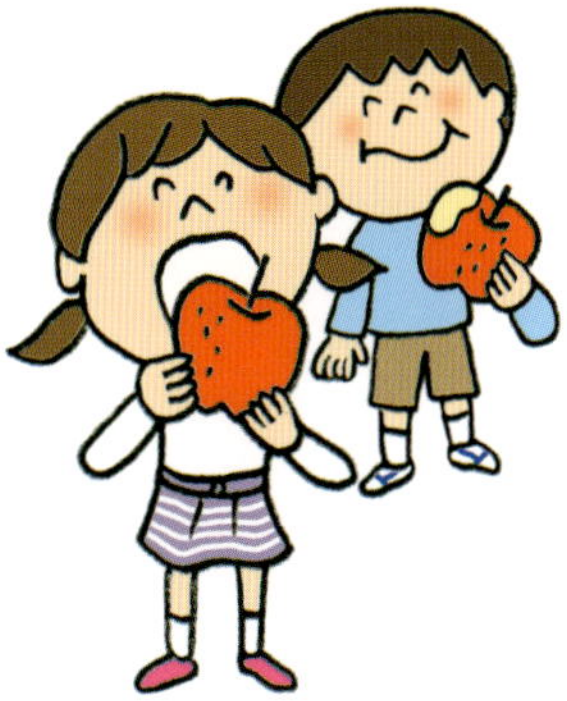

家庭でできる対策は1日1~2個のりんごの摂取

今、放射線に不安をもつ方は大勢いらっしゃるでしょう。家庭でのセシウム対策には、1日2グラムのペクチン摂取《せっしゅ》を心がけるとよいでしょう。多すぎると、必要な栄養素まで排泄される可能性も。皮つきのりんごなら1~2個が目安です。放射線被曝の被害は、細胞分裂の活発な胎児や幼い子どもほど大きくなります。子どもたちの健やかな未来のために、りんごを大いに役立ててください。

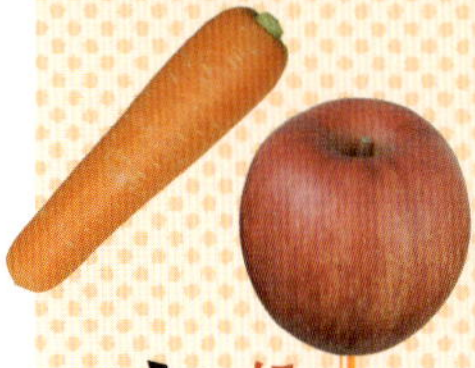

にんじん・りんごでがんを克服！

実践者の喜びの声

にんじんやりんごを積極的にとり、
徹底的な食事療法でがんに打ち勝った人に、
毎日の食事のヒントを聞いてみました。

喜びの声 1

ジュースを食事の基本にし とにかく多く飲むことを心がけたら 乳がんから転移したがんが消失

K・Kさん　64歳　主婦

乳がんが見つかり、すぐに済陽式食事療法の指導へ

２００９年の乳房がん検診で２・１cmのがんが見つかり、大きなショックを受けたとき、出会ったのが済陽先生の食事療法の本です。深く感銘を受けた私は、すぐに先生の食事指導を受けることにしました。

食事の基本はジュース 焼きにんにくも積極的に摂取

食事療法をはじめた最初のうちは、薄味になじめなかったり、ジュースに大量の玉ねぎを入れてひどい味になったりと、失敗の連続でした。それでも次第に、減塩しょうゆや酢を使った調味、料理に海産物の自然な塩味を生かすなど、塩分を控える工夫を覚えました。ジュースも何度か作るうち、トマトやグレープフルーツを加えると飲みやすくなり、抗がん効果も高まることがわかりました。

ジュースは、にんじんとりんごをベースに、レモンやトマト、ピーマンなど数種類の食材を入れて、済陽先生の指導より多めに飲むことを心がけました。ジュースが食事療法の基本だと思ったので、ジュースにできそうな野菜や果物

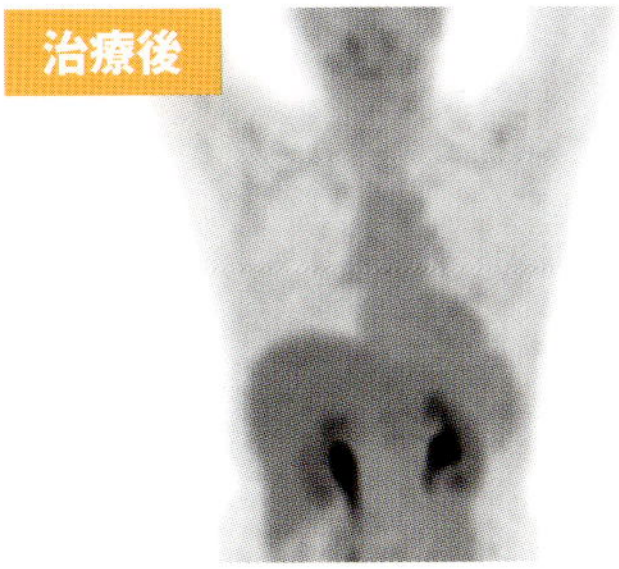

2010年9月
食事療法を継続した結果、脊椎への転移は姿を消した。

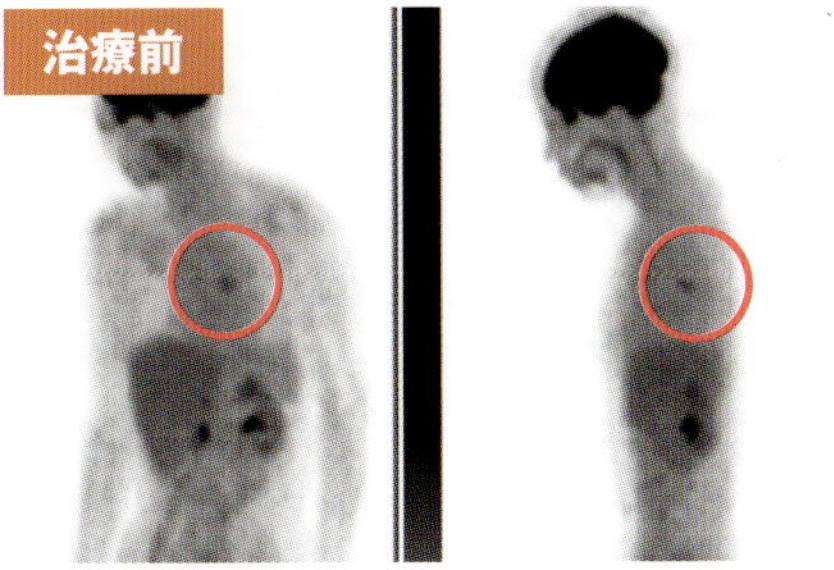

2010年2月
食事療法と抗がん剤治療の並行で乳がんが縮小。その時点で切除手術を行った。しかしその頃、脊椎への転移が発見された。

は、なんでもジュースに。さらに、乳がんの予防効果があるといわれる大豆製品と、抗酸化《こうさんか》力が高いプルーンエキスを毎日、抗がん効果が高いにんにくは、皮つきのままグリルで焼いて、毎食ごとに2片を食べました。これらと同時に、つらい抗がん剤治療にも取り組みました。

ジュースの量を増やして転移した脊椎がんが消えた

食事療法を続けて7か月。がんは縮小したものの、脊椎《せきつい》への転移を発見。乳房のがんは切除し、ジュースの量を増やしたところ、脊椎のがんは半年後に消えたのです。継続の大切さを強く実感しました。

K・Kさんの食事のポイント

- ◎**ジュースにはトマト、グレープフルーツを加えて飲みやすく仕上げる。**
- ◎**こんぶ、小魚、わかめなどの海産物の自然な塩味を料理に生かす。**
- ◎**大豆製品、焼きにんにく、プルーンエキスを毎日とる。**

ジュースによく使う食材

にんじん、りんご、レモン、トマト、ブロッコリー、小松菜、大根、グレープフルーツ、ピーマン

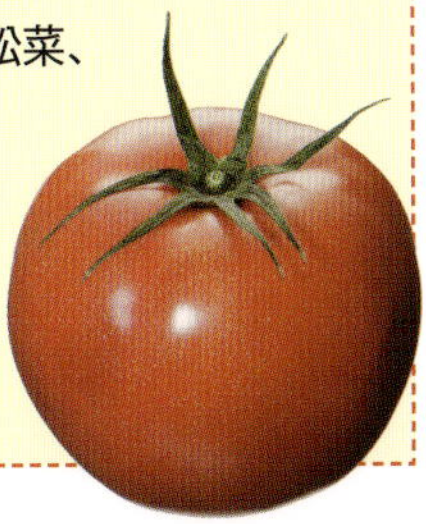

喜びの声 2

夕食には7種類以上の小鉢でしっかりと野菜をとり悪性リンパ腫を乗り越えました

M・Yさん　66歳　会社役員

肺がんの完治後に悪性リンパ腫が発覚

２００７年に肺がんが見つかったものの、早期発見だったため、切除手術で完治し、その後も意欲的な毎日を過ごしていました。しかし、２０１０年に悪性リンパ腫が見つかりました。二度目のがんに強い衝撃を受けましたが、済陽式食事療法で必ず勝とうと決意しました。

多彩な味つけの小鉢で数多くの野菜を摂取

食事療法には、妻が済陽先生の本を熟読して真剣にとり組んでくれました。ジュースには必ずレモン、にんじん、りんごを入れ、毎朝、７００㎖飲むことを日課に。りんごはそのままおやつに、にんじんは料理でもよく食べました。下痢ぎみのときはジュースの量を少なくし、冬はからだを冷やさないよう、材料を常温にしておく配慮も。飽きたときは、たまにパイナップルを入れると味に変化が出て飲みやすくなりました。

夕食には、野菜料理の小鉢がいつも７種類以上も並びます。小鉢は、それぞれ、酢やしょうが、にんにく、オリーブ油などを使い、塩分なしでもおいしく食べられるように工夫を加えています。野菜たっぷりの食生活で、老人性のしみも消え、吹き出物もできないほど皮膚が強くなりました。乳酸菌の多いカスピ海ヨーグルト、消化酵素が豊富な大根も、毎日食べ続けました。

また、睡眠時間をきちんと確保し疲れをためないよう、生活改善もはかりました。悪性リンパ腫の発覚前は、トライアスロンに挑戦

治療前

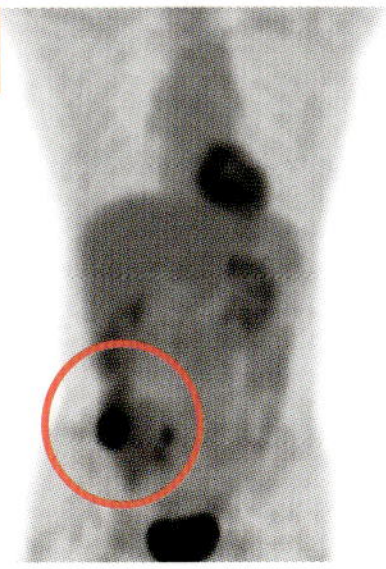

2010年6月
肺がんの完治後、腹腔内に悪性リンパ腫が見つかった。

治療後

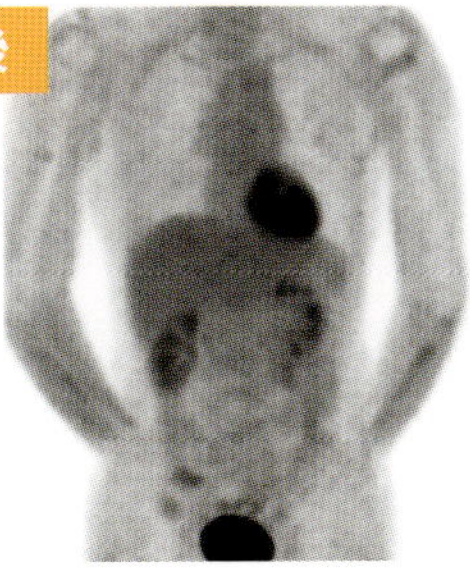

2011年1月
抗がん剤治療と食事療法を半年間続けたところ、画像からがんの姿は完全に消えた。

するほど運動が好きでしたが、適度な運動は続けながら、無理はしないよう心がけています。

半年の食事療法でがんの姿が消えた!

悪性リンパ腫の抗がん剤治療は副作用がつらいものですが、食事療法と並行したおかげで食事は普通に食べられ、予想より軽く済んだように思います。抗がん剤治療後の検査では、画像からがんの姿は消えていました。食事療法をはじめて半年後のことです。主治医には「5年現状を維持したら完治」、済陽先生には「気をゆるめないように」といわれているので、食事療法はこれからも続けていきます。

M・Yさんの食事のポイント

◎にんじんとりんごは、料理やおやつでも積極的に食べる。

◎ジュースは飽きないよう、時には好きな果物も加える。

◎無塩でも味つけを変えた７種類以上の小鉢料理で、数多くの野菜を食べる。

ジュースによく使う食材

にんじん、りんご、レモン、グレープフルーツ、小松菜、キャベツ、パイナップル

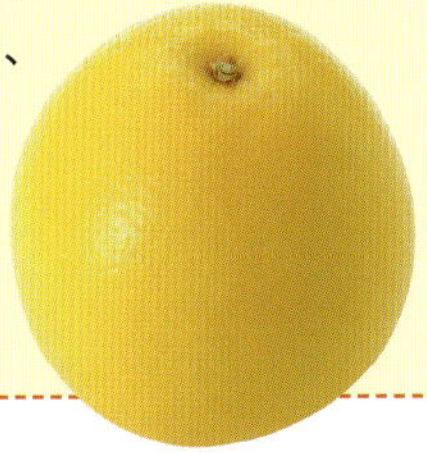

喜びの声 3

にんじん・りんごジュースを毎日1・5ℓ飲んで全身転移のがんが消えました!

M・Mさん 59歳 主婦

「必ずがんを克服する」と食事療法の力に着目

44歳のときに乳がんにかかり、手術で切除しましたが、9年後に再発。そのとき、がんは肺、肋骨《ろっこつ》、腰椎《ようつい》、頭蓋骨《ずがいこつ》、脳にまで転移していました。医師から「すべてを手術するのは不可能」といわれ、絶望しかけましたが、ゲルソン療法でがんを克服した知人を思い出し、即座に有機無農薬のにんじんと、りんごの購入を申し込みました。

食事療法の情報を集める中で出会ったのが済陽先生です。済陽先生と相談し、脳に転移したがんはγ《ガンマ》ナイフ照射と外科手術を行い、ホルモン剤を服用しながら食事療法を行うことを決めました。

にんじん・りんごジュースを毎日欠かさずに飲む

搾《しぼ》りたてのにんじん・りんごジュースを1日3回に分けて、1・5ℓ。青菜とりんごのジュースを200㎖。これを毎日欠かさずに飲みます。レモンは、1日1個を搾ってそのまま飲みました。

ジュースを飲むほかに、主食は玄米にし、動物性たんぱく質は一切とらない、塩分は極限まで控えることを徹底。間食には果物やヨーグルトを食べるようにしました。

また、納豆や豆腐などの大豆製品を毎日積極的に食べ、イソフラボンを摂取《せっしゅ》。よく作ったのは、豆腐としめじ、白菜などの野菜を使った鍋で、特製ポン酢(減塩しょうゆと酢を合わせたもの)をかけて食べました。

転移がんのほとんどが消失食事療法はゆるやかに継続

食事療法を1年半続けた結果、

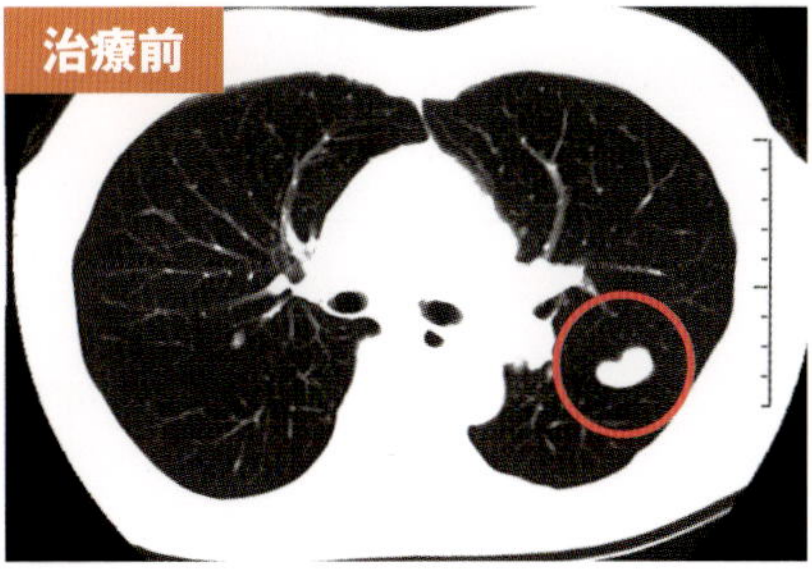

2006年11月
乳がんの転移は、肋骨や腰椎、頭蓋骨、脳と、全身に広がっていた。写真は左肺に転移した直径3cmのがん。

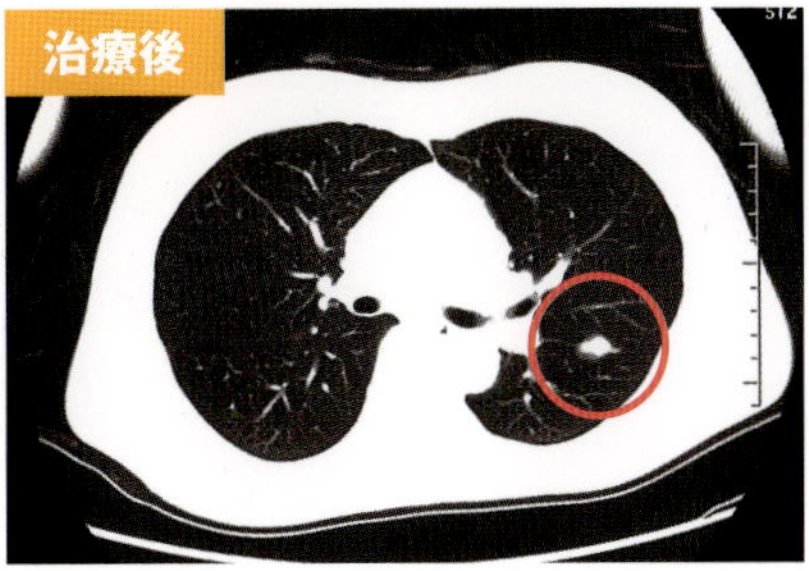

2011年6月
γナイフ照射や手術、ホルモン剤治療と、食事療法の徹底で、1年半後には全身に広がったほとんどのがんが消えた。丸で囲ったのは縮小したがん。

驚いたことに、全身に散っていたがんのほとんどが消えていました。今は再発防止のため、ホルモン剤の服用を続けています。

「食事療法は大変そう」と思われるかもしれませんが、私自身は、患者自身がとり組め、こんなに簡単にできる方法はないと思います。腰椎に転移したがんによる激痛で這うように暮らしていた私が、半年で痛みから解放されたのも、ジュースのおかげだと感じています。

食事療法は今も続けていますが、たまに好きなお寿司を食べます。そのときは、ひらめやサーモンなどの白身魚を中心にして、活性酸素を増やすマグロの赤身やかつおは避けるようにしています。

M・Mさんの食事のポイント

◎有機無農薬のにんじん・りんごジュースを1日1.5ℓ飲む。

◎主食は玄米、菜食を中心に大豆製品を積極的にとる。

◎間食には、ヨーグルトと果物をとる。

ジュースによく使う食材

にんじん、りんご、レモン、小松菜、キャベツ、ケール、レタス

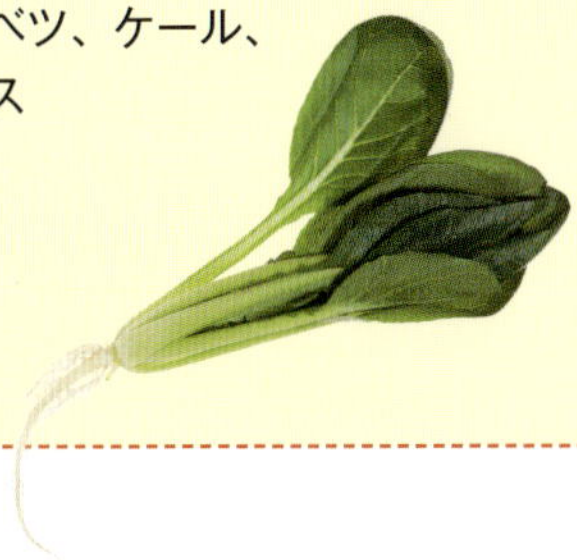

喜びの声 4

早期発見した胃がんを食事療法と生活改善のみで克服 市販の野菜ジュースも上手に活用

M・Hさん　43歳　会社員

胃潰瘍の治療中に早期の胃がんを発見

39歳のときに胃《い》潰《かい》瘍《よう》になり、詳しい検査を受けたところ、早期の胃がんが見つかりました。がんはまだ1㎝ほどの大きさで、済陽先生と相談し、まずは食事療法で様子を見ることにしました。

がんが見つかる前は、早食いの大食いで、お酒も肉も大好きでしたが、食事療法をはじめてからは、肉、酒、たばこを完全にやめ、塩分は極力とらず、毎日野菜や果物のジュースを飲みました。

会社勤めを続けながら食生活を徹底改善

食事では、きのこ類、海藻、ヨーグルト、大豆製品を積極的にとり、にんじんはスティック状にして生で食べました。会社ではジュースを作れないため、市販の野菜ジュースをよく飲みました。食事療法を続けて半年後、早期胃がんは、嘘のように消えていたのです。

M・Hさんの食事のポイント

- ◎ジュースが作れないときは、市販の野菜ジュース（無塩のもの）を飲用。
- ◎にんじんはスティック野菜にしてそのまま食べる。おかずも野菜中心に。
- ◎完全な禁酒・禁煙、徹底的な減塩を実行。

ジュースによく使う食材

りんご、にんじん、レモン、小松菜、オレンジ、ぶどう

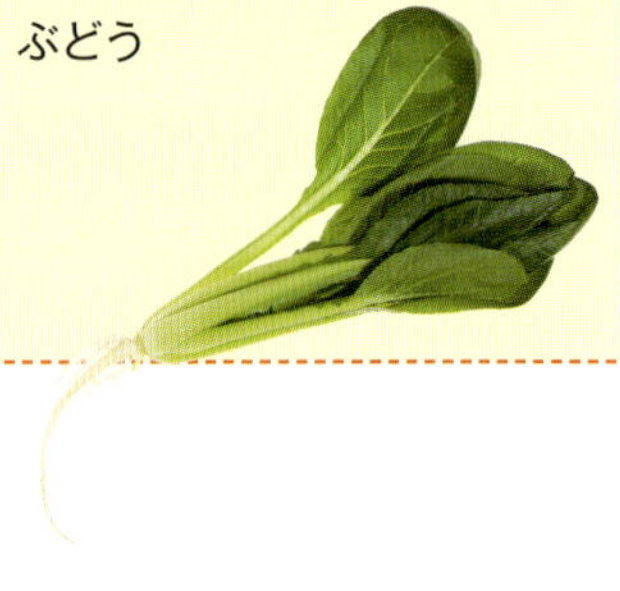

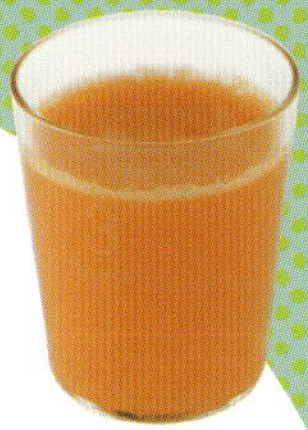

第3章

毎日のフレッシュジュースでがんに勝つ！

済陽式食事療法で、もっともおすすめする
野菜摂《せっ》取《しゅ》の方法が、フレッシュジュースです。
がんに効く、レモン、にんじん、りんごの栄養素を効率的に
さらにおいしく飲むためのポイントと
とっておきのジュース60品のレシピをご紹介します。
毎日の食事に積極的にとり入れましょう。

済陽式！

最新フレッシュジュースとは

新鮮素材を厳選した搾りたてジュース

済陽式食事療法の8原則（16ページ参照）のひとつに、**新鮮な野菜と果物を大量にとる**という項目があります。これを効率よく行うのに最適なのが、**済陽式フレッシュジュース**です。**野菜や果物をジューサーにかけ、搾《しぼ》りたての果汁を飲むこの方法は、生の野菜や果物をそのまま食べるのに近い効能が期待**できます。その効果は、これまでに数々のがんの治療に成功した実績（156ページ参照）からよくわかります。

このジュースにぜひ使いたい食材が、第1・2章でおすすめした**レモン、にんじん、りんご**。そのほかに、抗がん作用のある野菜や果物（133ページ第4章で紹介）を組み合わせれば、さらなる効能が期待できます。

新鮮な素材を使った作りたてのジュースは、**栄養価が高く、おいしさも格別**です。がんの治療や予防はもちろん、毎日の健康維持にもおすすめです。

がん治療には1日1・5ℓのジュースが必要

ジュースを飲みはじめる人は、これが「治療」であることを自覚する必要があります。ジュースを飲むだけでは、がん治療に十分な効果は得られません。**治療が目的なら、必ず済陽式食事療法の8原則を厳守したうえで、毎日1・5～2ℓのジュースを摂取《せっしゅ》してください。予防が目的であれば、8原則を意識しながら、毎日600mℓを目標に**飲みましょう。

一度に飲む量は自由ですので、自分のペースで進めます。飲みすぎによる害はほとんどありませんが、果糖のとりすぎは肥満の原因に。果物がメインのジュースは早い時間に飲むとよいでしょう。

ジュースの効果を得るための**鉄則**

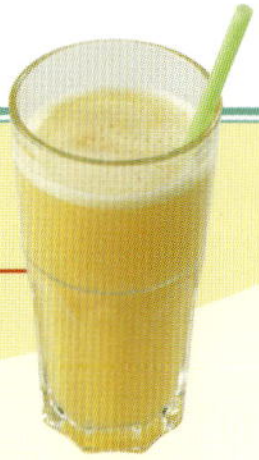

1 がん治療が目的なら済陽式食事療法を行ったうえでジュースを飲む

ジュースは、野菜や果物を大量に摂取するためのもっとも効率のよい方法。しかし、それだけでは十分な効果は得られません。がんを治療中の人は、済陽式食事療法の８原則（16ページ）を徹底することが大切です。

2 がん治療には1日1.5〜2ℓ、予防には1日600mℓのジュースを飲む

１日の摂取量を守れば、飲むペースは自由です。1.5ℓなら３回に分けて500mℓずつ飲むなど、自分の体調に合わせましょう。飲む量が多くなる分には問題ありません。

3 最低でも3か月間は続ける

長年の食生活によってつくられたがん体質は、すぐに改善されるものではありません。細胞が生まれ変わり、代謝《たいしゃ》が改善されるには、最低でも３か月は、毎日ジュースを飲むことが必要です。

4 食品に付着した農薬や防腐剤はしっかり落とす

日本で使用されている農薬は、一定の安全基準を満たしています。しかし、完全に害がないとはいい切れません。できるだけ無農薬、低農薬のものを選び、よく洗って使うようにしましょう。

毎日のジュースが、がんに効く理由

免疫力を高めて がん治療の効果を援助する

　人間には、体内に侵入してきた病原体やがん細胞を攻撃してからだを防御する力、免疫力が備わっています。しかし、がんの一因である活性酸素《かっせいさんそ》が過剰《かじょう》に発生したり、加齢などによって免疫力が低下すると、からだの機能が追いつかず、発がんが促されてしまいます。

　この活性酸素を無害化するのが抗酸化《こうさんか》物質です。代表的なものにビタミンA、ビタミンC、ビタミンE、カロテンなどがあり、野菜や果物に多く含まれます。済陽式食事療法では、こうした抗酸化物質を含む食材を継続して大量にとることを原則としています。

　抗酸化物質を多くとることで代《たい》謝《しゃ》が滞りなく行われるようになれば、免疫力とともにからだ本来の自然治癒力が高まります。がんの発生を抑えるだけでなく、がんの治療手術による傷や消耗した体力の回復を早めたり、抗がん剤や放射線の量を減らして副作用を軽減したりすることができます。

ジュースなら効率よく 野菜・果物がとれる

　生食で野菜や果物を大量に摂取《せっしゅ》するのは難しいもの。しかし、ジュースであれば格段にとりやすくなります。そのため、さまざまながんの食事療法では、野菜や果物のジュースや搾《しぼ》り汁の摂取が中心となっています。

　ジュースは、栄養素の損失が少ないこともメリットです。抗酸化物質は加熱や酸素に触れることで破壊が進むものがほとんどですが、熱を加えないジュースなら食品を生で食べるのに近い効果を得られます。搾りたては、より多くの栄養をとり込むことができ、液体なので吸収がよく、からだへの負担が少ない点も見逃せません。

なぜジュースが、がんにいいのか

生の野菜・果物が大量にとれる

↓

抗酸化物質が壊れにくい

↓

体内の代謝を正常にして免疫力を高める

↓

**自然治癒力が高まり
がん発生を予防する！**

がん以外にも期待できる、からだへの影響

風邪やあらゆる病気にかかりにくくなる

免疫力は、体内に病原菌などの異物が侵入するのを防いだり、退治したりする役割があります。ジュースで免疫力を高めることで、風邪をはじめとする感染症に強いからだを維持できます。

老化を遅らせ美肌効果が得られる

老化の原因のひとつは、体内の細胞が活性酸素に傷つけられること。抗酸化物質は、老化防止にも役立ちます。また、ジュースには美肌に効果的なビタミンCやEが豊富に含まれています。

代謝が高まりメタボが改善できる

メタボリックシンドロームとは、肥満、脂質異常症、高血糖、高血圧など複数を併せもった状態で、偏った食事や生活習慣による代謝異常が主な原因。代謝がよくなれば、改善が期待できます。

エネルギーが正常につくられ疲れにくくなる

ストレスを感じると、体内で活性酸素が発生しますが、抗酸化と代謝を高めることで活性酸素を除去し、疲れにくいからだに。レモンジュースに含まれるクエン酸も疲労回復に有効です。

ジュースにおすすめの食材はこれ！

ジュースのベースはレモン、にんじん、りんごが◎

第1・2章で紹介したとおり、レモン、にんじん、りんごは、がんの予防と改善に絶大な力を発揮します。これらは、ほかの食材との相性がよく、おいしいジュースを作るうえで便利な食材です。

レモンは、甘みのある果物と合わせると適度な酸味が加わり、ジュースをさっぱりとした味に仕上げます。酸味が強いレモンは単体でとることは難しいものの、複数の素材でジュースにすれば1日の目安量2個を手軽にとることができます。

にんじんは、ほのかな甘みをもち、クセがほとんどないので、あらゆる食材と組み合わせやすい野菜です。1年を通して手に入りやすく、保存がきくのもうれしい点です。

りんごは甘みが強いので、甘味料の役割を果たします。また酸味の強い果物や苦味のある野菜を飲みやすくし、味の調和をとる役目も果たします。

さまざまな食材と組み合わせることで、味の変化を楽しむとともに、とりたい栄養素の強化をはかりましょう。

ジュースには向き・不向きの食材がある

がんに効果的な食材（133ページから）の中には、ジュースに向かないものもあります。たとえば、にらや玉ねぎは独特の香りや苦味《にがみ》がジュースには向きません。また、バナナのような水分の少ない果物は、ジューサーでは果汁をほとんど搾《しぼ》ることができません。

加熱しても栄養素が壊れにくいものは炒め物やおひたしに、果汁が少ない果物はミキサーで果肉ごとジュースにするなど、素材の特性に合った工夫をしましょう。

ジュースに積極的に使いたい食材と1日の目安量

飲みやすいジュースを作るには、そのまま食べておいしい食材、香りやクセが少ない食材がおすすめ。甘みを加えることで飲みやすさがアップするので、りんごやはちみつなど、強い甘みをもつ素材を組み合わせます。目安量を目標に、好みに合わせて食材を選びましょう。

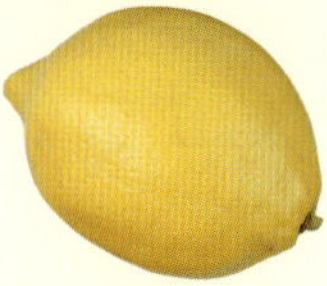

レモン
1日2個

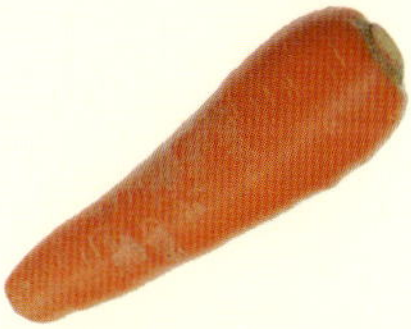

にんじん
1日2本

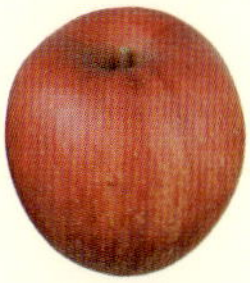

りんご
1日1/2個

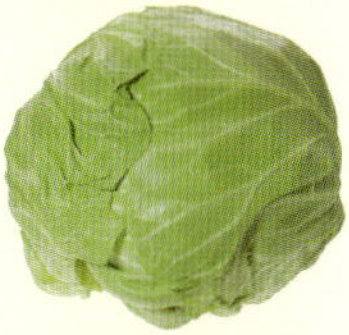

キャベツ
1日1/4個

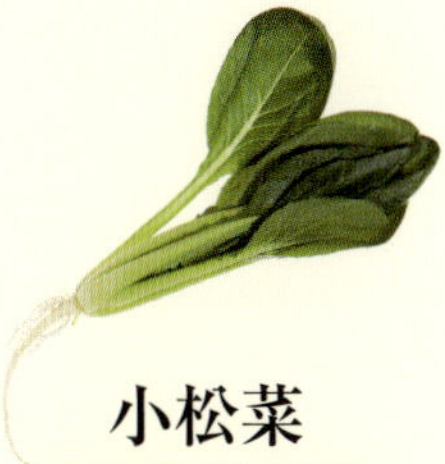

小松菜
1日50g

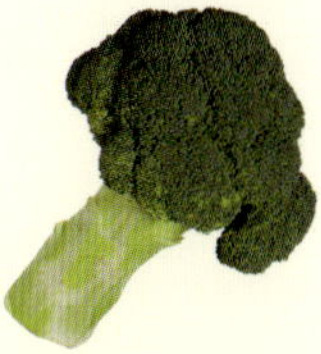

ブロッコリー
1日50g

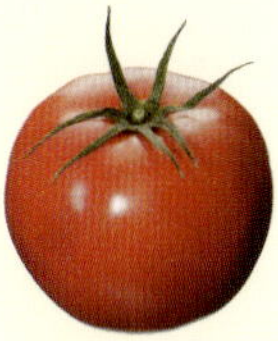

トマト
1日1個

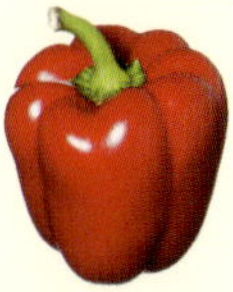

ピーマン（パプリカ）
1日1個

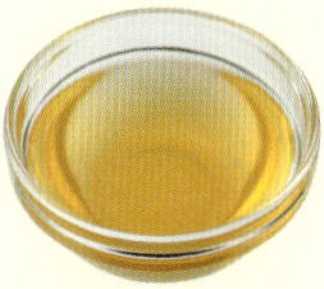

はちみつ
1日大さじ2杯

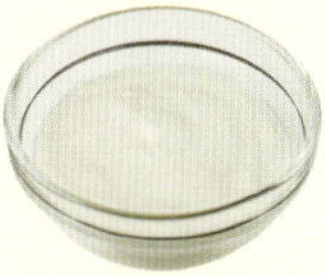

ヨーグルト
1日300g

まずは100日！

無理なく おいしく続けるコツ

甘みや酸味のバランスで おいしく仕上げる！

野菜や果物を効率よくとれるジュースでも、1日に1・5～2ℓを継続して飲むには、努力と工夫が必要です。「とりたい栄養素が入っているジュースだからおいしくなくても仕方ない」と考えると、飲むことが苦痛になってしまいます。大切なのは、無理なく続けること。苦手な食材は使わず、**自分の好みに合った味で、少しでも長く続ける**ことを心がけましょう。**飽きがこないよう、バリエーションを増やすのもポイント**です。

飲みやすいジュースの基本は、**メインとなる食材に、りんごやレモンなどの甘みと酸味のある素材を加えること**。クセがある野菜を使う場合には、ヨーグルトで味をやわらげるのもよい方法です。この基本を頭に入れて92ページからのレシピを実践すれば、さまざまな食材で応用することができます。

500㎖ずつ作れば 飲みやすく管理がラク

継続して飲むために、毎日のジュース作りは少しでもラクにしたいものです。搾《しぼ》りたてのジュースを飲むには、そのつどジュースを作るのがいちばんですが、1日に何度も手間をかけるのは大変です。本書でおすすめするのは、**一度に500㎖ずつ作る方法。ペットボトル容器にちょうどおさまるので、飲みきれないときの保存にも便利**です。ただし、ジュースは時間とともに栄養素が失われることを忘れずに。少なくとも**搾《しぼ》ってから30分以内に飲むのが理想**です。**すぐに飲めない場合でも、空気が入らないように容器に詰めて、3～6時間以内に飲む**ようにしましょう。自分の中で約束ごとを決めておくと、管理がわずらわしくなりません。

おいしいジュースの法則

基本は、メインとなる食材に、甘みと酸味を加えることです。本書掲載のレシピを繰り返し作れば、この法則でアレンジが楽しめるようになります。

メインの食材

とりたい野菜や果物

好みや健康状態、素材の旬に合わせて選びます。133ページ「がん予防、がん治療に有効な食材」も参考に。

おすすめ

レモン、**にんじん**、**りんご**、キャベツ、小松菜、トマトなど

＋

飲みやすくするには

甘みとなる食材

飲みやすくするために必ず加えます。強い甘みがほかの食材の酸味や苦味をやわらげ、味がまとまります。

おすすめ

にんじん、**りんご**、はちみつ、梨、もも、甘酒など

＋

さわやかに仕上げるには

酸味となる食材

メインの食材と甘みだけでもおいしく作れますが、酸味を加えると後味がさわやかになります。

おすすめ

レモン、トマト、グレープフルーツ、みかん、オレンジなど

作りやすく管理しやすいジュースの分量

３章で紹介するジュースは、すべて約500㎖の分量。ペットボトル容器に詰めれば、飲みたいときにすぐ飲めて便利です。

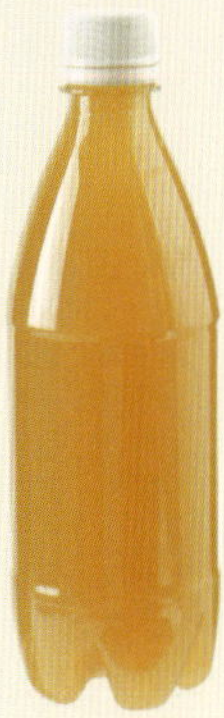

500㎖×４本

＝

がん治療に必要な１日のジュース量　２ℓ

500㎖のペットボトル４本分で、がん治療のためにとりたい１日の摂取量２ℓをクリア。ただし、十分な効果を得るためには大量の作りおきはせず、搾りたてを飲むようにしましょう。酸化を防ぐため、容器の上までジュースを注ぎ、できるだけ空気が入らないようにしてください。

はじめる前に知っておきたい

済陽式ジュース作りの基本

栄養満点、からだに安全なジュースの作り方

健康で安全なジュース作りには、正しい食材選びと下処理が欠かせません。**野菜や果物は鮮度がよく、無農薬や低農薬のものを選ぶ**ようにしましょう。野菜や果物の皮のまわりには、多くの栄養が含まれるため、ジュース作りでは、例外を除けば、皮ごと使うことが多いからです。

無農薬や低農薬のものを選ぶのが難しい場合は、皮をむく、水につけるなどの下処理を入念に行うようにしましょう。

健康&安全なジュース作りの POINT

野菜・果物は新鮮なものを使う

新鮮なもの、果物であれば完熟したものを選び、傷んでいる部分は切り落とします。旬の食材は栄養価が高いといわれるので、積極的にとり入れるとよいでしょう。

食べられるものは皮ごとジュースにする

野菜や果物の多くは、皮に栄養素を豊富に含みます。できるだけ、無農薬や自然農法、低農薬の食材を選び、なるべく皮ごと使うようにします。農薬や防腐剤が大量に付着したものは皮の使用を避けます。

皮や葉ごと使う食材は水に浸けて農薬などをとり除く

日本で使用される農薬や肥料は、一定の安全性が確認されています。しかし、心配がないとはいい切れません。野菜や果物はよく洗って水に浸け、表面に残留《ざんりゅう》した農薬などをしっかりとり除くようにします。

苦手な味は無理に作らない

からだによいからと、苦手な野菜をジュースにするのではなく、自分がおいしいと思える野菜や果物を使って楽しみながら続けることが大切です。

ミキサーではなくジューサーを使う理由

済陽式ジュースではジューサーの使用をすすめています。**ミキサーは、食材を粉砕する際の酸化の進みが早いうえ、ドロドロとした食感でお腹が膨れやすい**ため、一定量を飲む必要がある場合には向きません。バナナなどのミキサーが適した食材を使う場合のみ用いるなど、上手に使い分けて。

ジューサーは、食材をすりおろし、不溶性《ふようせい》食物繊維を除くため、**サラッとした口当たりのジュース**ができます。さまざまな機種がありますが、栄養素の損失が少ない低速回転式のものがおすすめです。

柑橘類《かんきつるい》にはスクイーザーやシトラスジューサーを使います。

自分に合ったジューサーを選ぶ

ジューサーの種類や価格、容量はさまざま。特性や作りたい量を見極めて、使いやすいものを選びましょう。

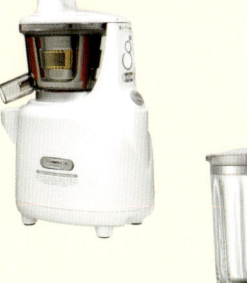

①クビンス サイレント ジューサー NS-998PSS
②35,800円（税込）
③株式会社NUCジャパン
④TEL 03-5542-0620
http://www.kuvings.jp

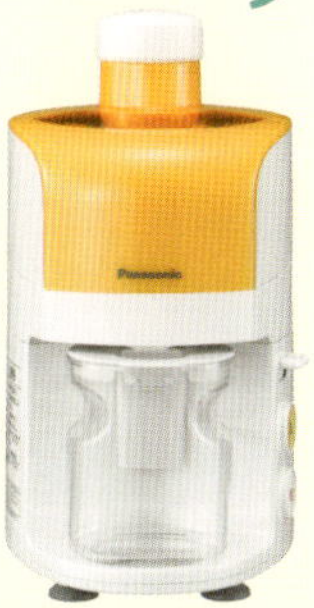

①ジューサーミキサー MJ-M12
②オープン価格
③パナソニック株式会社
④TEL 0120-878-365

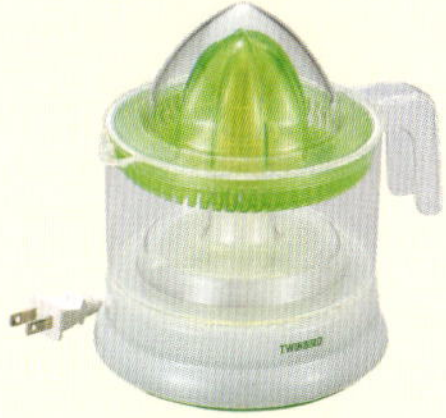

①健康専科 シトラスジューサー KC-4521SW
②2,100円（税込）
③ツインバード工業株式会社
④http://www.twinbird.jp

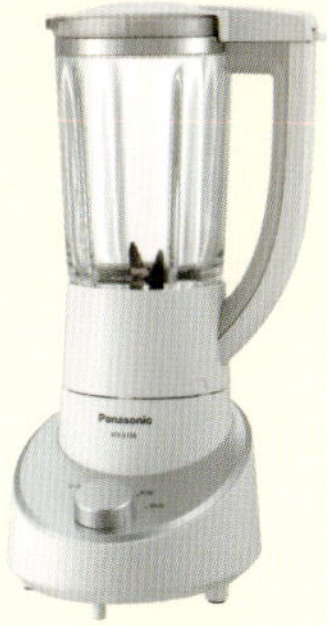

①ファイバーミキサー MX-X108
②オープン価格
③パナソニック株式会社
④TEL 0120-878-365

①商品名／②価格／③販売元／④問い合わせ先

3ステップで簡単&おいしい！

済陽式ジュースの作り方 基本の流れ

ジュース作りの基本は、洗う、切る、搾《しぼ》るの3ステップ。これさえきちんと行えば、応用がきくようになります。安全でおいしいジュースのために、それぞれの行程は丁寧に行いましょう。

1 野菜や果物はよく洗い、水に浸けておく

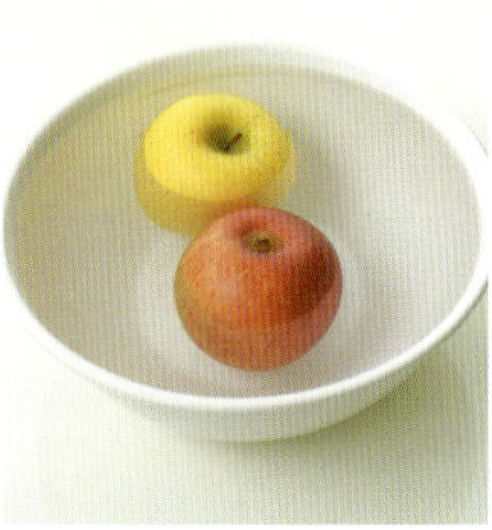

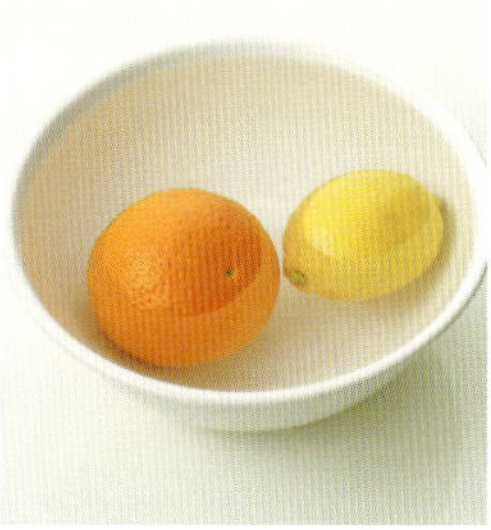

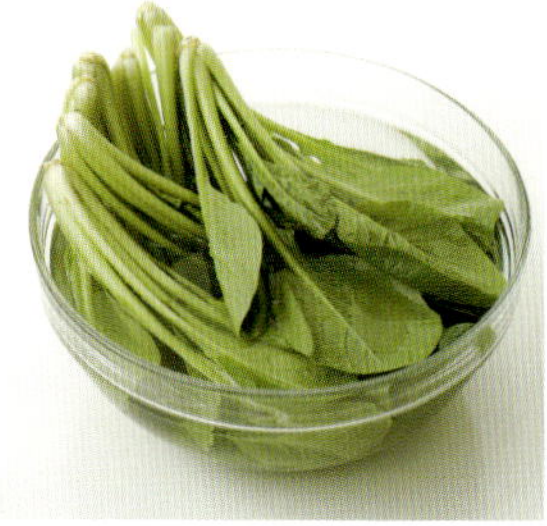

皮についた農薬や汚れなどをとり除くため、食材は流水でよく洗い、水を張ったボウルなどに一晩浸けておきます。柑橘類《かんきつるい》など輸入の果物は防かび剤などが残留《ざんりゅう》していることがあるので、ほかの食材と分けて処理します。

葉もの野菜は、流水でよく洗い、土や泥などを落とします。傷んだ部分はとり除き、水を張ったボウルなどに一晩浸けておきます。

2 食材をジューサーに入る大きさに切る

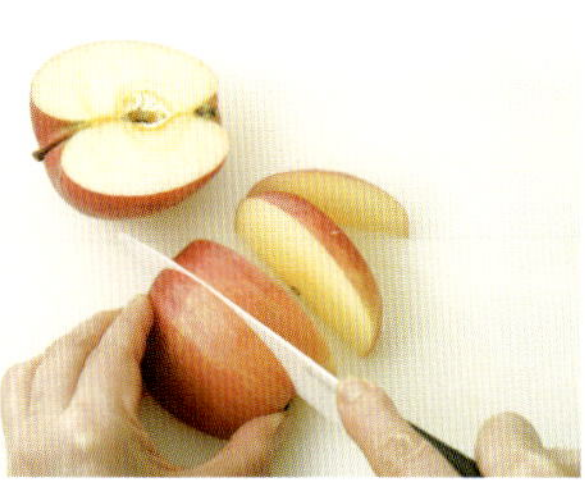

特別な指示がない場合は、皮はむかず、ジューサーの投入口に合わせて、適当な大きさに切ります。りんごは半量だけ皮をむくとよいでしょう。輸入品や農薬散布したものは、からだに害が及ぶ恐れがあるので、皮をむきます。

3 ジューサーでジュースを搾る

食材をジューサーの投入口に入れます。キャベツなどの葉もの野菜は、ジューサーの機種によってくるくると巻くと扱いやすくなります。ジューサーにかけた野菜や果物は、ジュースと搾りかすに分けられます（写真左）。

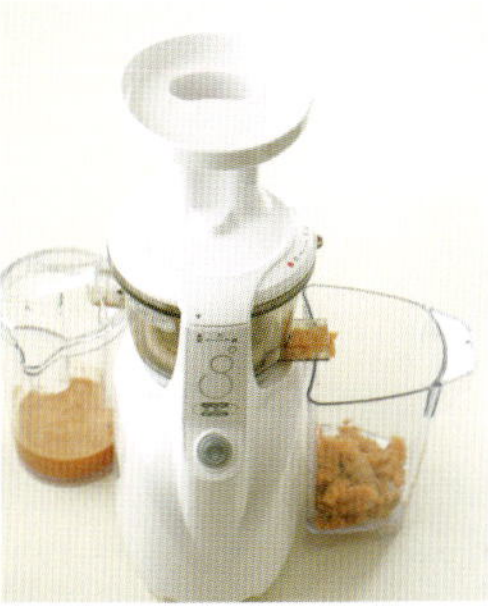

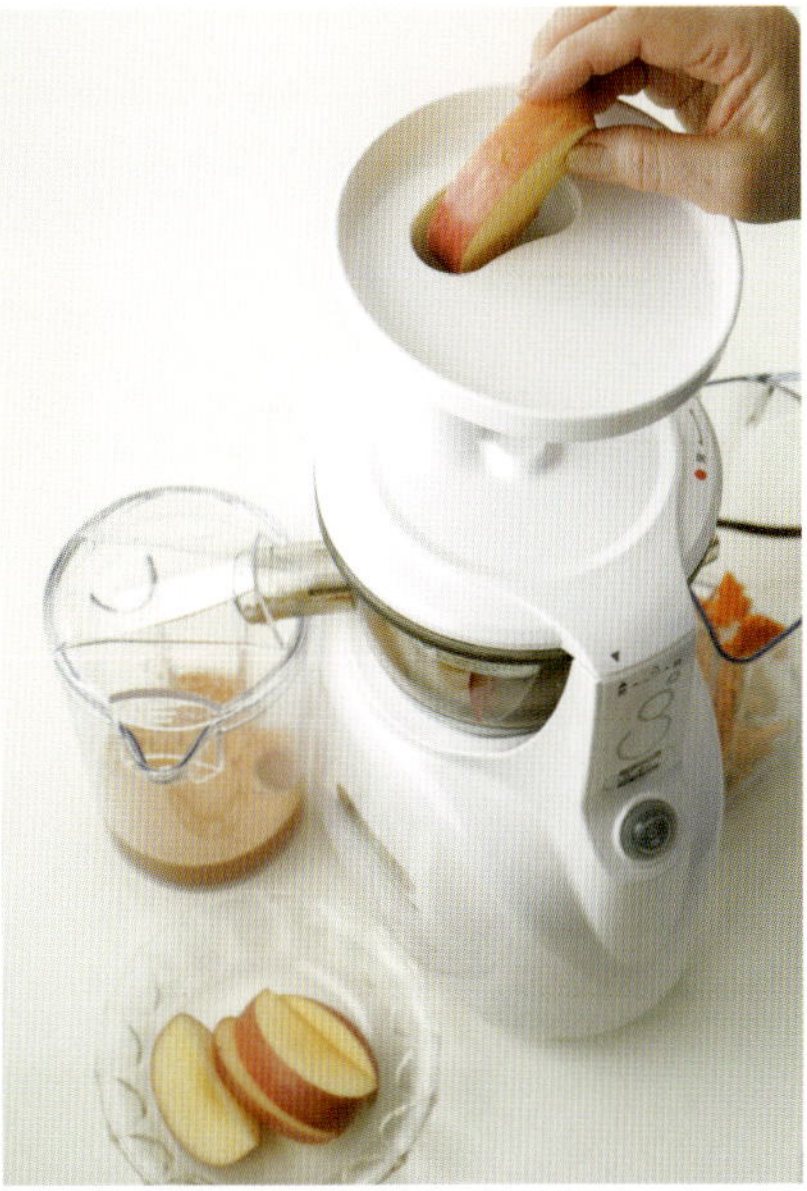

柑橘類の場合

レモンやグレープフルーツはスクイーザーで搾る

レモンやグレープフルーツなどの柑橘類は横半分に切って、スクイザーで果汁を搾ります。あればシトラスジューサーを用いてもよいでしょう。

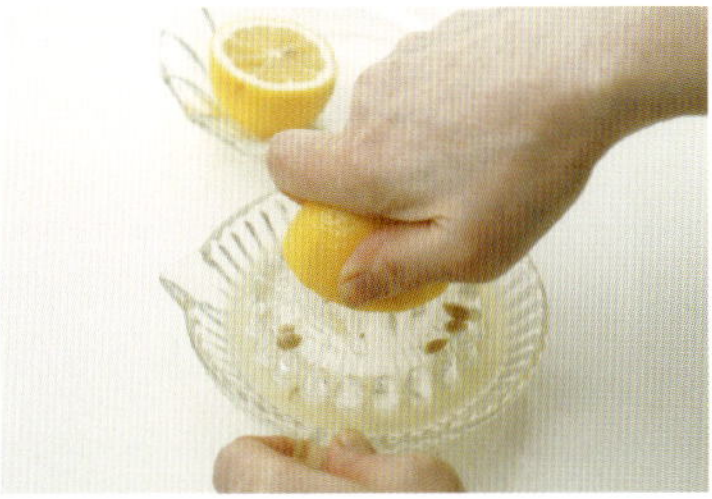

ミニ知識

ジュースの色をきれいに仕上げるひと工夫

果物には、びわやももなど、空気に触れることで酸化が進み、茶色っぽく変色するものがあります。このような果物は、切った直後にレモンの果汁をかけてジューサーに投入しましょう。このひと手間で、きれいな色のジュースに仕上げることができます。

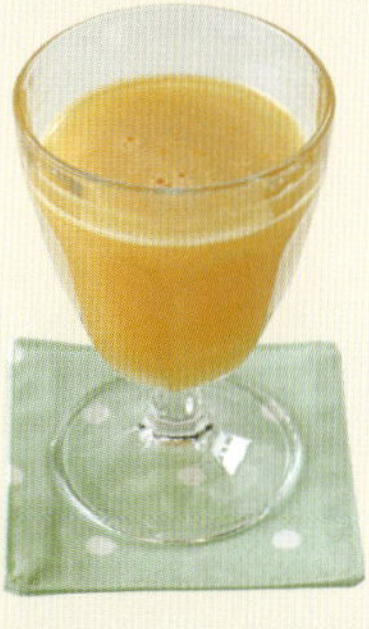

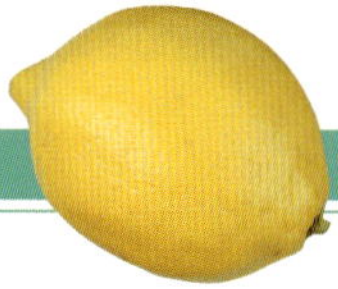

レモンベースのジュース

済陽式食事療法では、1日2個のレモン摂取《せっしゅ》を推奨《すいしょう》しています。酸味が強いレモンも、素材との組み合わせ次第で、毎日2個以上、無理なくおいしくとることができます。

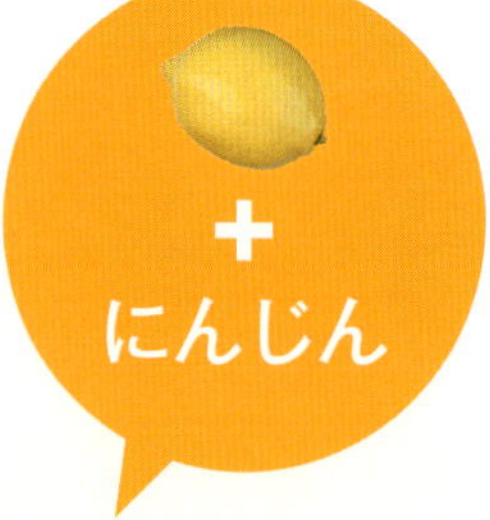

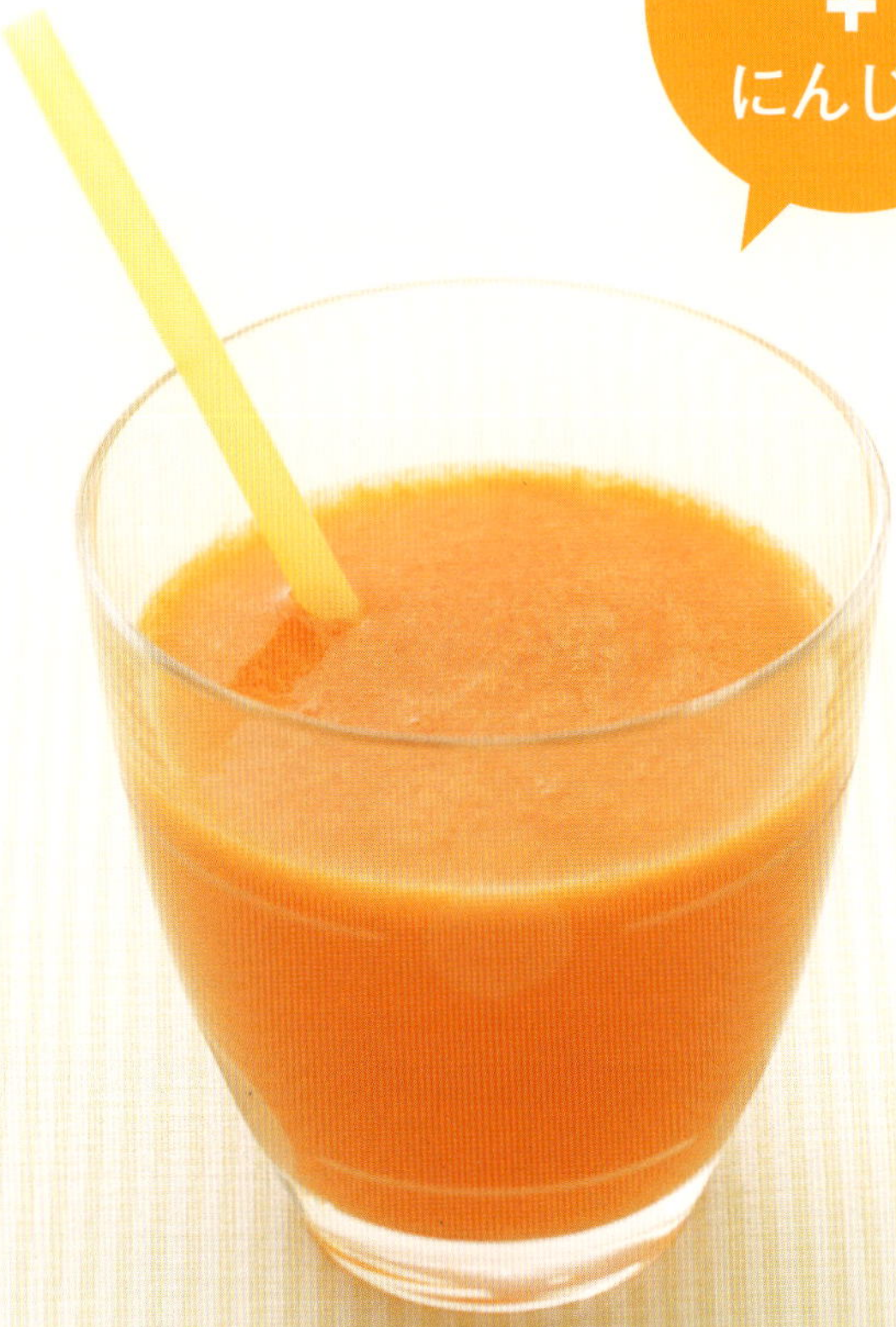

にんじん・りんご

がんに効く！ レモン、にんじん、りんごの最強トリオ

材料（約500ml分）

レモン――２個（果汁大さじ４）
にんじん―400g
りんご――300g
はちみつ―大さじ２

作り方

① にんじん、りんごはそれぞれ適宜切る。
② ❶をジューサーにかける。
③ ❷にレモン、はちみつを加えてよく混ぜる。

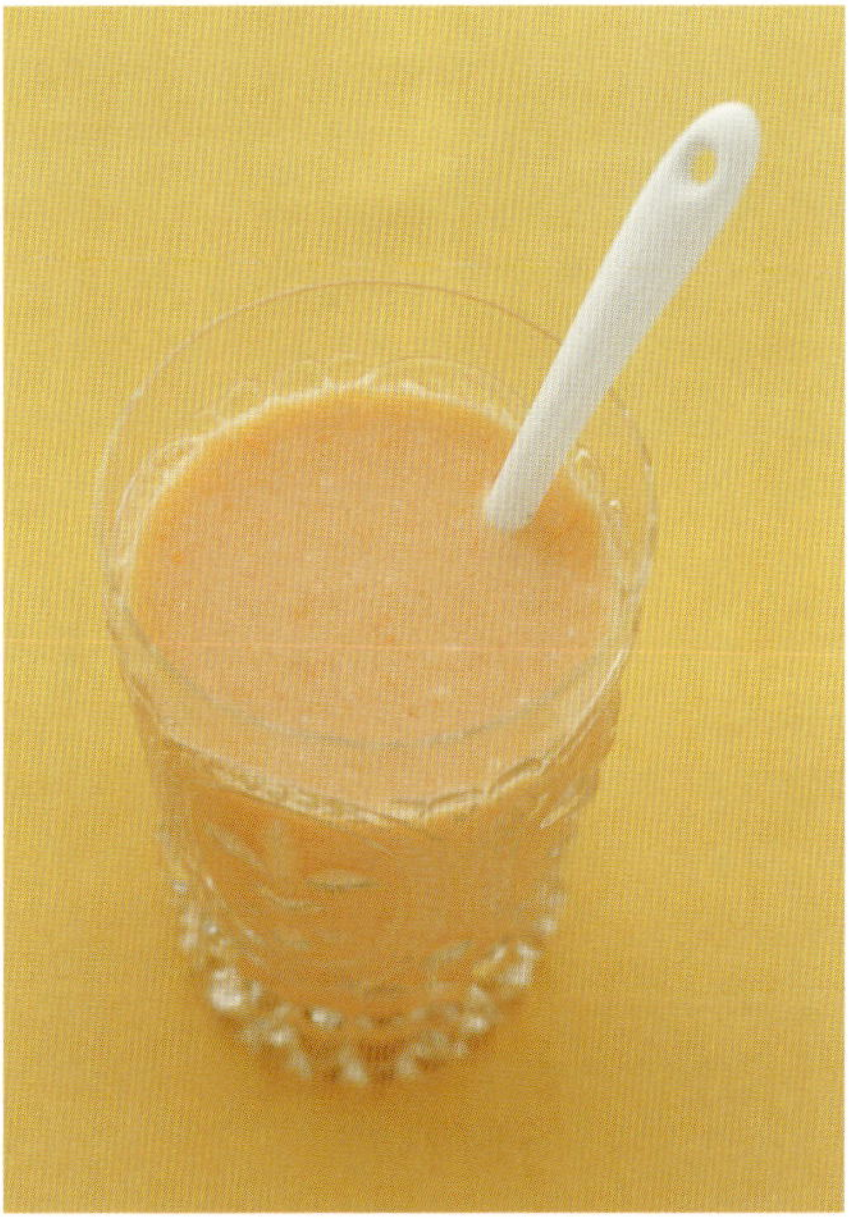

にんじん・ヨーグルト

**にんじんとはちみつの甘みで
すっぱいレモンがたくさん飲める**

材料（約500ml分）
レモン―――２個（果汁大さじ４）
にんじん――400g
プレーンヨーグルト―200g
はちみつ――大さじ２

作り方
①にんじんは適宜切る。
②❶をジューサーにかける。
③❷にレモン、ヨーグルト、はちみつを加えてよく混ぜる。

にんじん・甘酒

**甘酒の酵素が腸内環境を整え
免疫力がぐんとアップ**

材料（約500ml分）
レモン――２個（果汁大さじ４）
にんじん―400g
甘酒―１カップ

作り方
①にんじんは適宜切る。
②❶をジューサーにかける。
③❷にレモン、甘酒を加えてよく混ぜる。

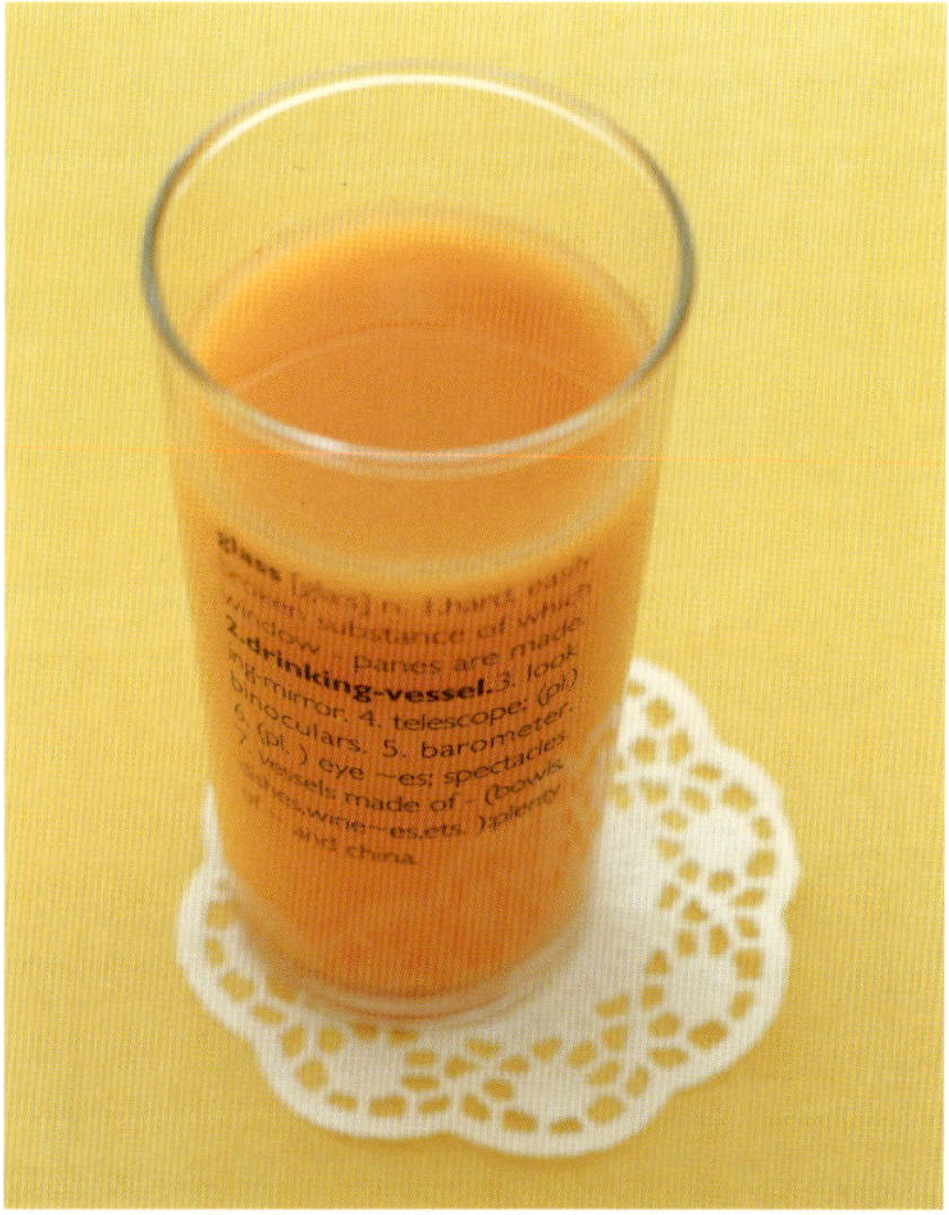

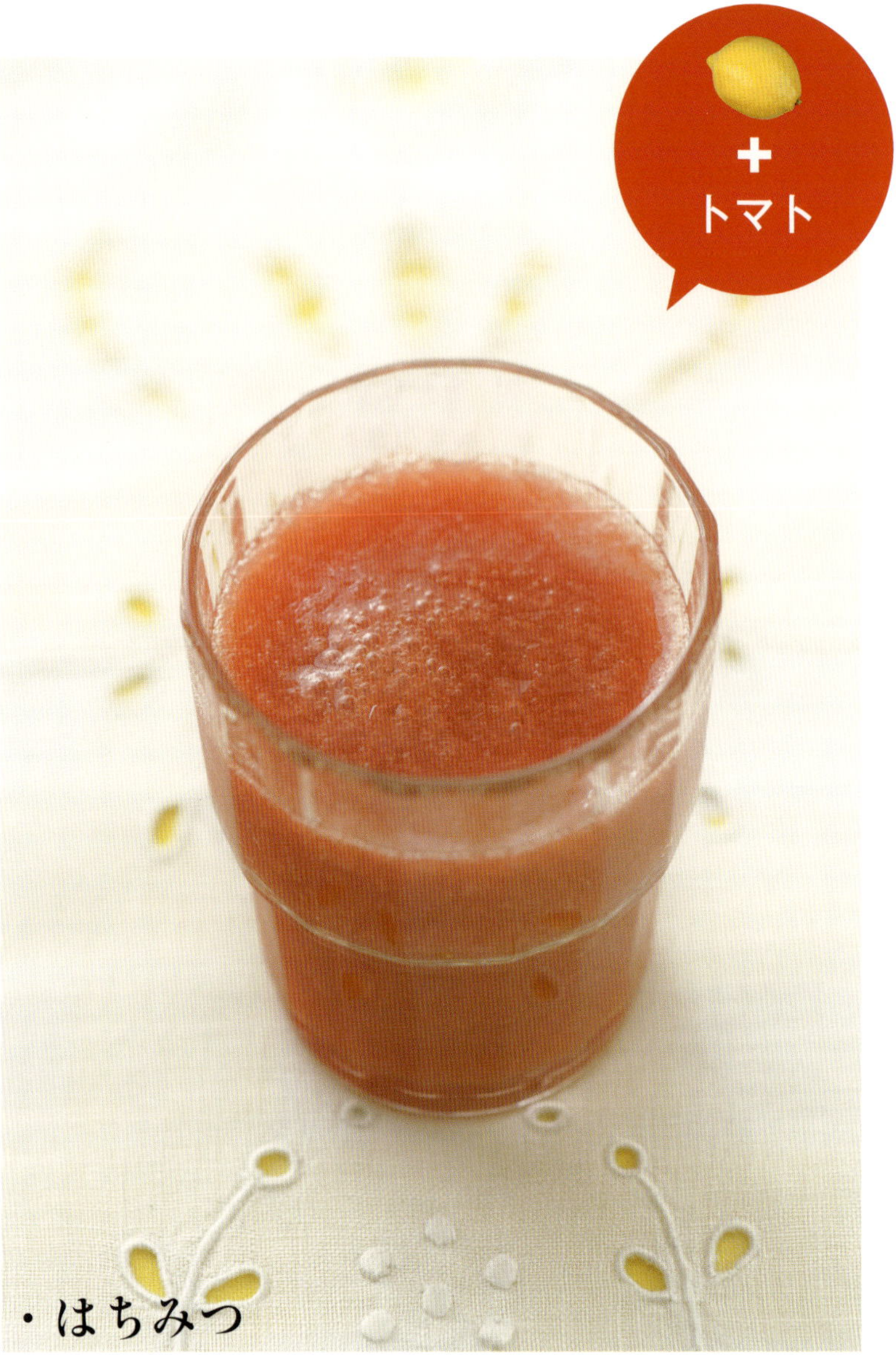

トマト・はちみつ

トマトのリコピンが
すぐれた抗酸《こうさん》化《か》作用を発揮

材料（約500ml分）

レモン——２個（果汁大さじ４）
トマト——600g
はちみつ—大さじ２

作り方

①トマトは適宜切る。
②❶をジューサーにかける。
③❷にレモン、はちみつを加えてよく混ぜる。

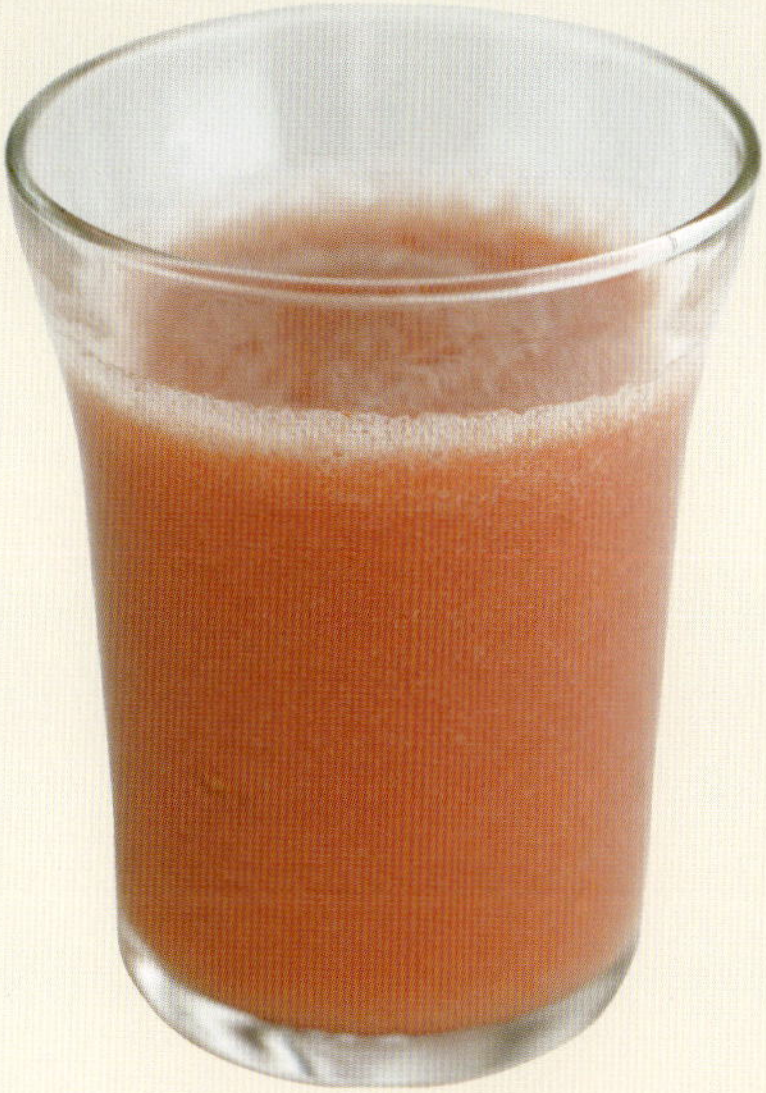

トマト・りんご

**食物繊維たっぷりの３素材が
体内の毒素を排出！**

材料（約500ml分）
レモン—２個（果汁大さじ４）
トマト—300g
りんご—200g

作り方
①トマト、りんごはそれぞれ適宜切る。
②❶をジューサーにかける。
③❷にレモンを加えてよく混ぜる。

トマト・ヨーグルト

**まろやかなヨーグルト味で
トマトの酸味も気にならない**

材料（約500ml分）
レモン———２個（果汁大さじ４）
トマト———300g
プレーンヨーグルト—200g
はちみつ——大さじ２

作り方
①トマトは適宜切る。
②❶をジューサーにかける。
③❷にレモン、ヨーグルト、はちみつを
加えてよく混ぜる。

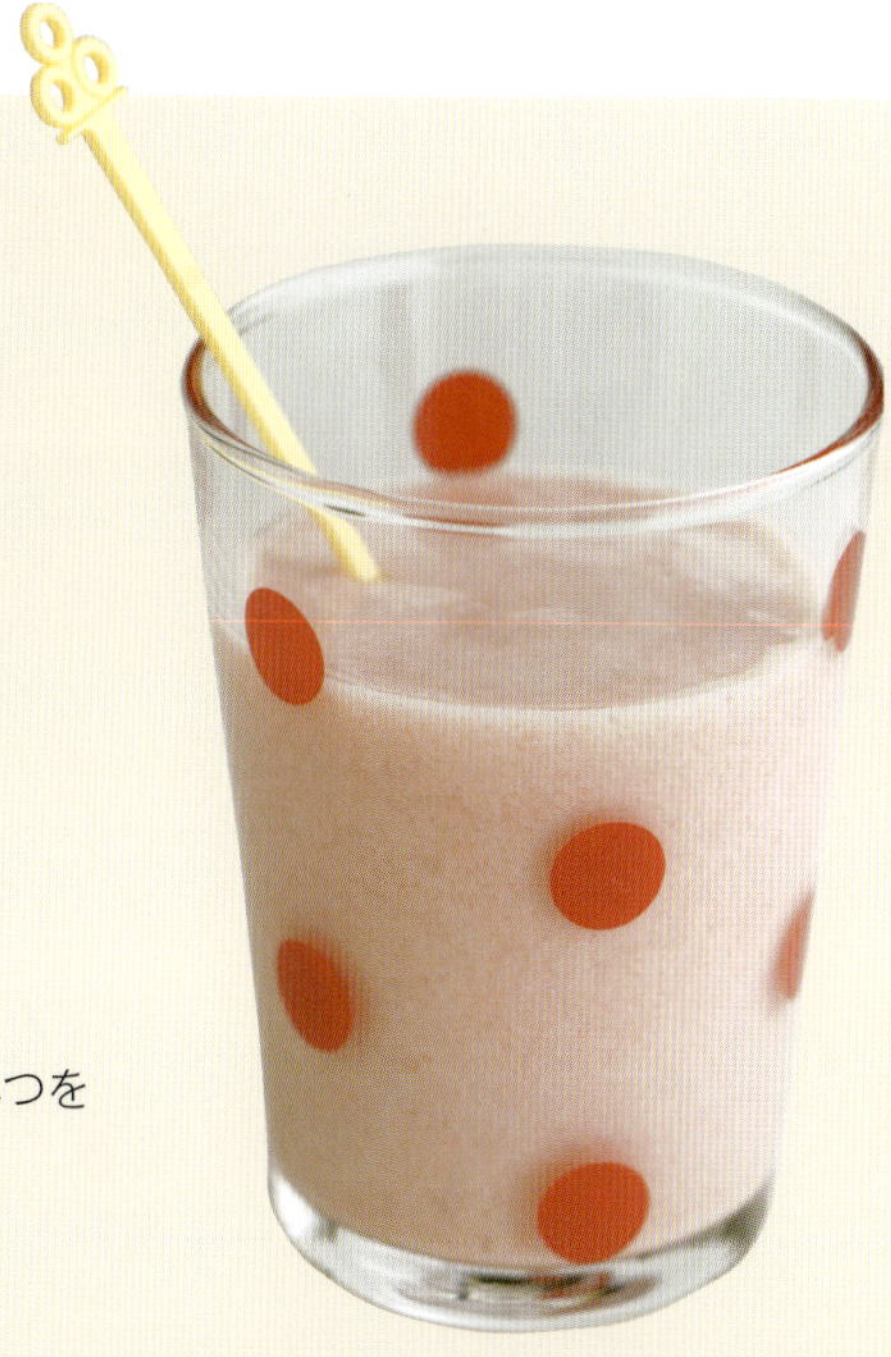

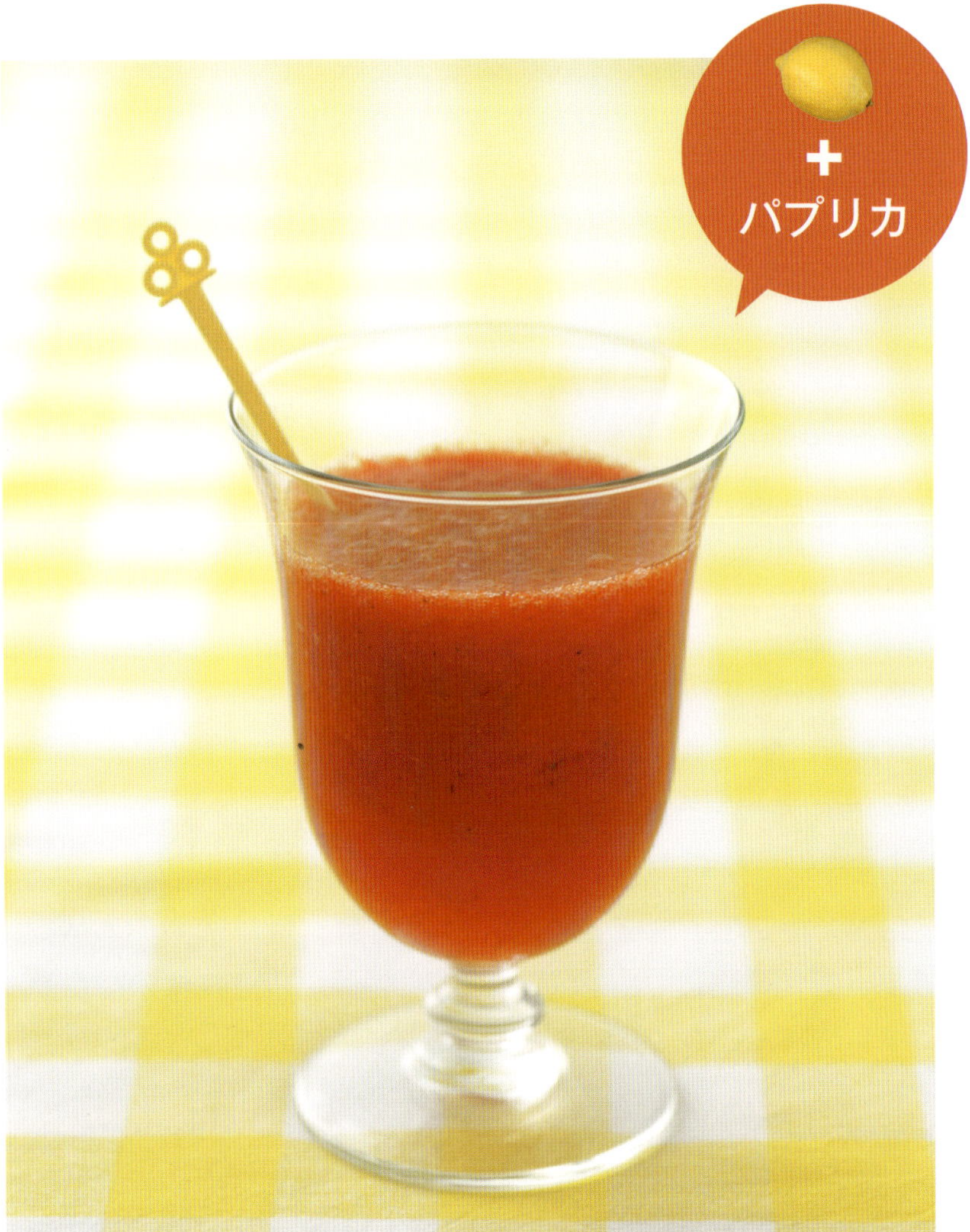

パプリカ・トマト

**にんにくの効いたガスパチョ風
スープとして添えても◎**

材料（約500ml分）

レモン———２個（果汁大さじ４）
赤パプリカ—280g
トマト———300g
にんにく——４ｇ
こしょう——好みで適量

作り方

❶パプリカ、トマトはそれぞれ適宜切る。
❷❶、にんにくをジューサーにかける。
❸❷にレモン、好みでこしょうを加えてよく混ぜる。

※カロテン摂取のためには、黄パプリカよりも赤パプリカがおすすめです。

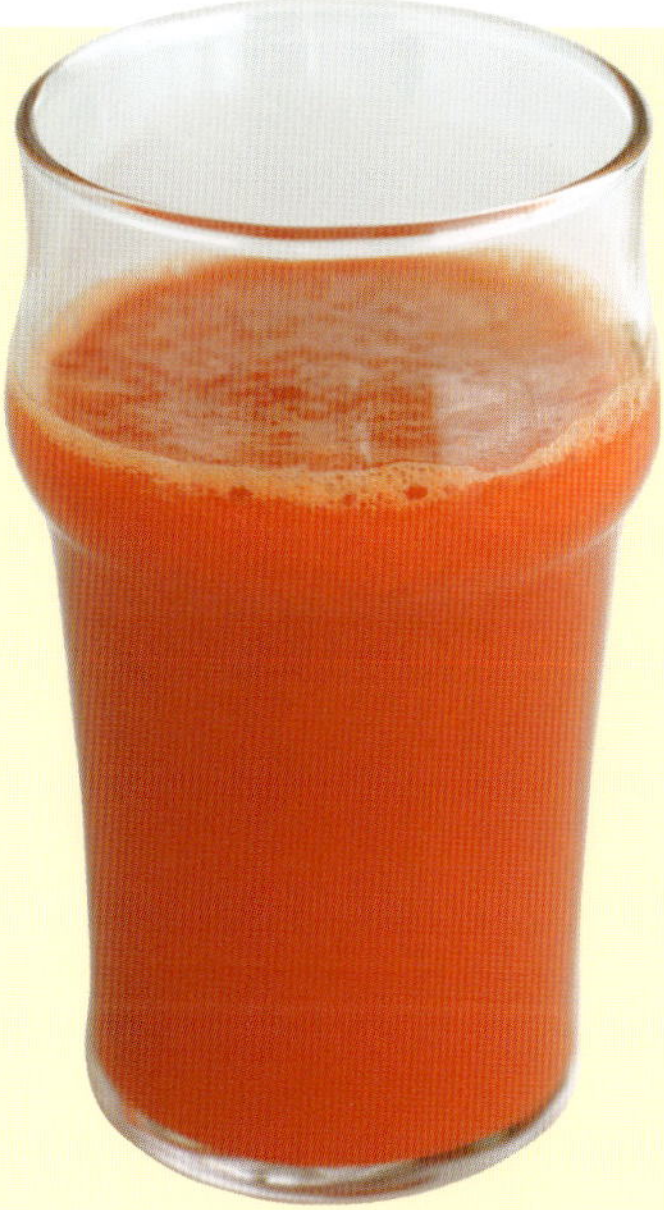

パプリカ・りんご

クセがないパプリカは
飲みやすく、カロテンも豊富

材料（約500ml分）
レモン———２個（果汁大さじ４）
赤パプリカ—340g
りんご———200g

作り方
❶パプリカ、りんごはそれぞれ適宜切る。
❷❶をジューサーにかける。
❸❷にレモンを加えて、よく混ぜる。

パプリカ・セロリ

食物繊維が
体内の老廃物《ろうはいぶつ》を除去！

材料（約500ml分）
レモン———２個（果汁大さじ４）
赤パプリカ—340g
セロリ———葉も含めて200g
はちみつ——大さじ２

作り方
❶パプリカ、セロリはそれぞれ適宜切る。
❷❶をジューサーにかける。
❸❷にレモン、はちみつを加えて、よく混ぜる。

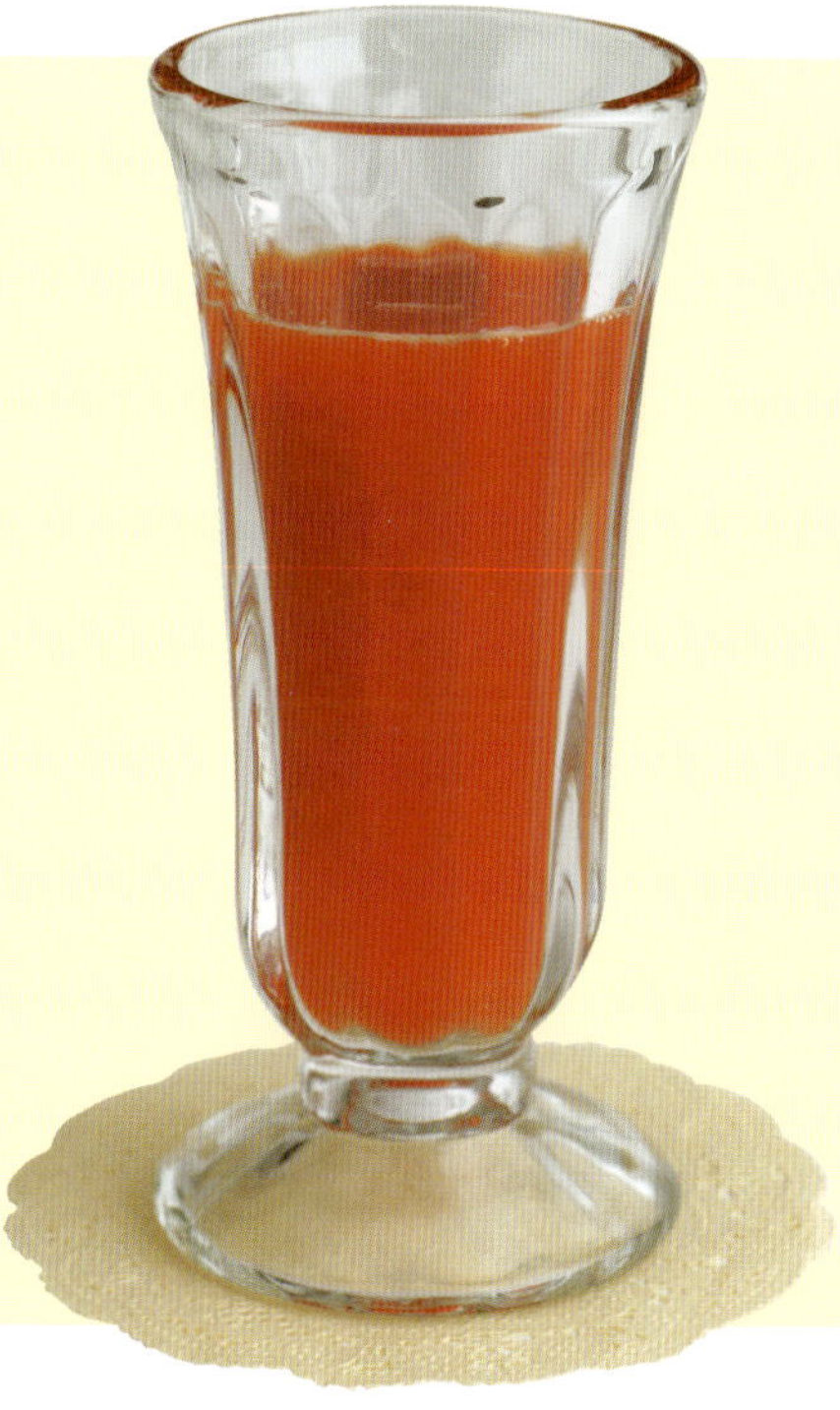

小松菜・りんご

りんごの甘みが小松菜のえぐみをやわらげる

材料（約500ml分）

レモン———２個（果汁大さじ４）
小松菜———200g
りんご———200g
はちみつ——大さじ２

作り方

①小松菜は根元を切り落とす。りんごは適宜切る。
②❶をジューサーにかける。
③❷にレモン、はちみつを加えてよく混ぜる。

小松菜・トマト

抗がん作用の期待大のビタミンA・C・Eを一度に補う

材料（約500ml分）

レモン———２個（果汁大さじ４）
小松菜———200g
トマト———300g
はちみつ——大さじ２

作り方

①小松菜は根元を切り落とす。トマトは適宜切る。
②❶をジューサーにかける。
③❷にレモン、はちみつを加えてよく混ぜる。

小松菜・ヨーグルト

解毒《げどく》作用のある小松菜で細胞のがん化を防ぐ

材料（約500ml分）

レモン———２個（果汁大さじ４）
小松菜———200g
プレーンヨーグルト—200g
はちみつ——大さじ２

作り方

①小松菜は根元を切り落とす。
②❶をジューサーにかける。
③❷にレモン、ヨーグルト、はちみつを加えてよく混ぜる。

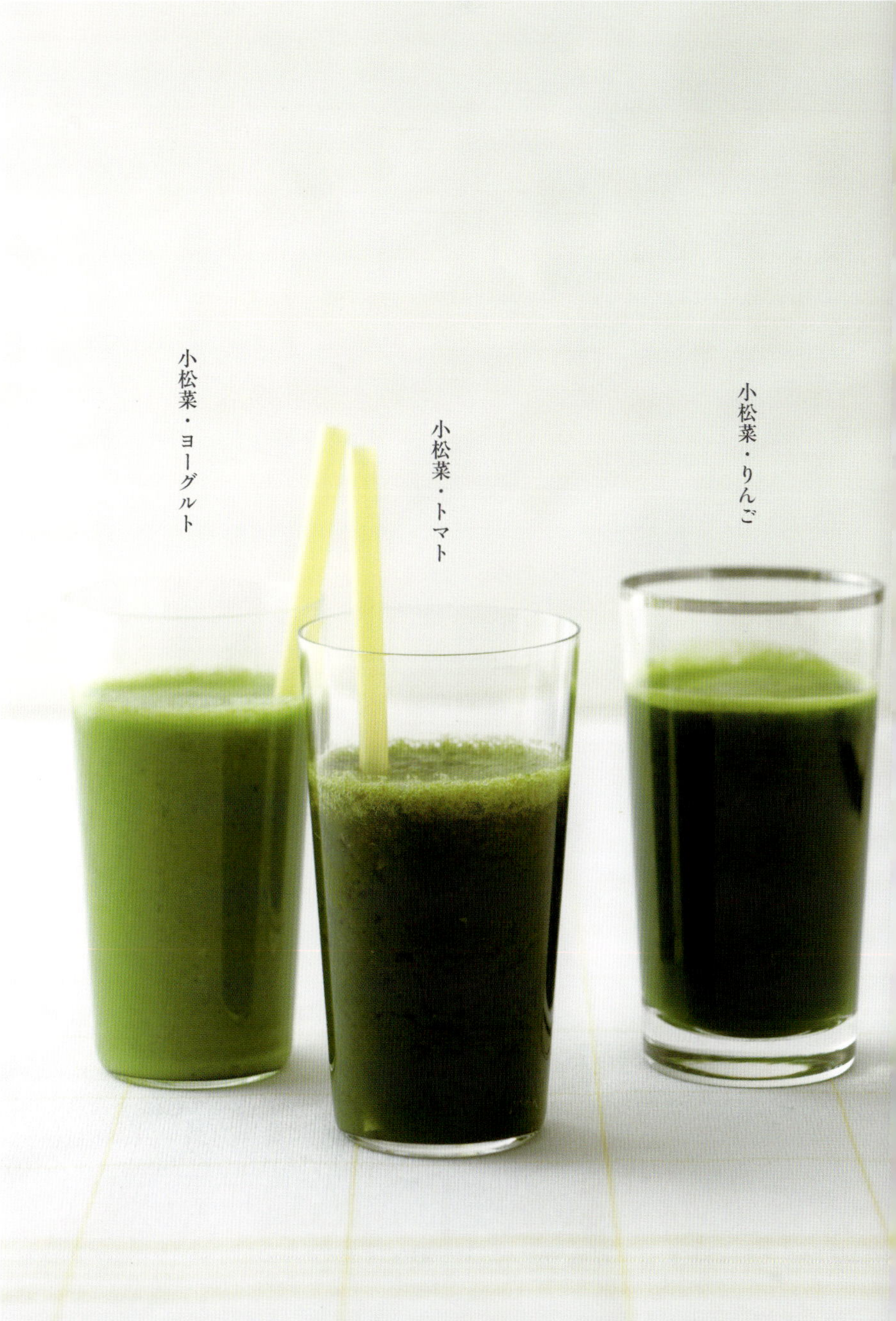
小松菜・りんご
小松菜・トマト
小松菜・ヨーグルト

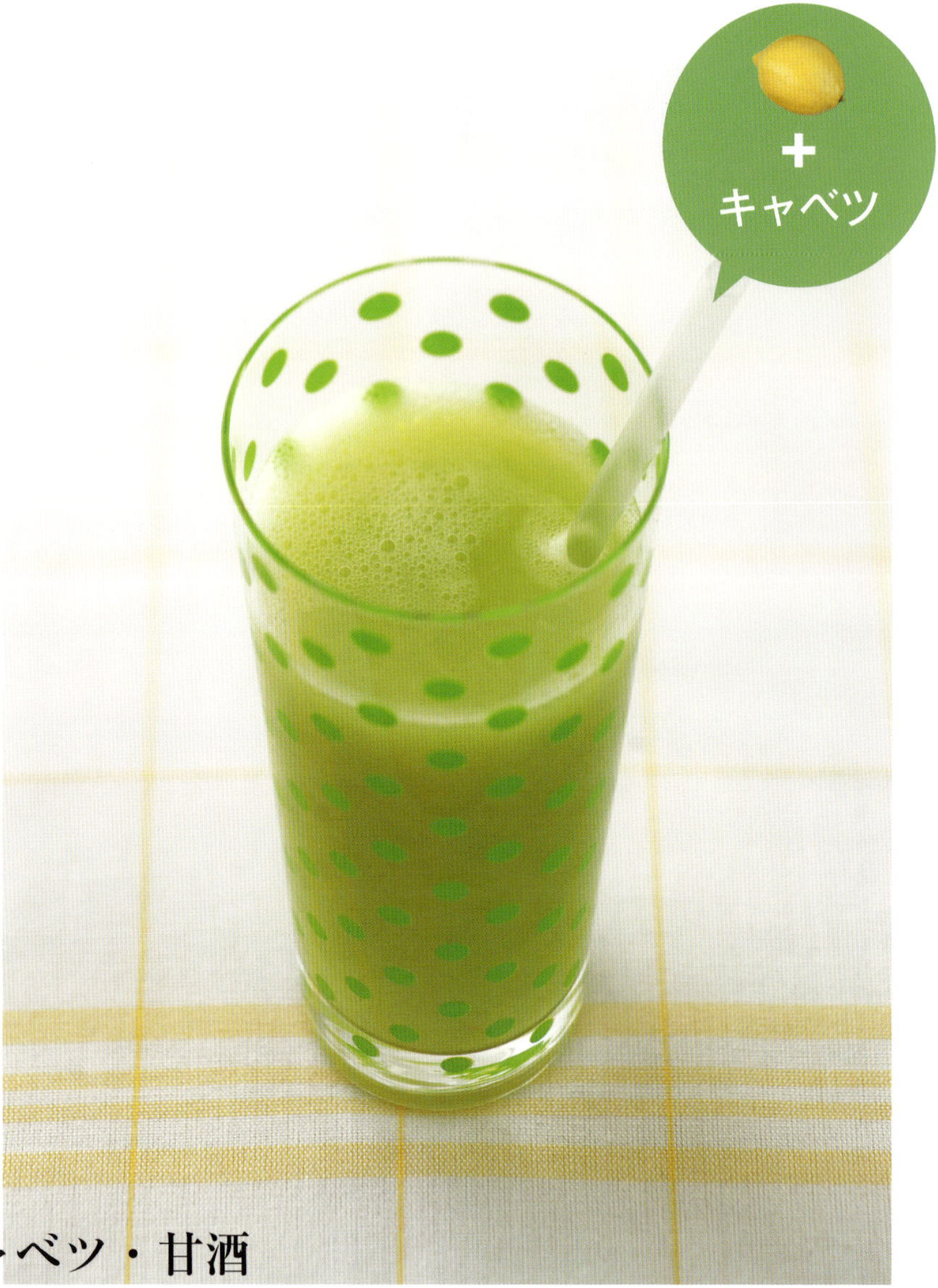

キャベツ・甘酒

**キャベツは発がん物質の
抑制に効果的**

材料（約500ml分）

レモン――２個（果汁大さじ４）
キャベツ―600g
甘酒―――200ml

作り方

①キャベツは適宜切る。
②❶をジューサーにかける。
③❷にレモン、甘酒を加えてよく混ぜる。

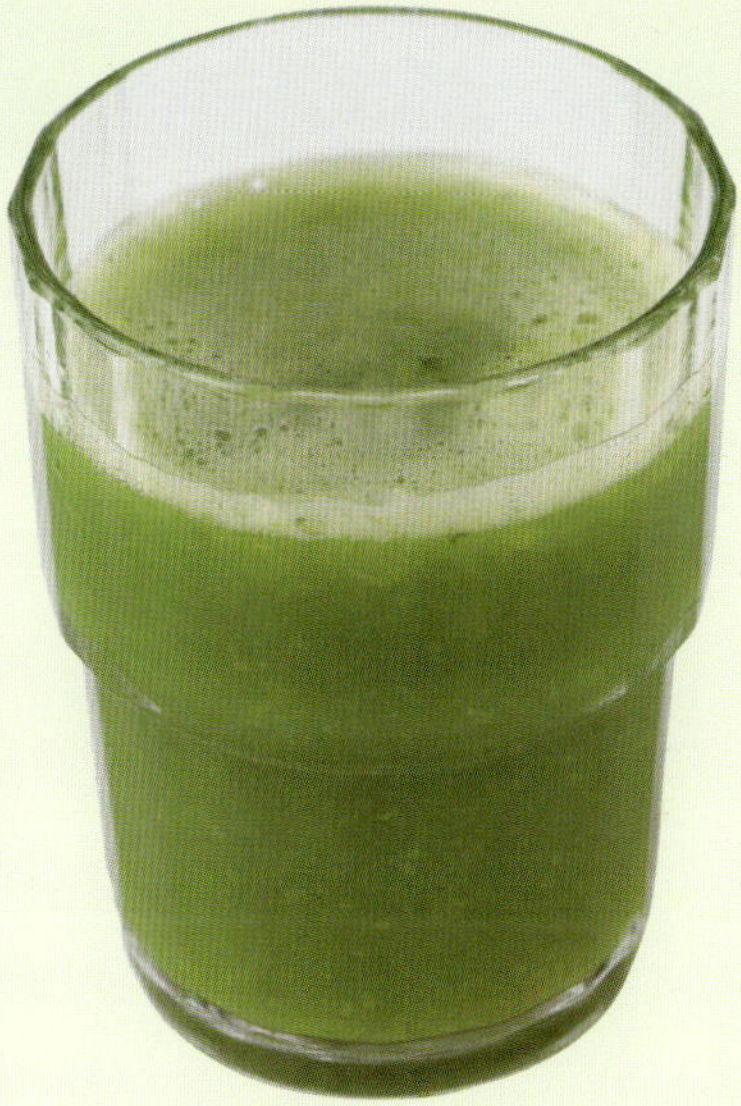

キャベツ・セロリ

セロリ独特の香りで
スキッとしたのどごしに

材料(約500ml分)
レモン——2個(果汁大さじ4)
キャベツ—300g
セロリ——葉も含めて200g
はちみつ—大さじ2

作り方
1 キャベツ、セロリは適宜切る。
2 1をジューサーにかける。
3 2にレモン、はちみつを加えてよく混ぜる。

キャベツ・りんご

お腹にやさしく
美肌効果も期待!

材料(約500ml分)
レモン——2個(果汁大さじ4)
キャベツ—300g
りんご——200g

作り方
1 キャベツ、りんごは適宜切る。
2 1をジューサーにかける。
3 2にレモンを加えてよく混ぜる。

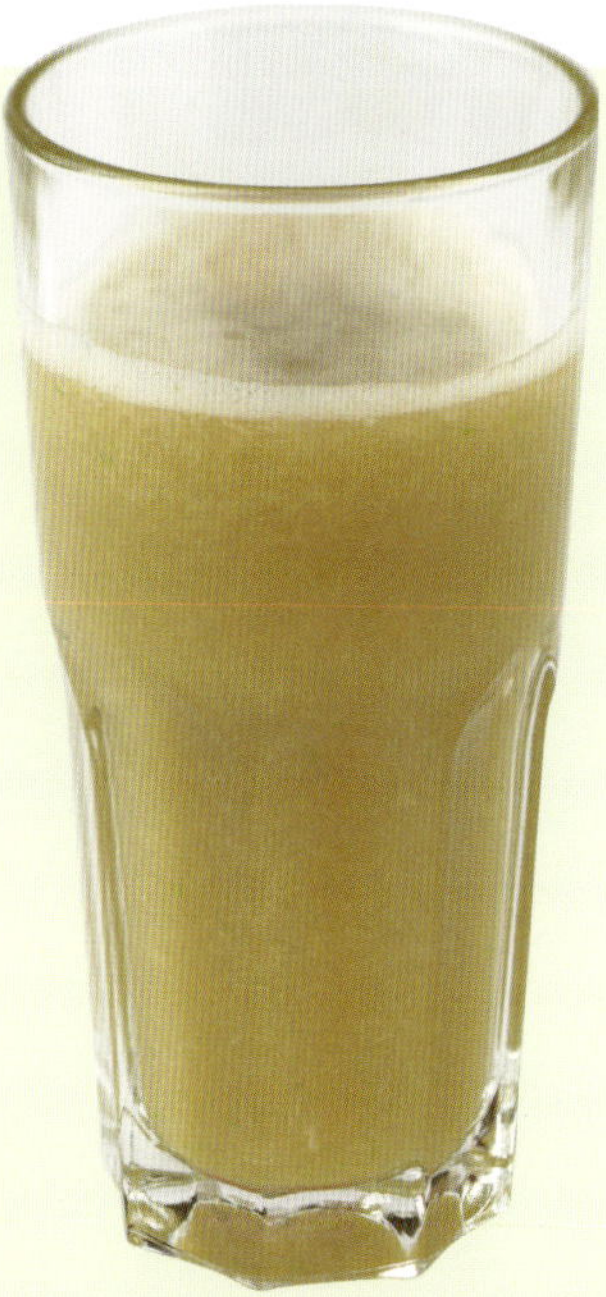

＋ブロッコリー

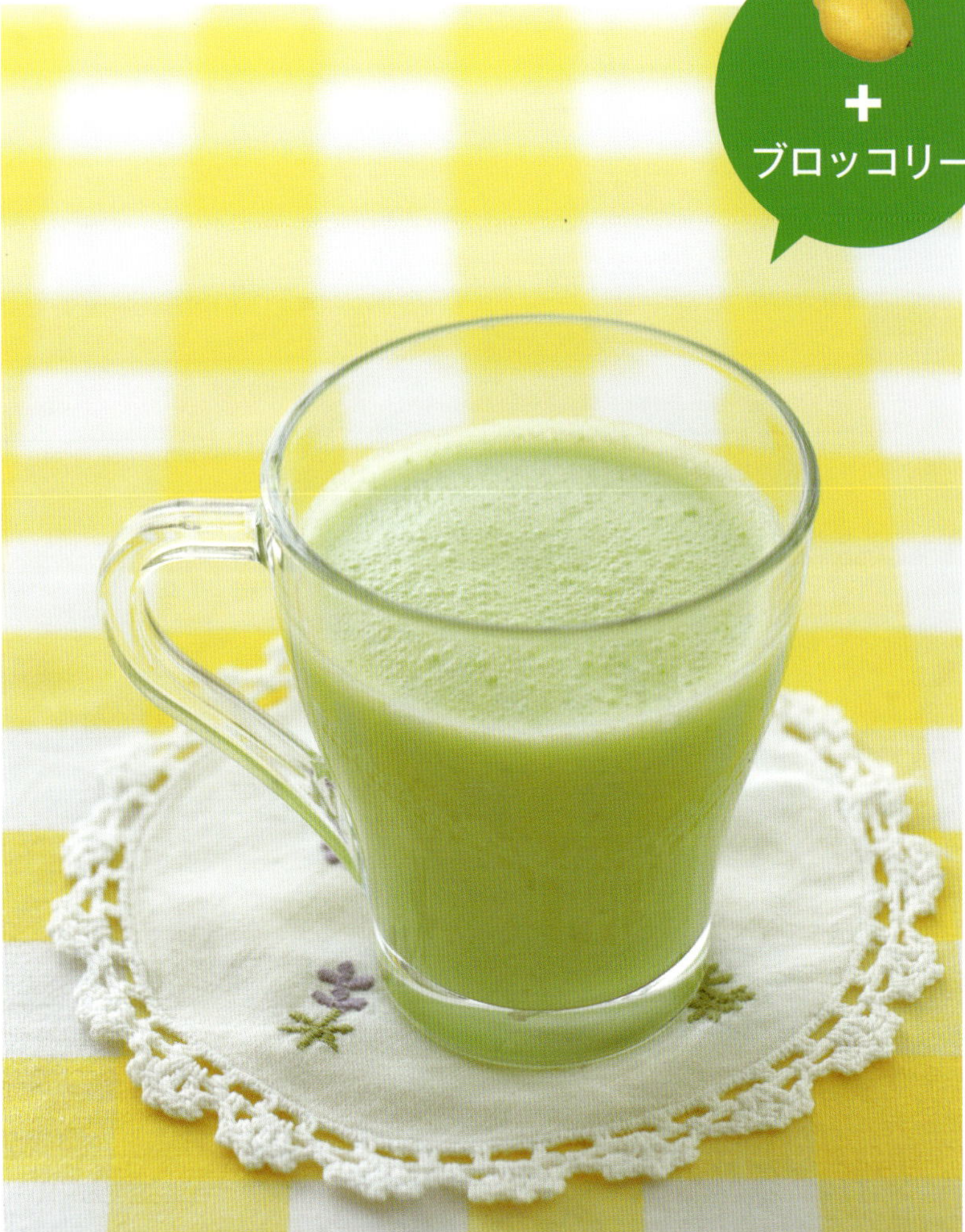

ブロッコリー・ヨーグルト

**ビタミンと乳酸菌で
正常な体内環境を保持**

材料（約500ml分）

レモン ――――2個（果汁大さじ4）
ブロッコリー ―茎も含めて400g
プレーンヨーグルト ――200g
はちみつ ―――大さじ2

作り方

❶ブロッコリーは適宜切る。
❷❶をジューサーにかける。
❸❷にレモン、ヨーグルト、はちみつを加えてよく混ぜる。

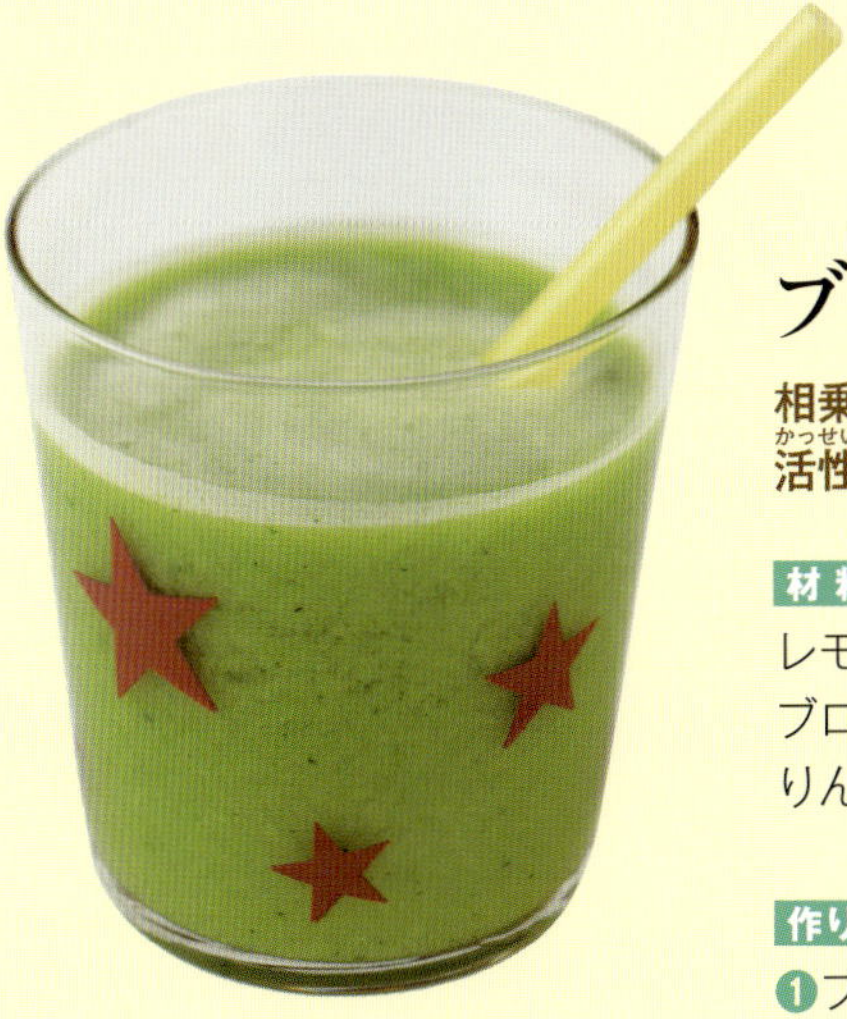

ブロッコリー・りんご

相乗効果で
活性酸素《かっせいさんそ》を消し去る！

材料（約500ml分）

レモン ――――２個（果汁大さじ４）
ブロッコリー ―茎も含めて400g
りんご ――――200g

作り方

①ブロッコリー、りんごは適宜切る。
②❶をジューサーにかける。
③❷にレモンを加えてよく混ぜる。

ブロッコリー・梨

食物繊維豊富な梨で
便通をスムーズに

材料（約500ml分）

レモン ――――２個（果汁大さじ４）
ブロッコリー ―茎も含めて400g
梨 ―――――300g
はちみつ ―――大さじ２

作り方

①ブロッコリー、梨は適宜切る。
②❶をジューサーにかける。
③❷にレモン、はちみつを加えてよく混ぜる。

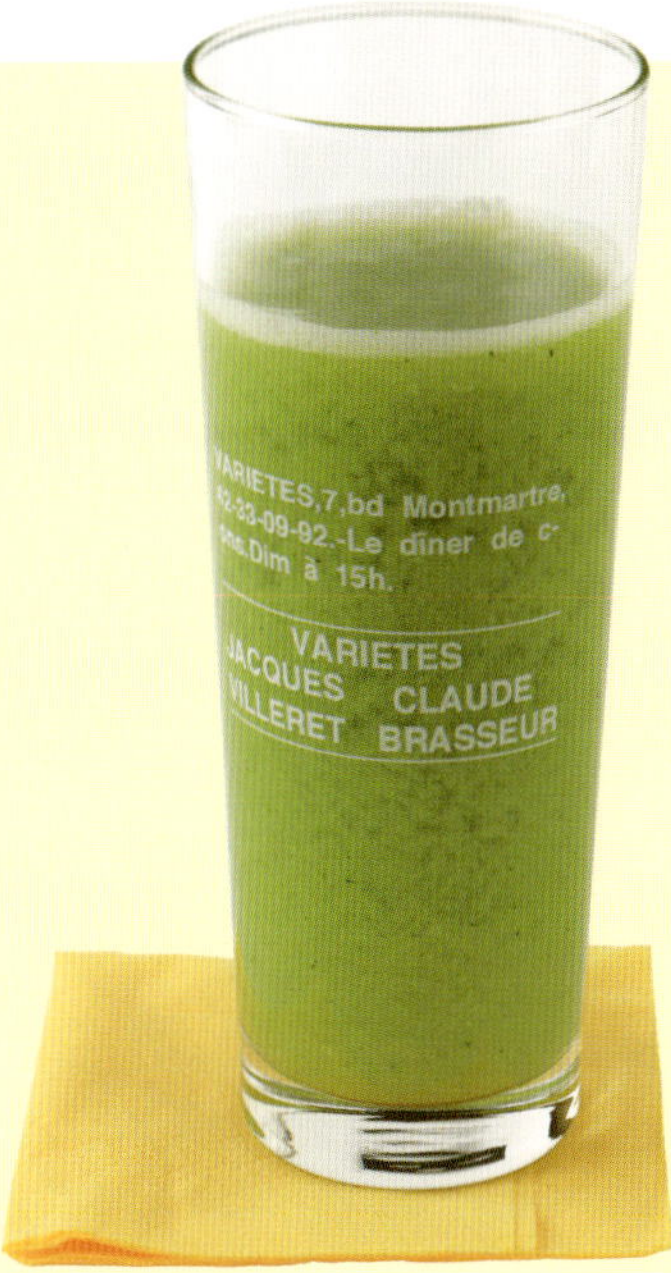

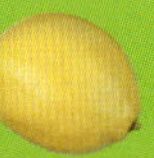

＋
セロリ

セロリ・ヨーグルト

セロリががんだけでなく動《どう》脈《みゃく》硬《こう》化《か》予防にも活躍！

材料（約500ml分）

レモン――――２個（果汁大さじ４）
セロリ――――葉も含めて240g
プレーンヨーグルト――200g
はちみつ―――大さじ2

作り方

①セロリは適宜切る。
②❶をジューサーにかける。
③❷にレモン、ヨーグルト、はちみつを加えてよく混ぜる。

セロリ・いちご

いちごの酸味とセロリの香りがさやわかな１杯

材料（約500ml分）

レモン―――２個（果汁大さじ４）
セロリ―――葉も含めて240g
いちご―――300g
はちみつ――大さじ2

作り方

①セロリ、いちごは適宜切る。
②❶をジューサーにかける。
③❷にレモン、はちみつを加えてよく混ぜる。

セロリ・りんご

サラダではとりにくいたくさんの食物繊維がジュースの中に凝縮

材料（約500ml分）

レモン―――２個（果汁大さじ４）
セロリ―――葉も含めて240g
りんご―――200g
はちみつ――大さじ2

作り方

①セロリ、りんごは適宜切る。
②❶をジューサーにかける。
③❷にレモン、はちみつを加えてよく混ぜる。

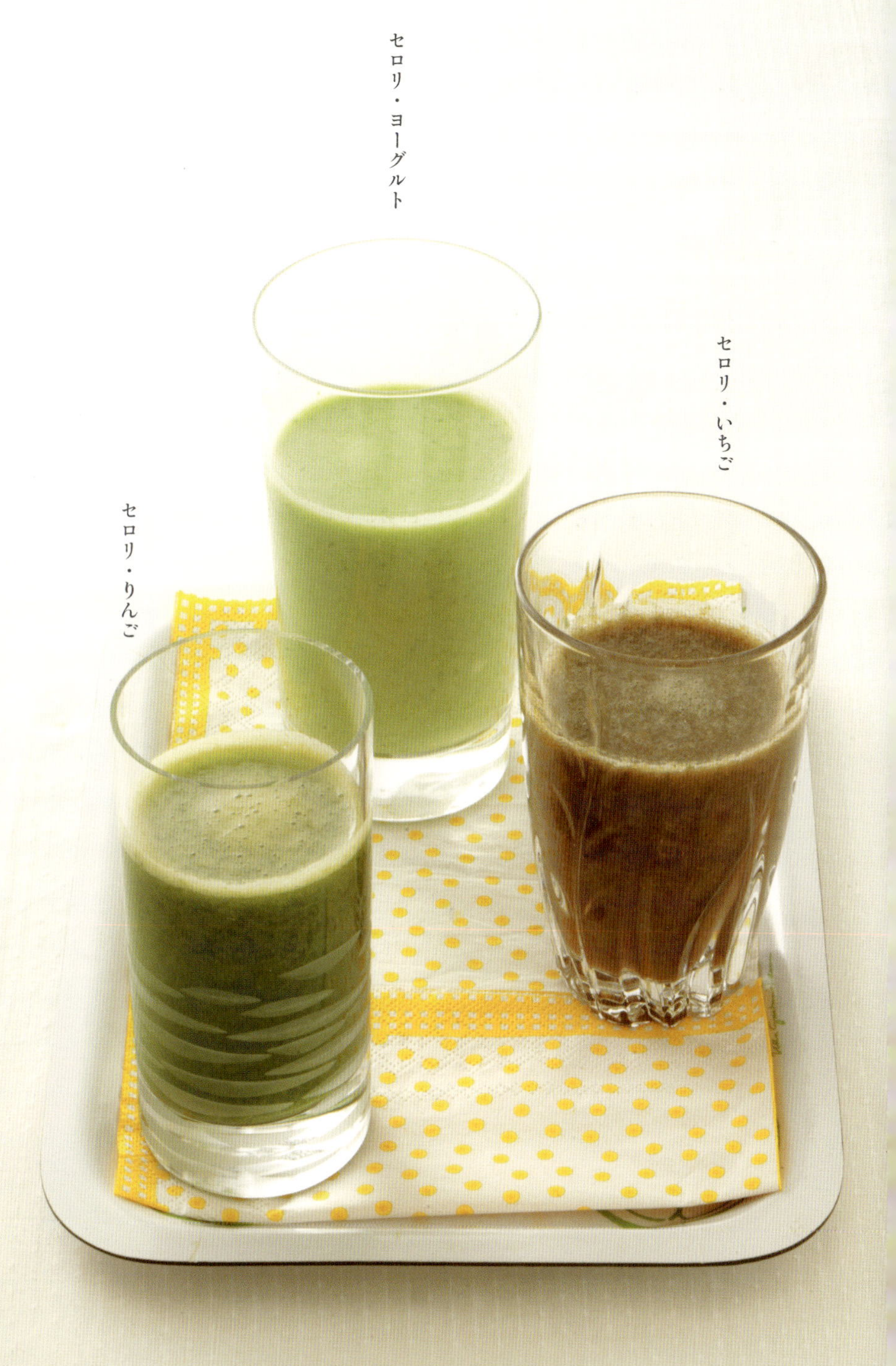
セロリ・いちご
セロリ・ヨーグルト
セロリ・りんご

にんじんベースのジュース

済陽式食事療法で推奨《すいしょう》するにんじんの摂取《せっしゅ》量は、１日２本。ここでは、にんじんを２本以上使ったレシピを紹介します。
※にんじん大１本を約２００gと計算しています。

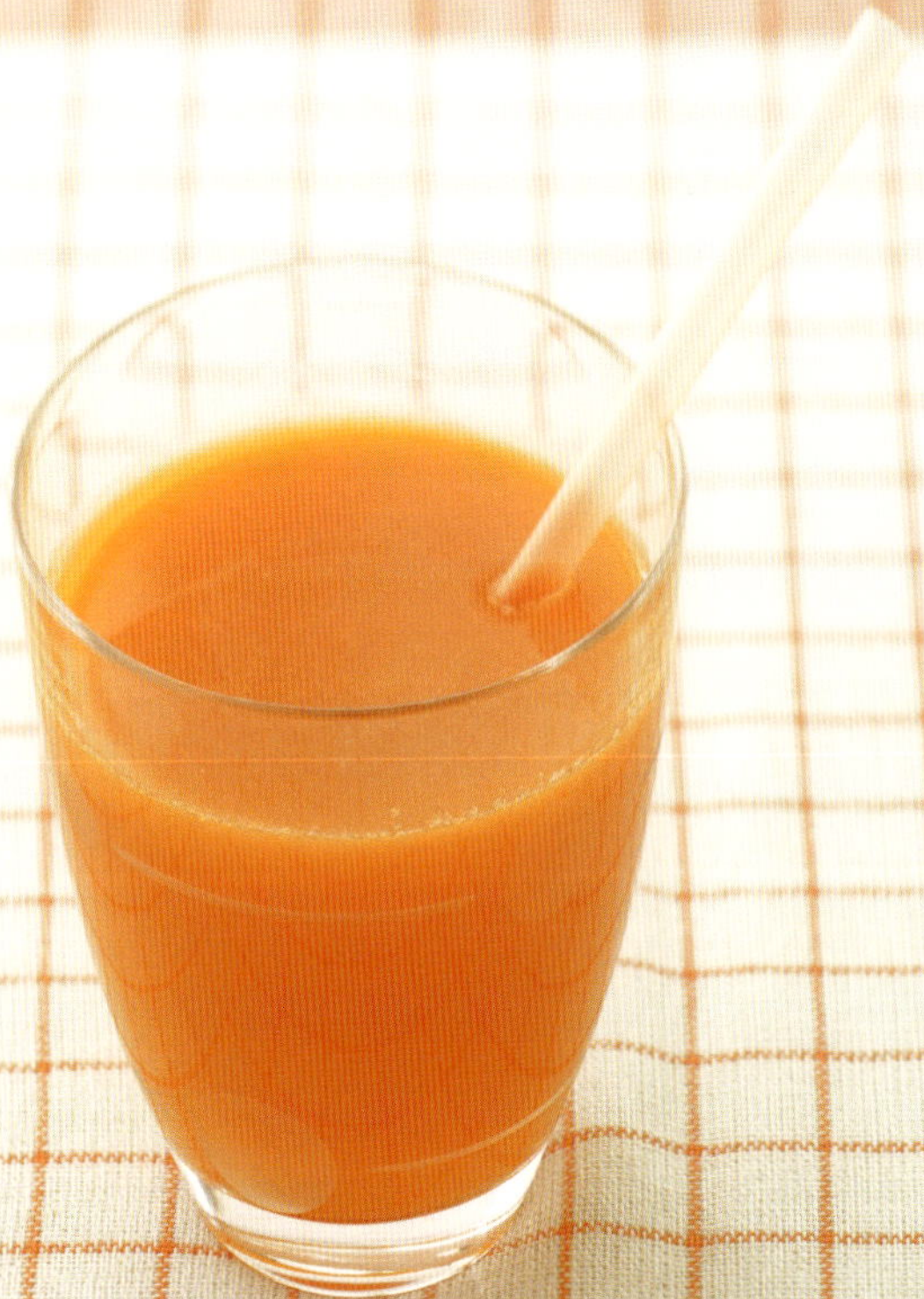

びわ・レモン

にんじんの抗がん作用を
びわのクエン酸が後押し！

材料（約500ml分）
にんじん――400g
びわ（正味）―300g
レモン―――1個（果汁大さじ2）

作り方
① にんじんは適宜切る。
② びわは皮をむいて種を除き、レモンをかける。
③ ❶、❷をジューサーにかける。

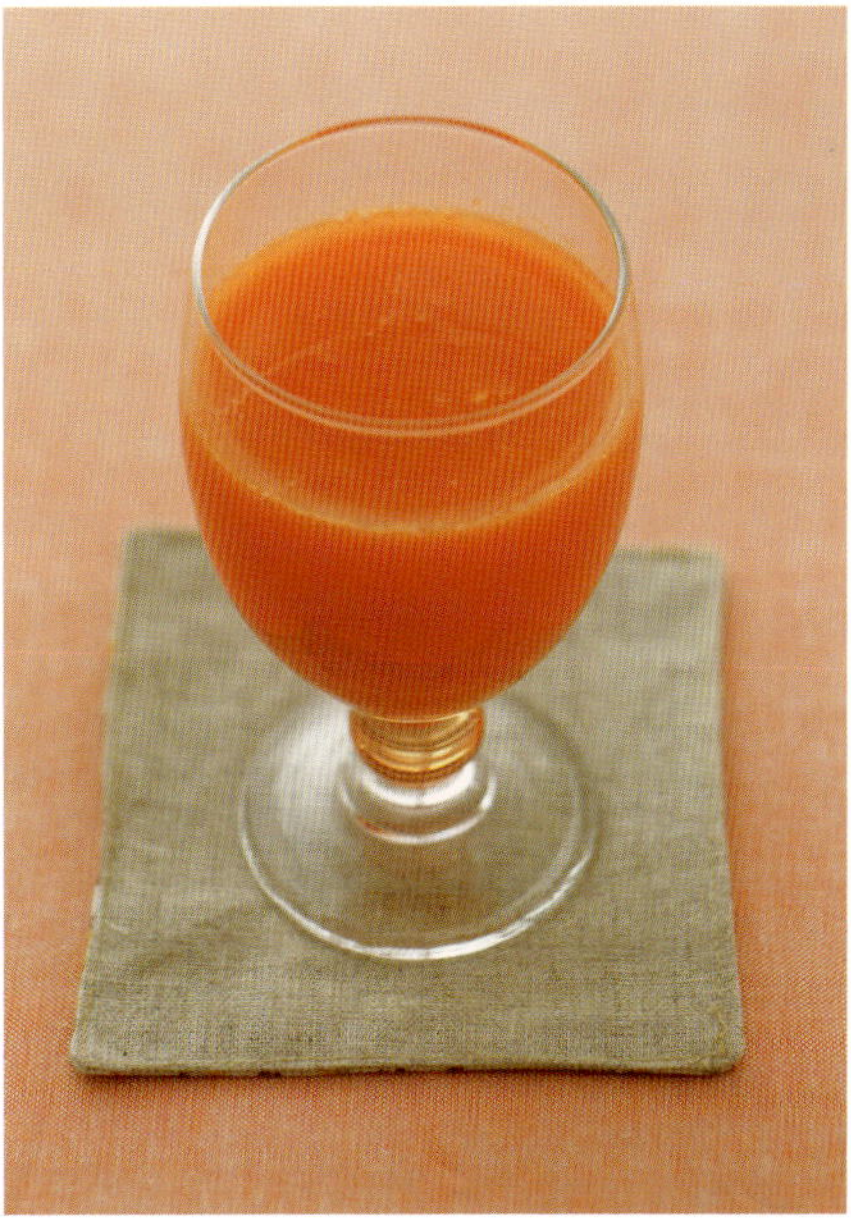

オレンジ

カロテンとビタミンCが免疫力を強化し疲れにくいからだをつくる

材料（約500ml分）

にんじん――――600g
オレンジ（皮つき）―320g
レモン――――――１個（果汁大さじ２）

作り方

❶にんじんは適宜切る。
❷❶をジューサーにかける。オレンジは半分に切ってスクイーザーで搾《しぼ》る。
❸❷にレモンを加えてよく混ぜる。

キャベツ・グレープフルーツ

ビタミンCの抗酸《こうさん》化《か》作用ががんの増殖をおさえる！

材料（約500ml分）

にんじん――――――――400g
キャベツ――――――――200g
グレープフルーツ（皮つき）―400g

作り方

❶にんじん、キャベツはそれぞれ適宜切る。
❷❶をジューサーにかける。
❸グレープフルーツは半分に切ってスクイーザーで搾り、❷に加えてよく混ぜる。

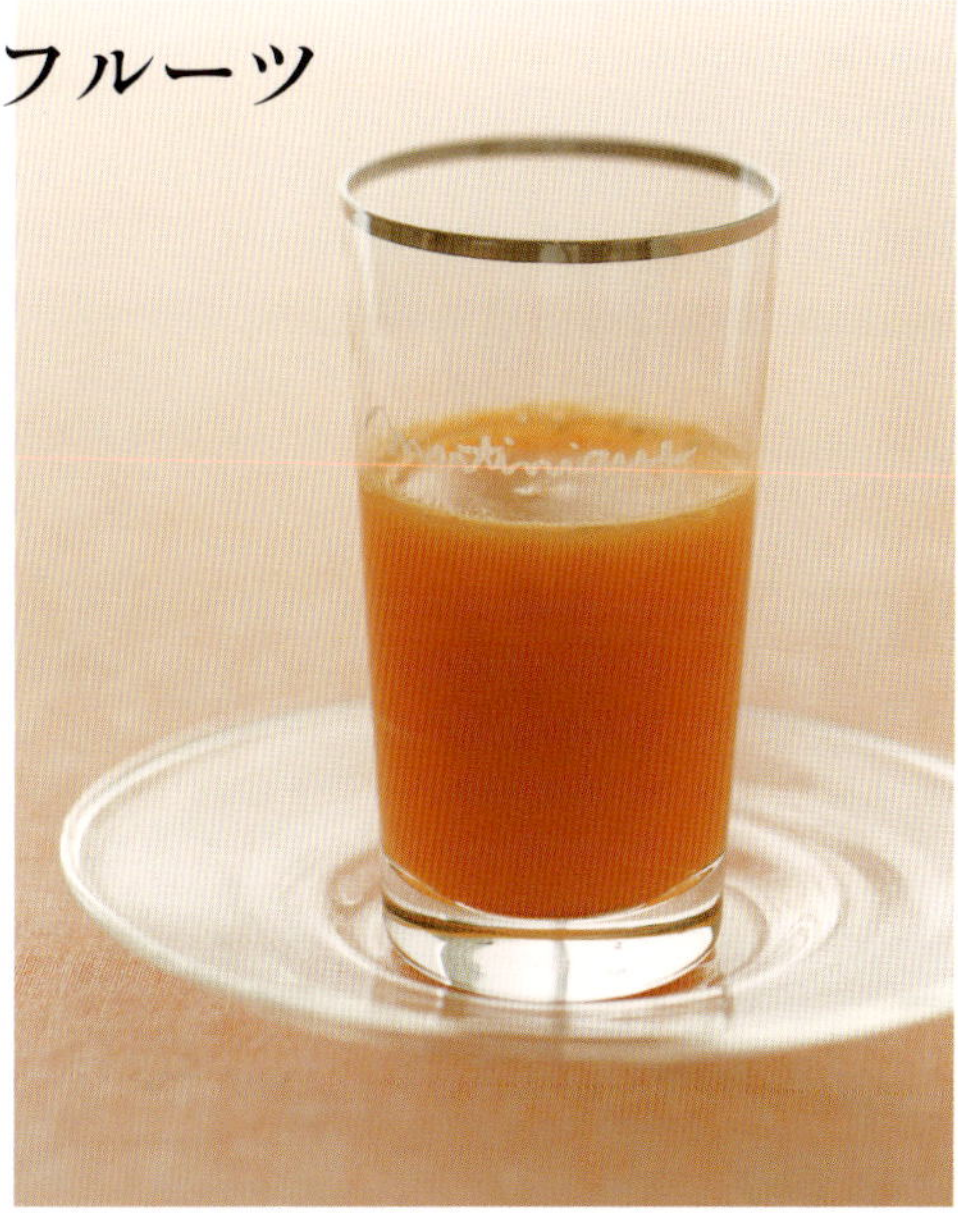

マンゴー・ヨーグルト

濃厚なマンゴー&ヨーグルト味
にんじんが苦手な人におすすめ

材料（約500ml分）
にんじん――――400g
マンゴー（正味）―160g
プレーンヨーグルト―――200g

作り方
①にんじんは適宜切る。マンゴーは皮をむいて種を除き、適宜切る。
②❶をジューサーにかける。
③❷にヨーグルトを加えてよく混ぜる。

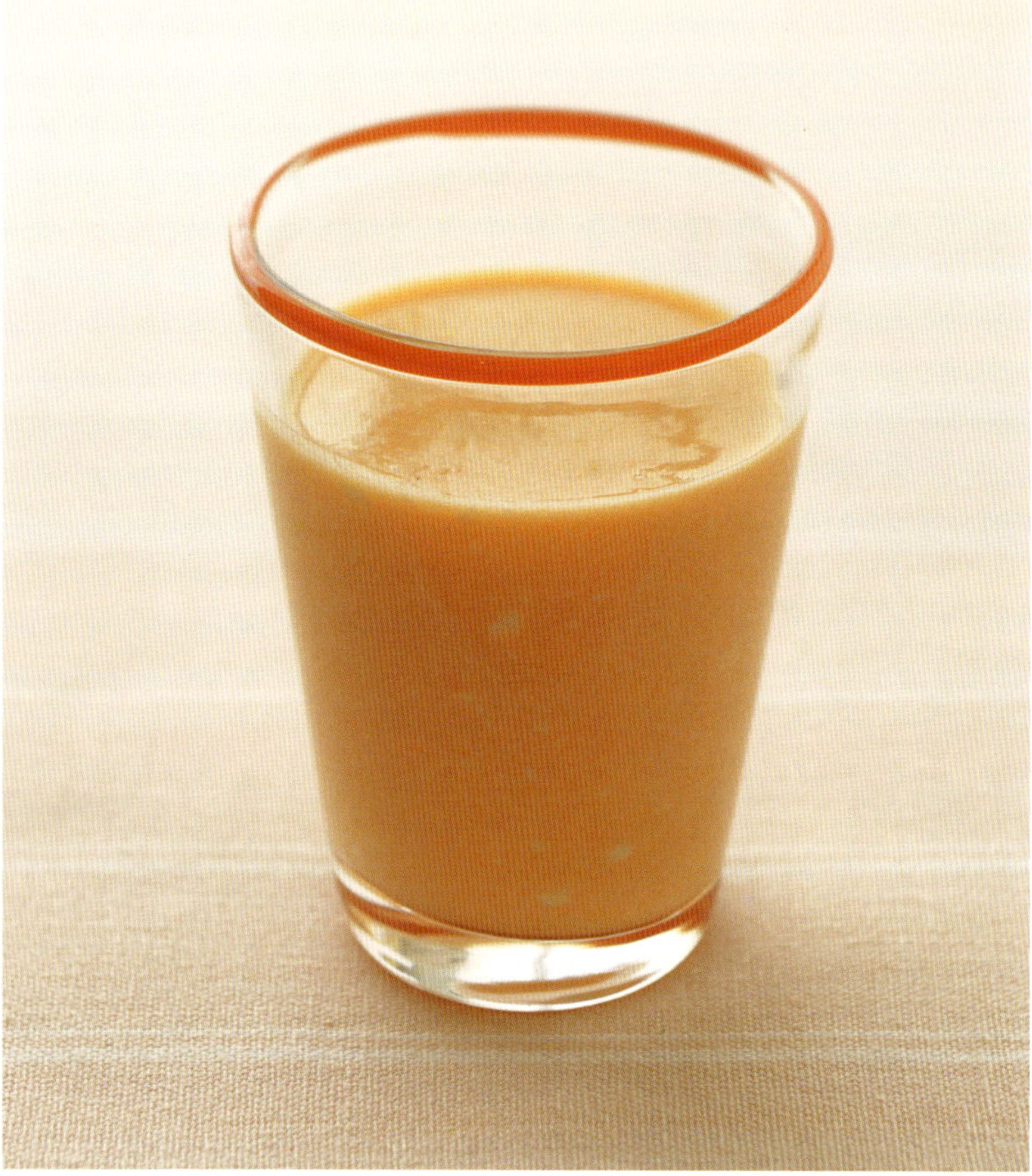

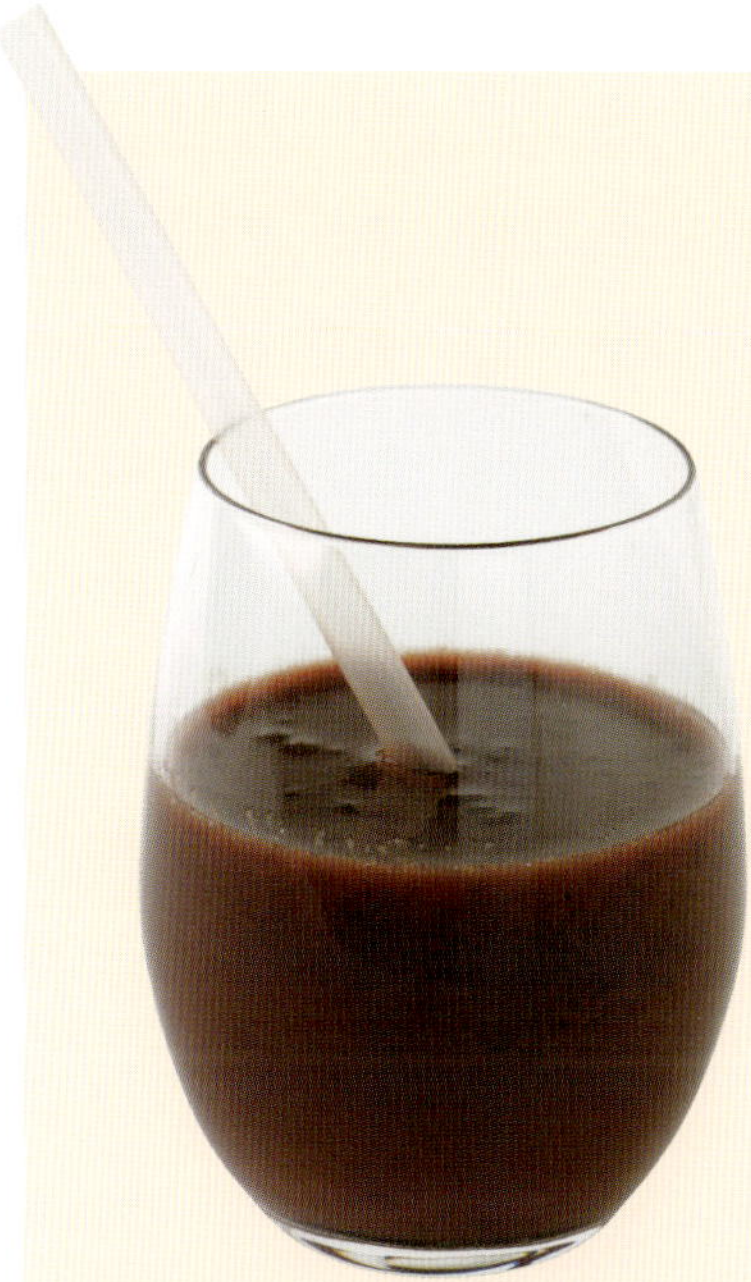

ブルーベリー・レモン

ブルーベリーとレモンの相乗効果で
血液循環をスムーズに！

材料（約500ml分）
にんじん ―――400g
ブルーベリー ―260g
レモン ――――１個（果汁大さじ２）

作り方
①にんじんは適宜切る。
②❶、ブルーベリーをジューサーにかける。
③❷にレモンを加えてよく混ぜる。

りんご・セロリ

にんじんとセロリからカロテン補給！
りんごの甘みで飲みやすい

材料（約500ml分）
にんじん―400g
りんご――100g
セロリ――葉も含めて200g
レモン――１個（果汁大さじ２）

作り方
①にんじん、りんご、セロリはそれぞれ適宜切る。
②❶をジューサーにかける。
③❷にレモンを加えてよく混ぜる。

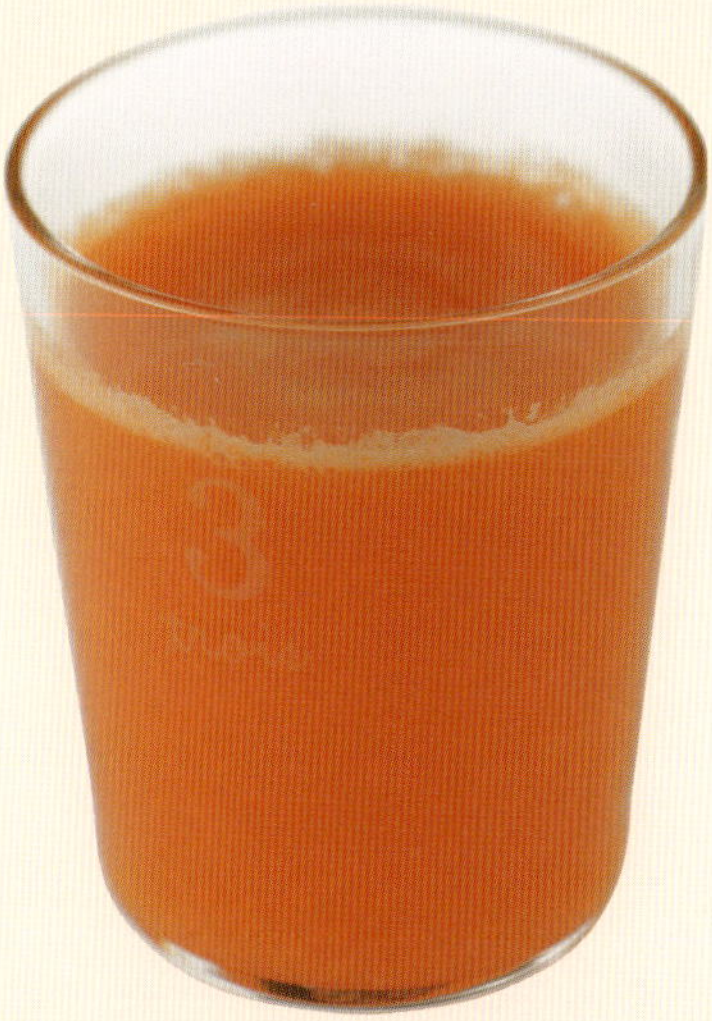

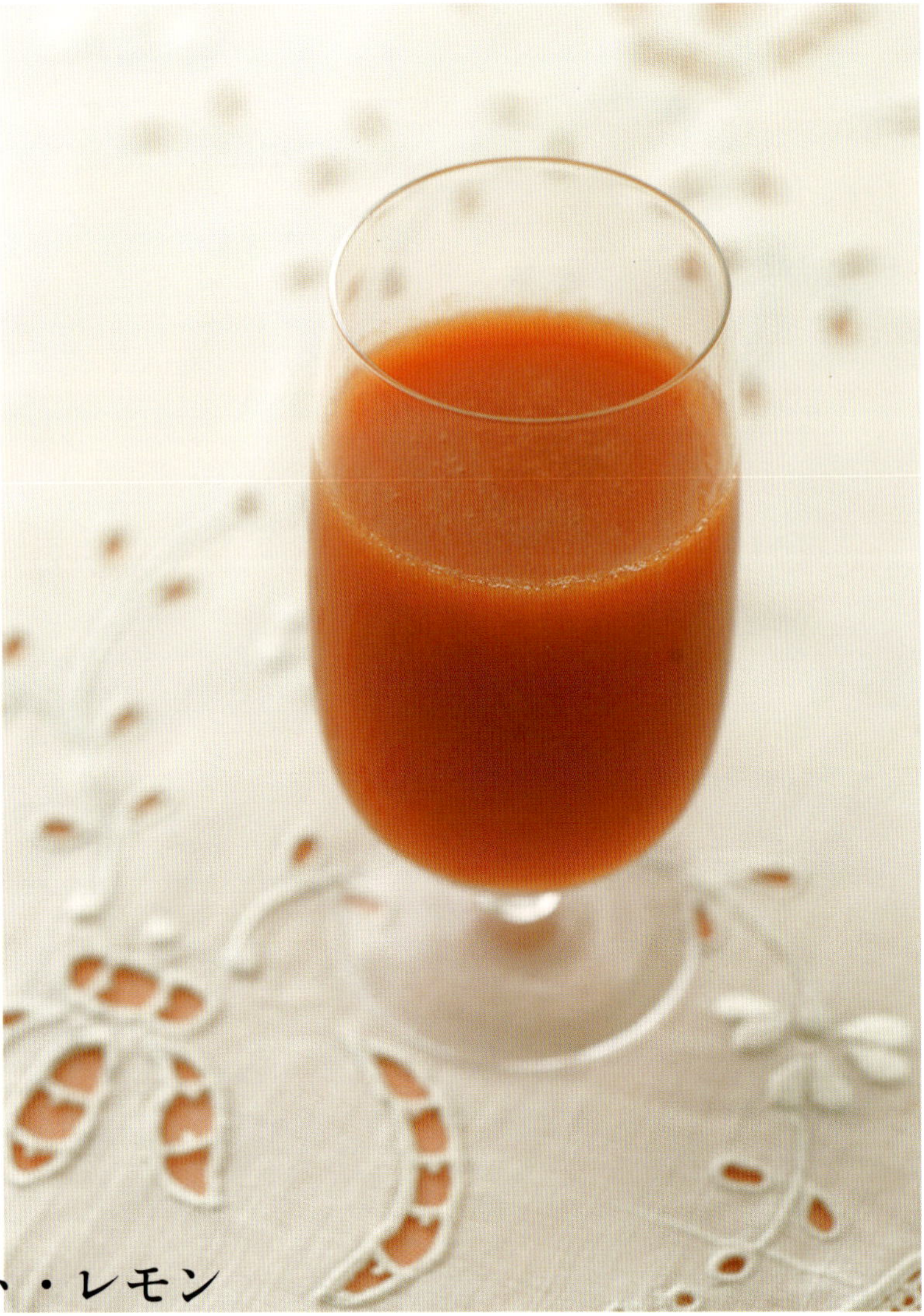

トマト・レモン

にんじんのほのかな甘みと
トマトの酸味がベストマッチ！

材料（約500ml分）

にんじん—500g
トマト——300g
レモン——１個（果汁大さじ２）
はちみつ—大さじ２

作り方

❶にんじん、トマトはそれぞれ適宜切る。
❷❶をジューサーにかける。
❸❷にレモン、はちみつを加えてよく混ぜる。

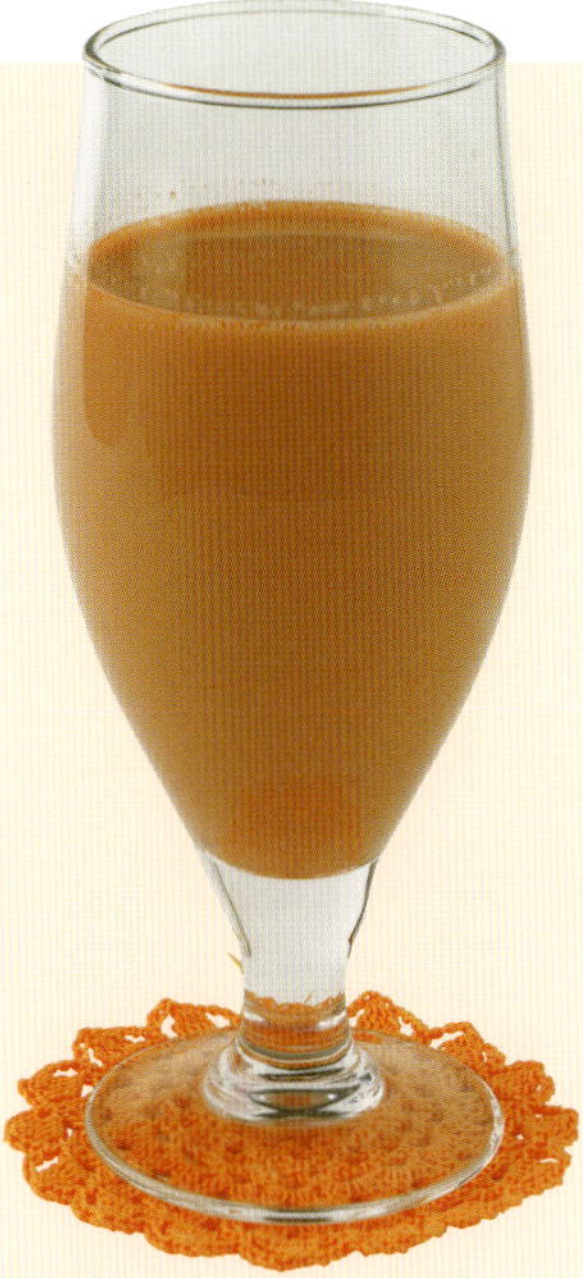

豆乳

豆乳のイソフラボンが
乳がんや前立腺《ぜんりつせん》がんを抑制

材料（約500ml分）

にんじん ———400g
豆乳————— 1カップ
はちみつ———大さじ2

作り方

❶にんじんは適宜切る。
❷❶をジューサーにかける。
❸❷に豆乳、はちみつを加えてよく混ぜる。

カリフラワー・りんご

ビタミンCの宝庫カリフラワーで
老化、生活習慣病も予防！

材料（約500ml分）

にんじん ———400g
カリフラワー —茎も含めて300g
りんご ————100g
レモン ———— 1個（果汁大さじ2）

作り方

❶にんじん、カリフラワー、りんごは
それぞれ適宜切る。
❷❶をジューサーにかける。
❸❷にレモンを加えてよく混ぜる。

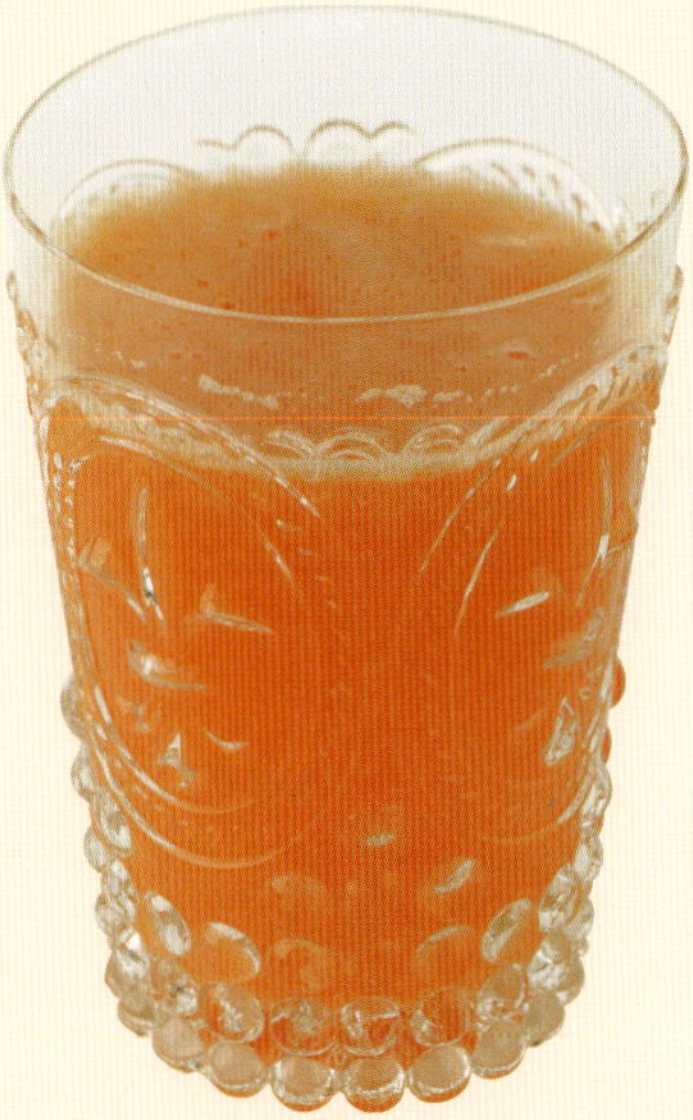

豆乳・すりごま

ごまのセサミノールが
がん抑制効果をさらに強化！

材料（約500ml分）
にんじん—500g
豆乳———１カップ
すりごま—大さじ１
はちみつ—大さじ２

作り方
①にんじんは適宜切る。
②❶をジューサーにかける。
③❷に豆乳、すりごま、はちみつを加えてよく混ぜる。

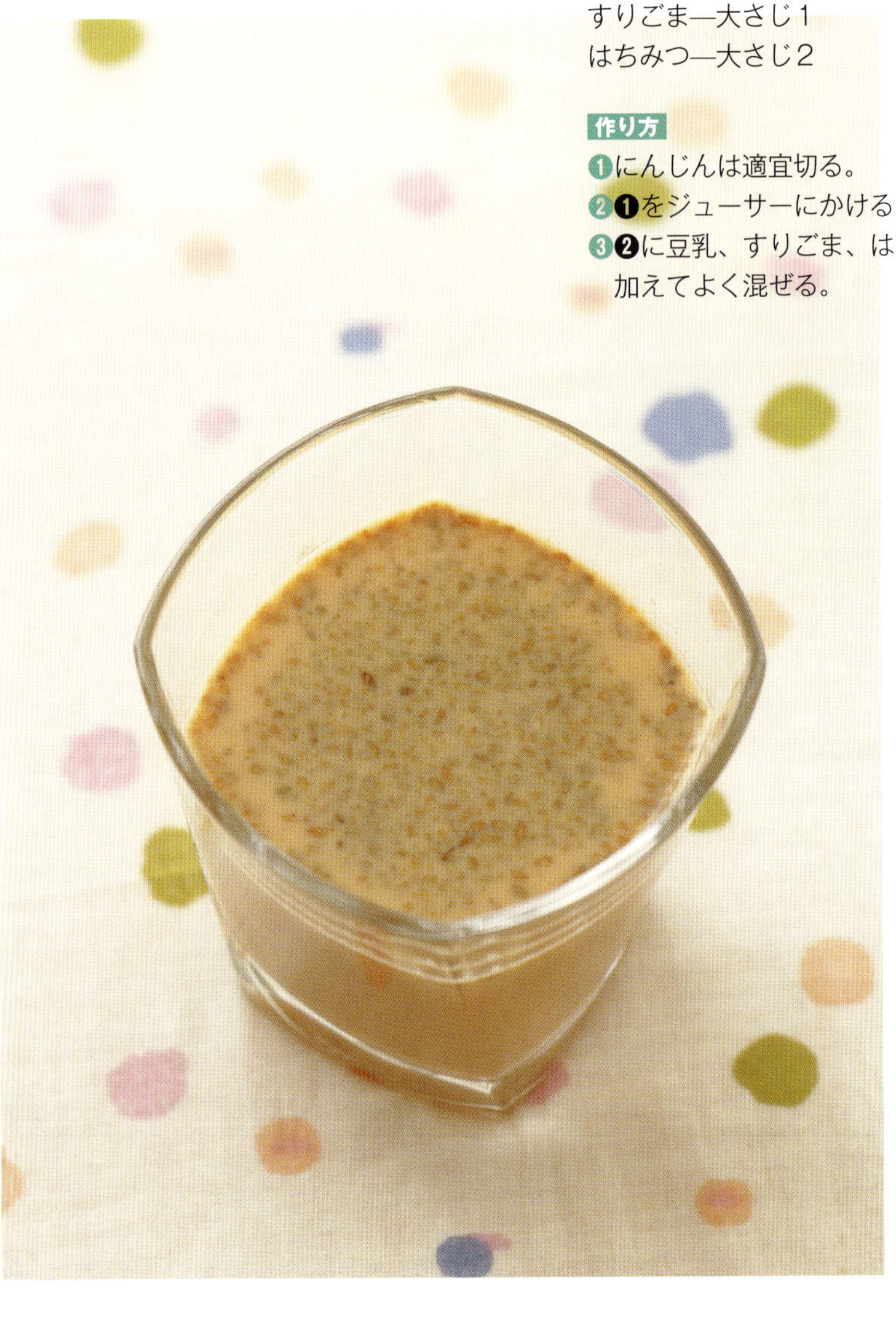

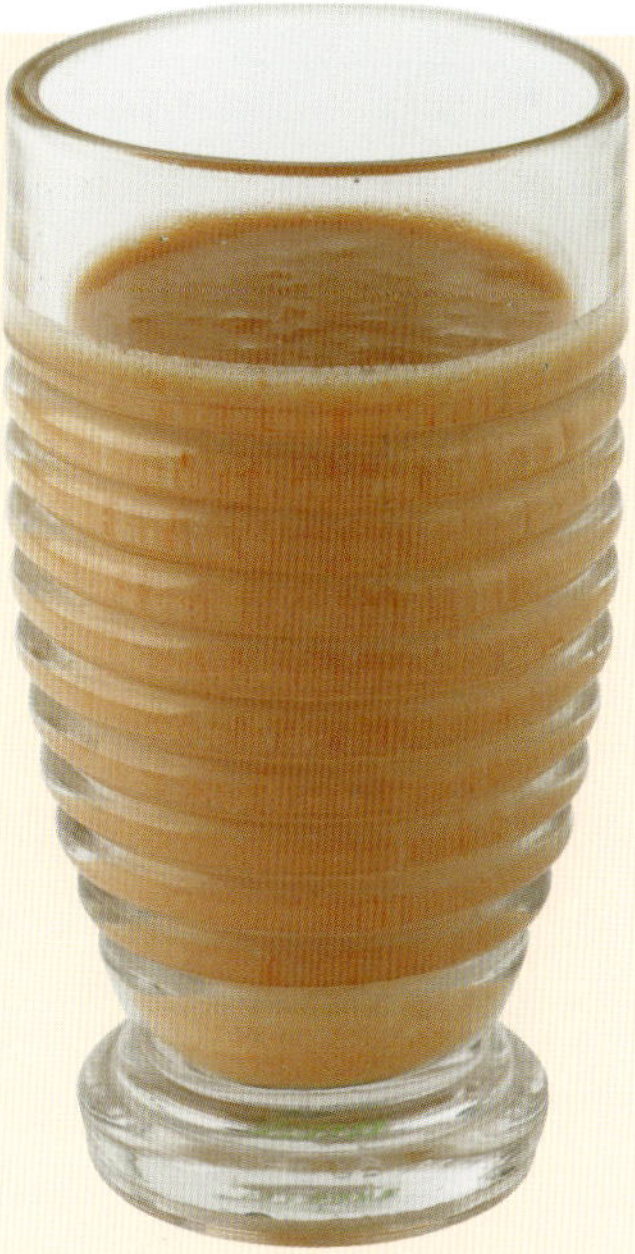

りんご・ヨーグルト

**おなじみの組み合わせに
にんじんを加えて栄養価アップ**

材料（約500ml分）
にんじん――400g
りんご――200g
プレーンヨーグルト―200g

作り方
①にんじん、りんごはそれぞれ適宜切る。
②❶をジューサーにかける。
③❷にヨーグルトを加えてよく混ぜる。

梨・レモン

**カリウム豊富でがんと高血圧に◎
梨には便通をよくする力も**

材料（約500ml分）
にんじん―400g
梨――240g
レモン――1個（果汁大さじ2）

作り方
①にんじん、梨はそれぞれ適宜切る。
②❶をジューサーにかける。
③❷にレモンを加えてよく混ぜる。

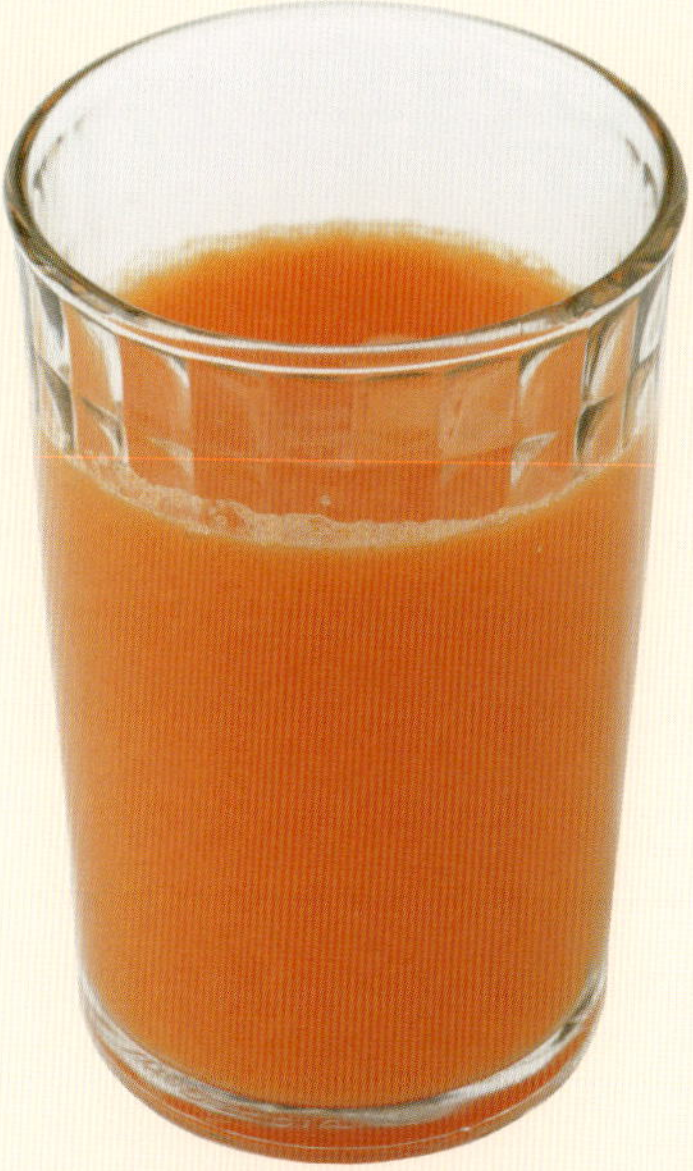

すいか・レモン

すいかのもつ利尿成分が代謝《たいしゃ》アップに貢献！

材料（約500ml分）

にんじん———400g
すいか（正味）—300g
レモン————1個（果汁大さじ2）

作り方

❶にんじん、すいかはそれぞれ適宜切る。
すいかは皮を除く。
❷❶をジューサーにかける。
❸❷にレモンを加えてよく混ぜる。

もも

ももの甘みを楽しむ濃厚ジュース

材料（約500ml分）

にんじん—400g
もも———300g

作り方

❶にんじん、ももはそれぞれ適宜切る。
ももは種を除く。
❷❶をジューサーにかける。

柿・レモン

オレンジ色はカロテン豊富な証拠。ビタミンCもたっぷり補給！

材料（約500ml分）

にんじん—400g
柿————360g
レモン——1個（果汁大さじ2）

作り方

❶にんじん、柿はそれぞれ適宜切る。
柿は種を除く。
❷❶をジューサーにかける。
❸❷にレモンを加えてよく混ぜる。

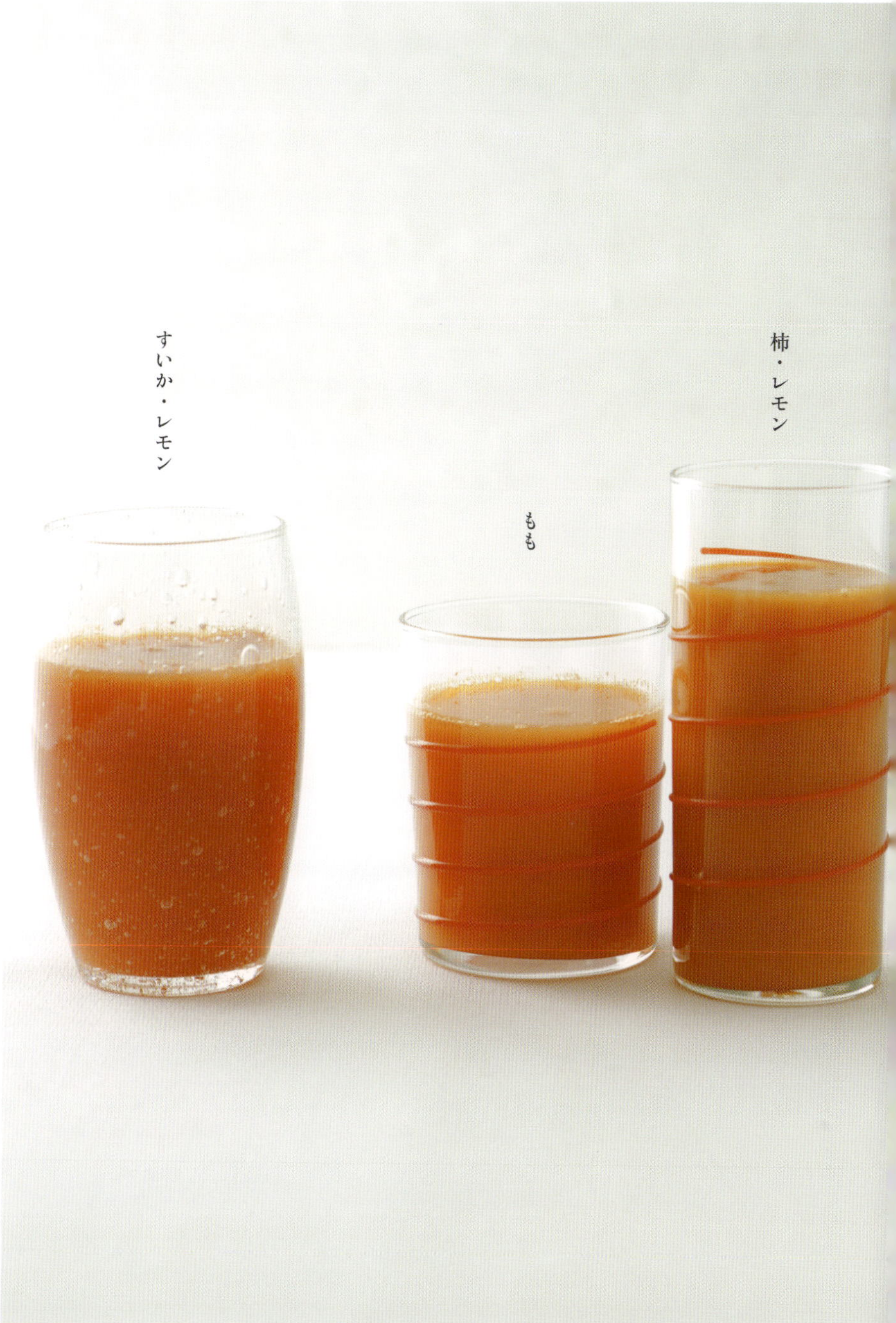
柿・レモン
もも
すいか・レモン

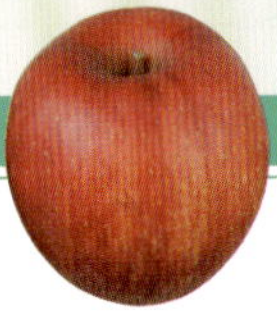

りんごベースのジュース

りんごは甘みが強いため、あらゆる野菜と組み合わせて、飲みやすいジュースに仕上げることができます。がん治療には1日½個を目安にとるとよいでしょう。

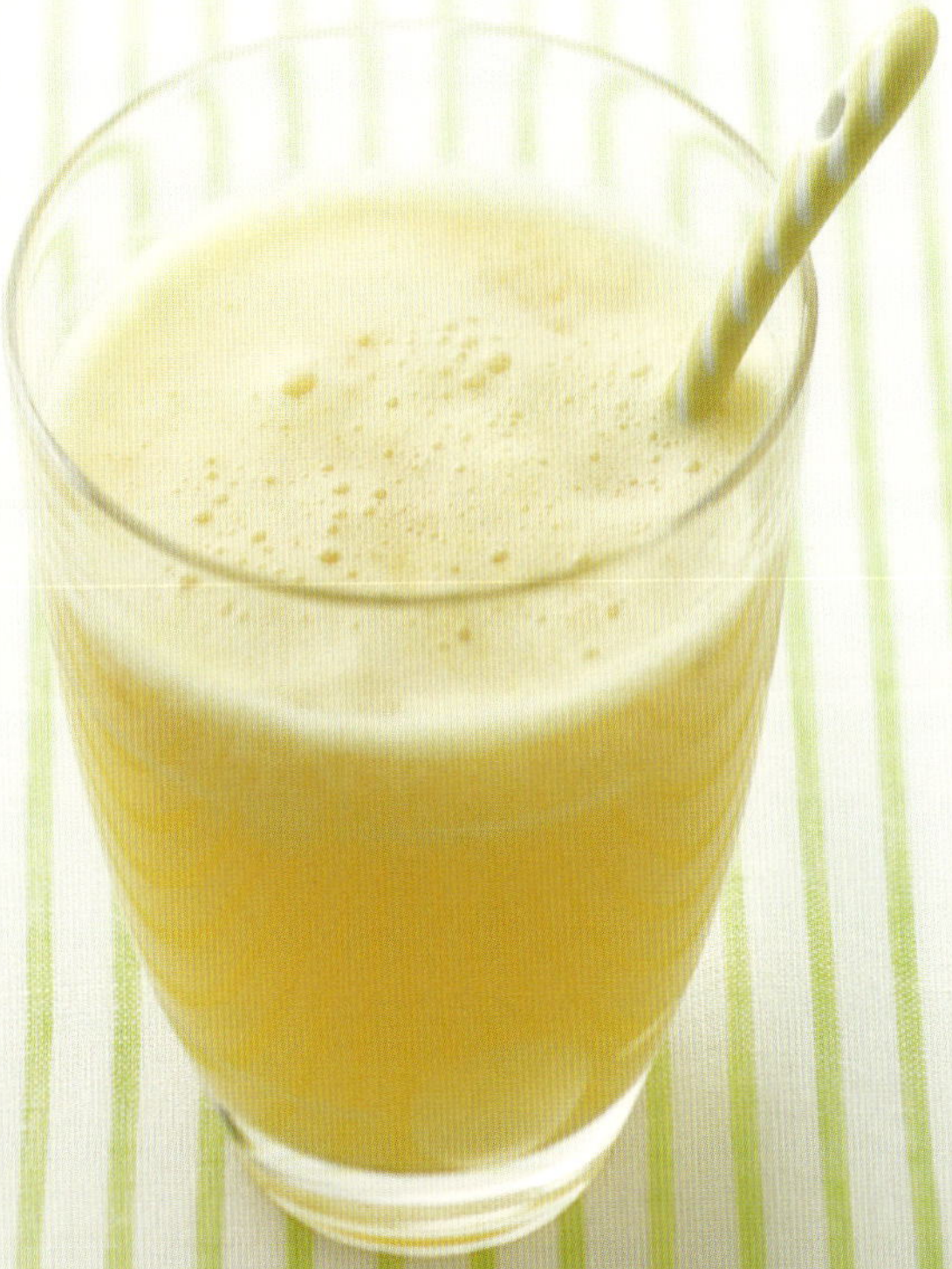

グレープフルーツ

ビタミンCとクエン酸が加わり
りんご単体よりがんに効果的！

材料（約500ml分）

りんご――――――400g
グレープフルーツ―400g

作り方

❶りんごは適宜切る。
❷❶をジューサーにかける。
❸グレープフルーツは半分に切ってスクイーザーで搾《しぼ》り、❷に加えてよく混ぜる。

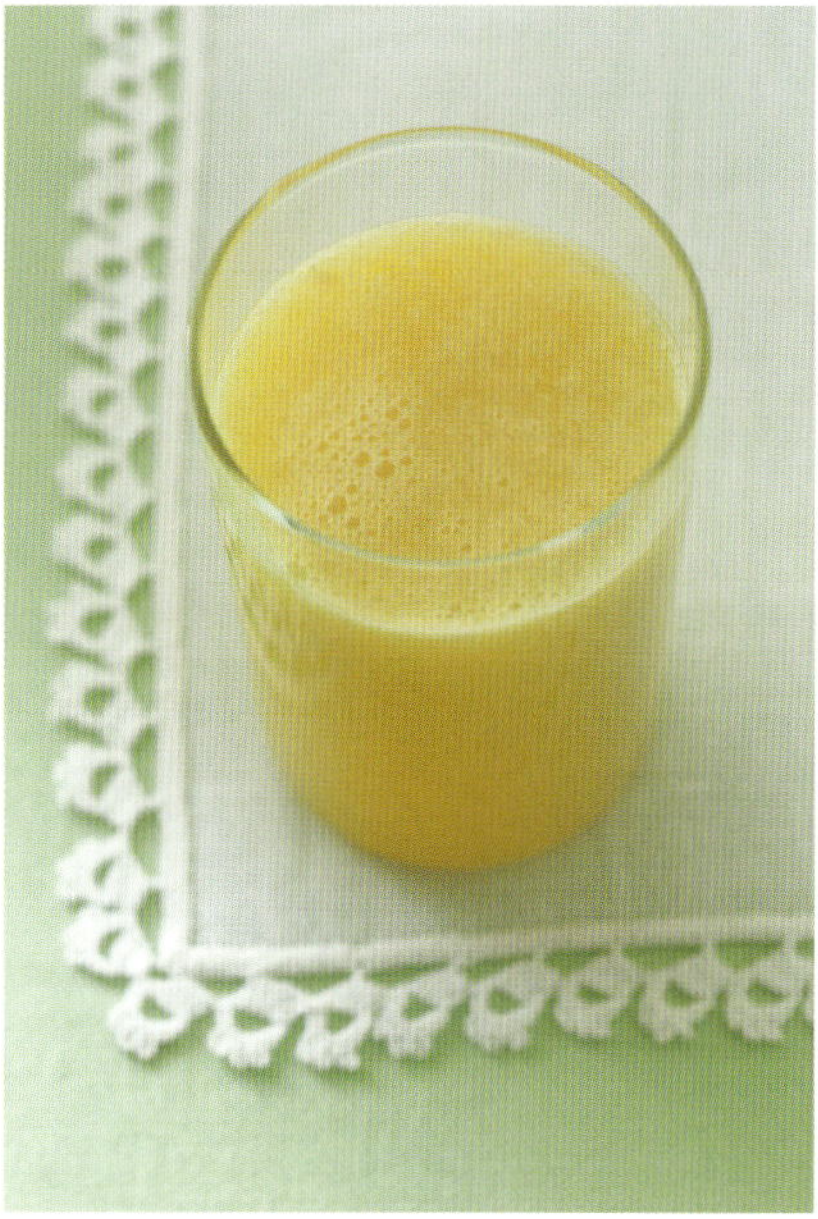

甘夏みかん・キャベツ

**甘酸っぱいおいしさで
ビタミンと食物繊維が大量にとれる**

材料（約500ml分）
りんご———200g
甘夏みかん—1/2個
キャベツ——200g

作り方
①りんご、キャベツはそれぞれ適宜切る。甘夏みかんは厚皮をむき、小房に分ける。
②❶をジューサーにかける。

春菊・レモン

**春菊のβ《ベータ》カロテンは、ほうれん草以上！
ビタミンB・Cも同時にとれる**

材料（約500ml分）
りんご—400g
春菊——150g
レモン—1/2個（果汁大さじ1）

作り方
①りんごは適宜切る。春菊は根元を切り落とし、あれば花を除く。
②❶をジューサーにかける。
③❷にレモンを加えてよく混ぜる。

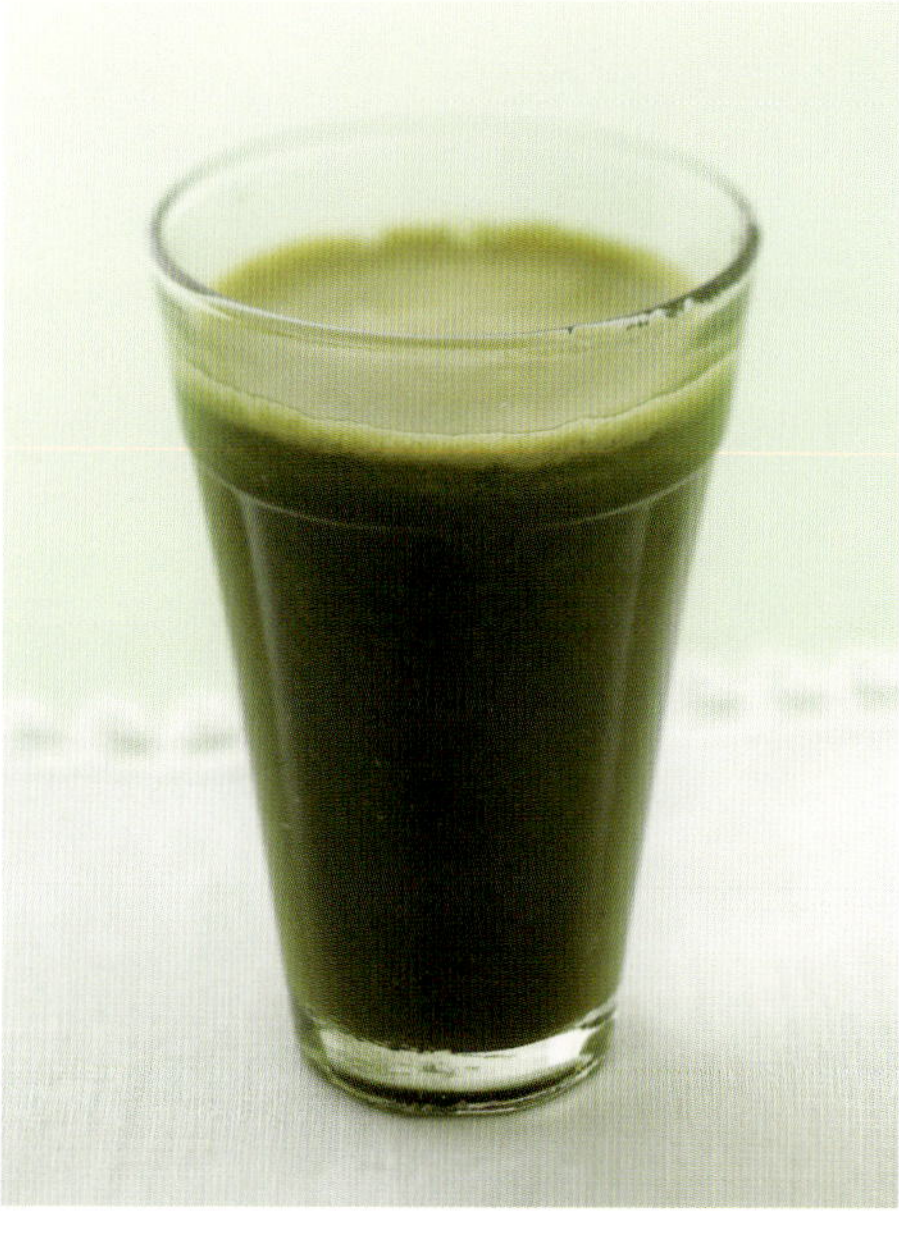

チンゲン菜・レモン

クセのないチンゲン菜は
果物との相性抜群！

材料（約500ml分）

りんご――――300g
チンゲン菜―250g
レモン―――1/2個（果汁大さじ1）

作り方

❶りんごは適宜切る。チンゲン菜は根元を切り落とす。
❷❶をジューサーにかける。
❸❷にレモンを加えてよく混ぜる。

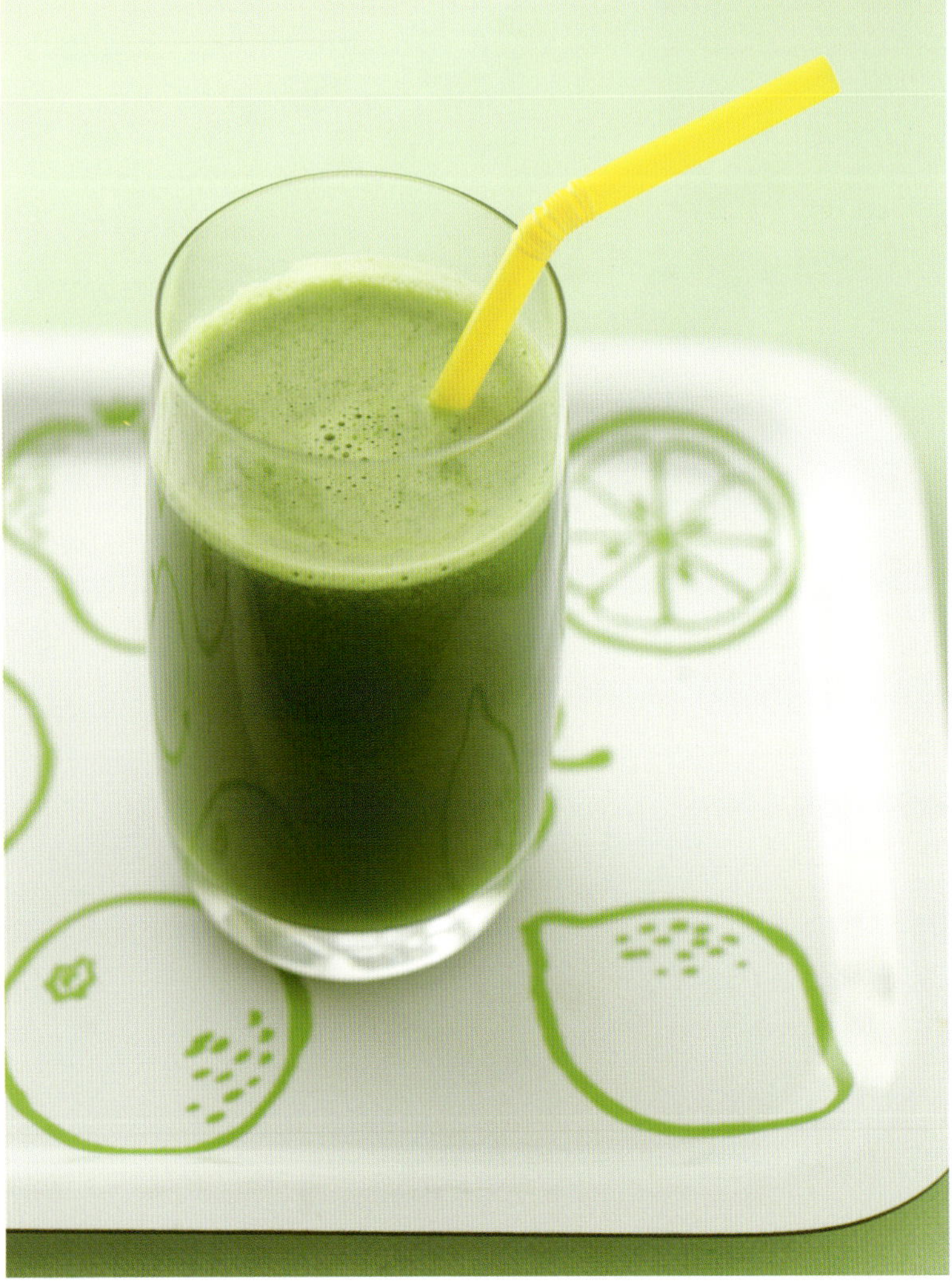

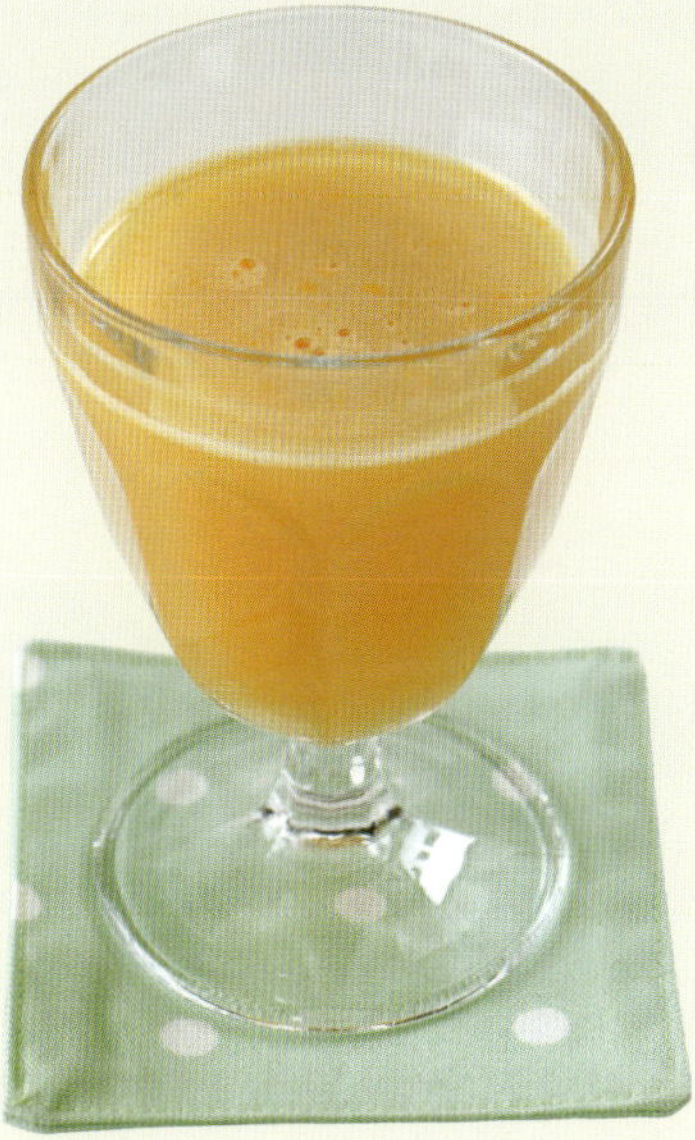

レモン・しょうが

**りんごの季節にぜひ作りたい
からだを温めるしょうが入りジュース**

材料（約500ml分）
りんご――400g
しょうが―10g
レモン――1個（果汁大さじ2）

作り方
1. りんごは適宜切る。
2. ❶、しょうがをジューサーにかける。
3. ❷にレモンを加えてよく混ぜる。

大根・レモン

**りんごのペクチンと大根の消化酵素が
胃腸の調子を整える**

材料（約500ml分）
りんご―300g
大根――200g
レモン―1個（果汁大さじ2）

作り方
1. りんご、大根はそれぞれ適宜切る。
2. ❶をジューサーにかける。
3. ❷にレモンを加えてよく混ぜる。

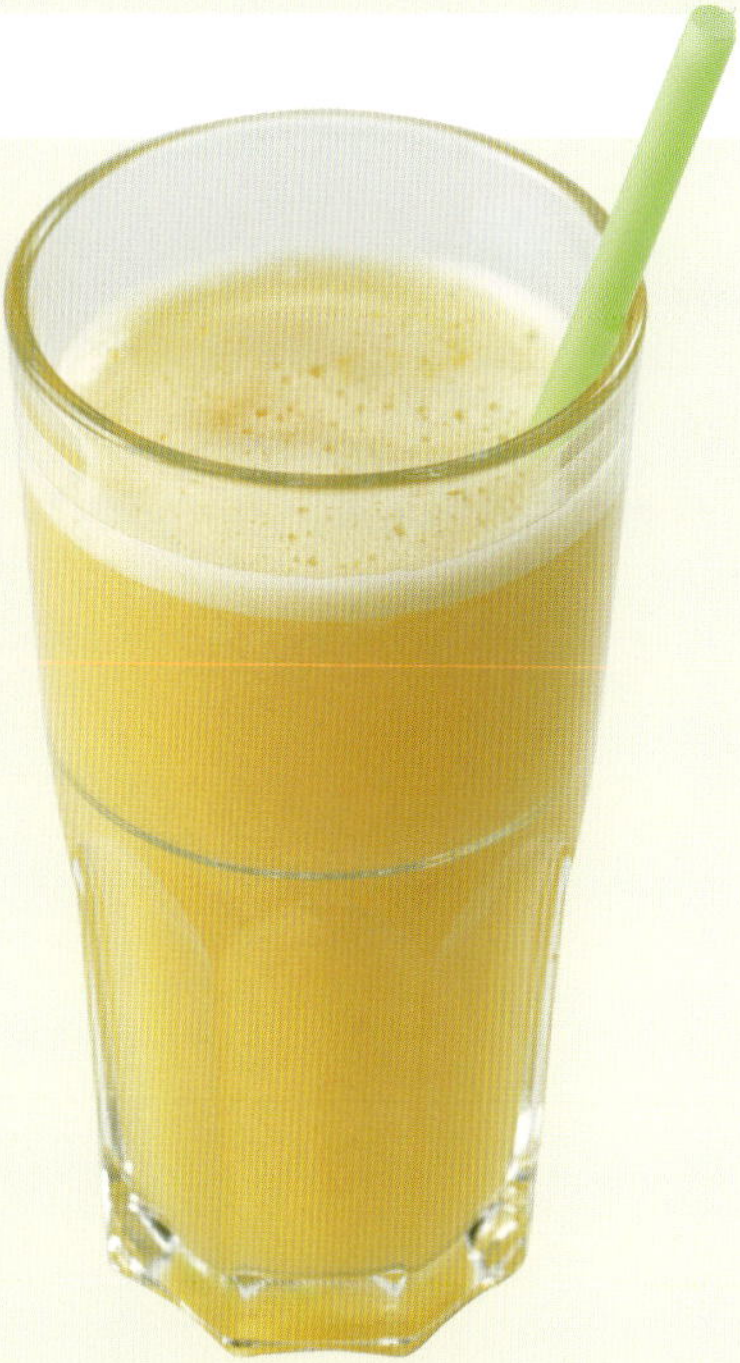

みかん

冬おなじみの果物で
ビタミンをバランスよく補う

材料（約500ml分）
りんご―300g
みかん（皮つき）―200g

作り方
①りんごは適宜切る。みかんは厚皮をむいて小房に分ける。
②❶をジューサーにかける。

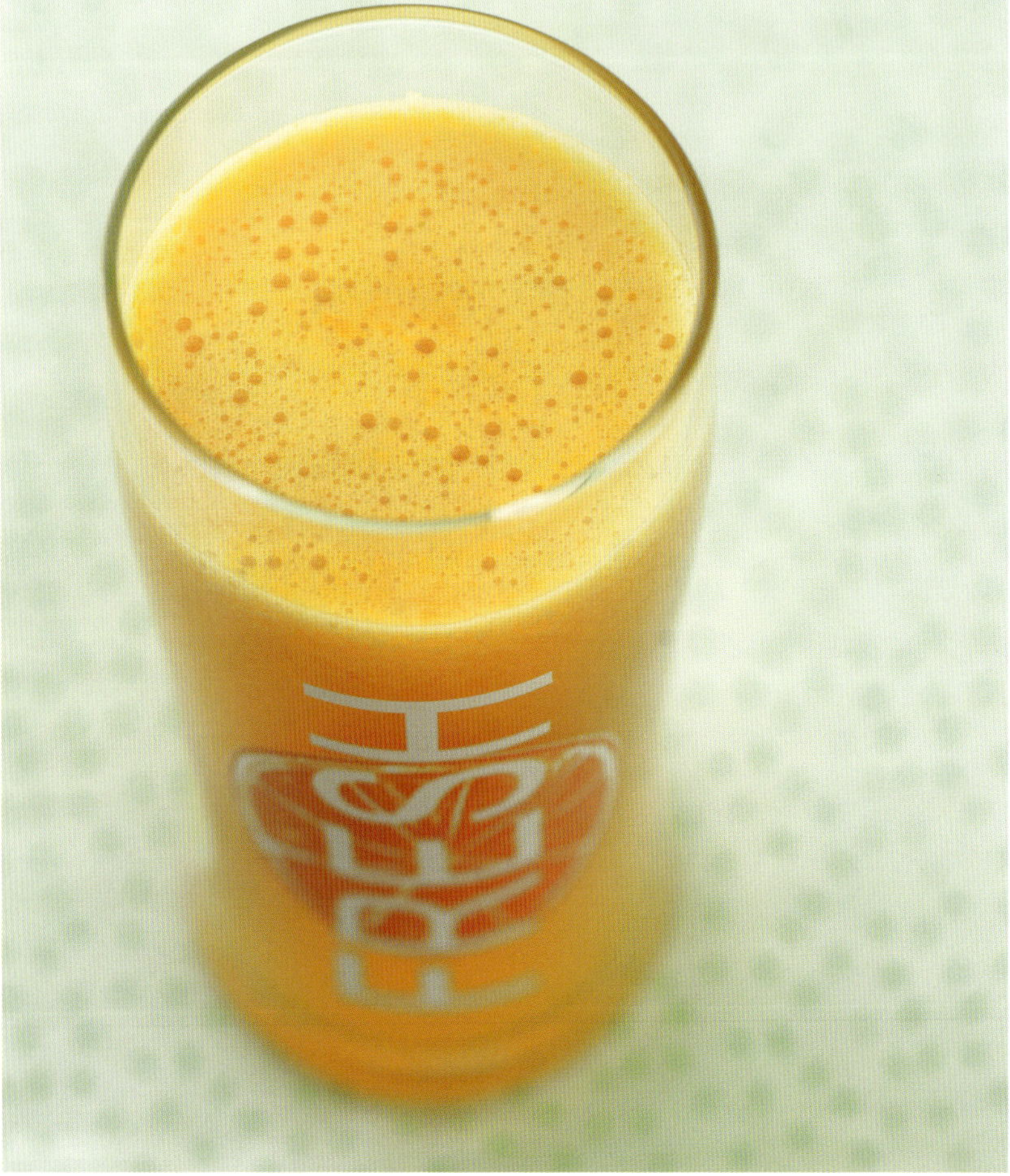

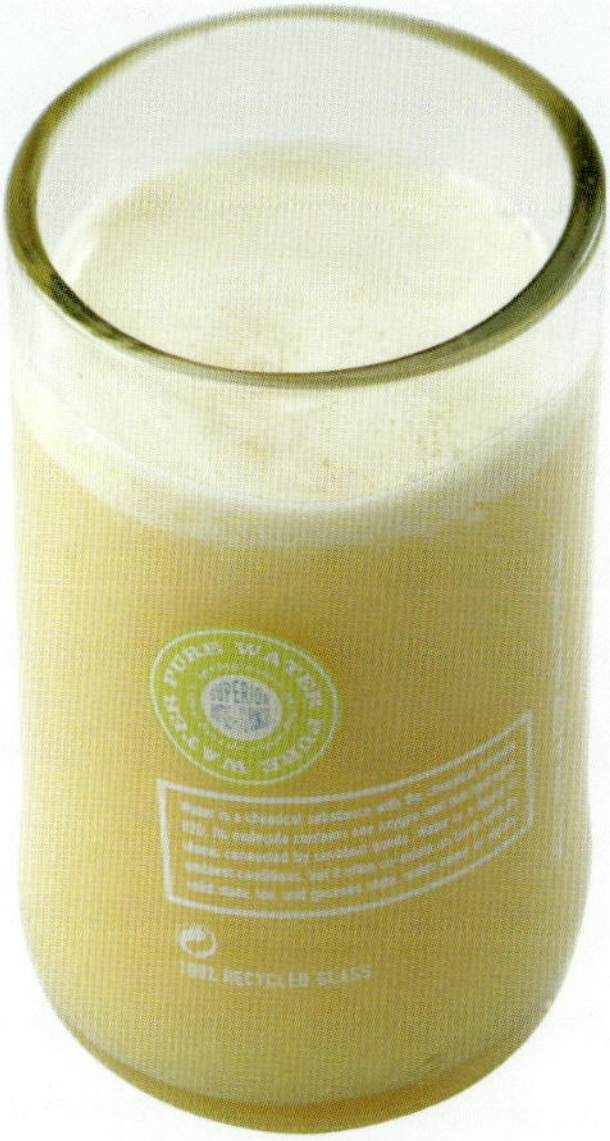

れんこん・レモン

**ビタミンCたっぷりで
疲労回復、風邪予防も期待できる**

材料（約500ml分）
りんご——300g
れんこん—150g
レモン——1個（果汁大さじ2）

作り方
①りんごは適宜切る。れんこんは皮をむいて1cm角に切り、酢水につけておく。
②❶のりんご、水気を切ったれんこんをジューサーにかける。
③❷にレモンを加えてよく混ぜる。

豆乳・はちみつ

**ペクチンと豆乳のオリゴ糖が
便秘を予防・改善する**

材料（約500ml分）
りんご——300g
豆乳———250ml
はちみつ—大さじ1

作り方
①りんごは適宜切る。
②❶をジューサーにかける。
③❷に豆乳、はちみつを加えてよく混ぜる。

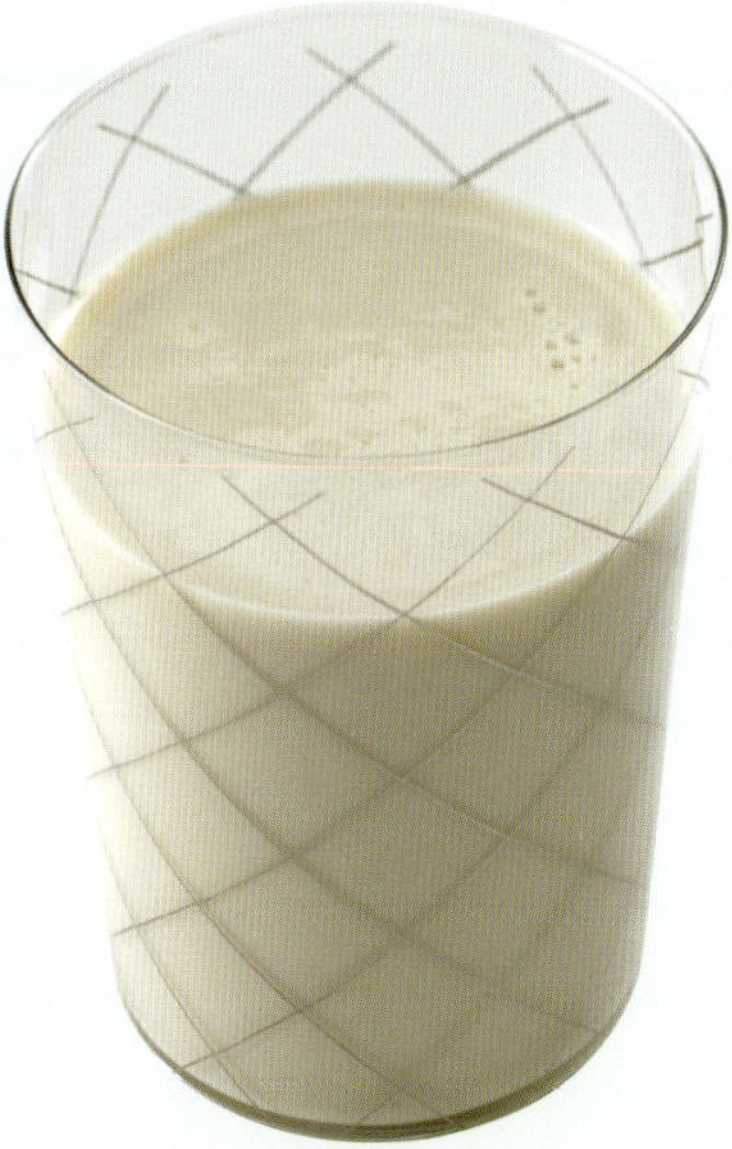

小松菜・オレンジ

小松菜が肝臓の働きを高め、たまった毒素を体外へ

材料（約500ml分）

りんご―――――――400g
小松菜――――――――160g
オレンジ（皮つき）―500g

作り方

①りんごは適宜切る。小松菜は根元を切り落とす。
②❶をジューサーにかける。
③オレンジは半分に切ってスクイーザーで搾《しぼ》り、❷に加えてよく混ぜる。

甘酒・レモン

りんごと甘酒が腸の善玉菌《ぜんだまきん》を増やし自然治癒力を高める

材料（約500ml分）

りんご―400g
甘酒――200ml
レモン―１個（果汁大さじ２）

作り方

①りんごは適宜切る。
②❶をジューサーにかける。
③❷に甘酒、レモンを加えてよく混ぜる。

セロリ・しょうが

セロリとしょうがで食欲増進。食前におすすめの１杯

材料（約500ml分）

りんご――400g
セロリ――葉も含めて160g
しょうが―10g
レモン――１個（果汁大さじ２）

作り方

①りんご、セロリはそれぞれ適宜切る。
②❶、しょうがをジューサーにかける。
③❷にレモンを加えてよく混ぜる。

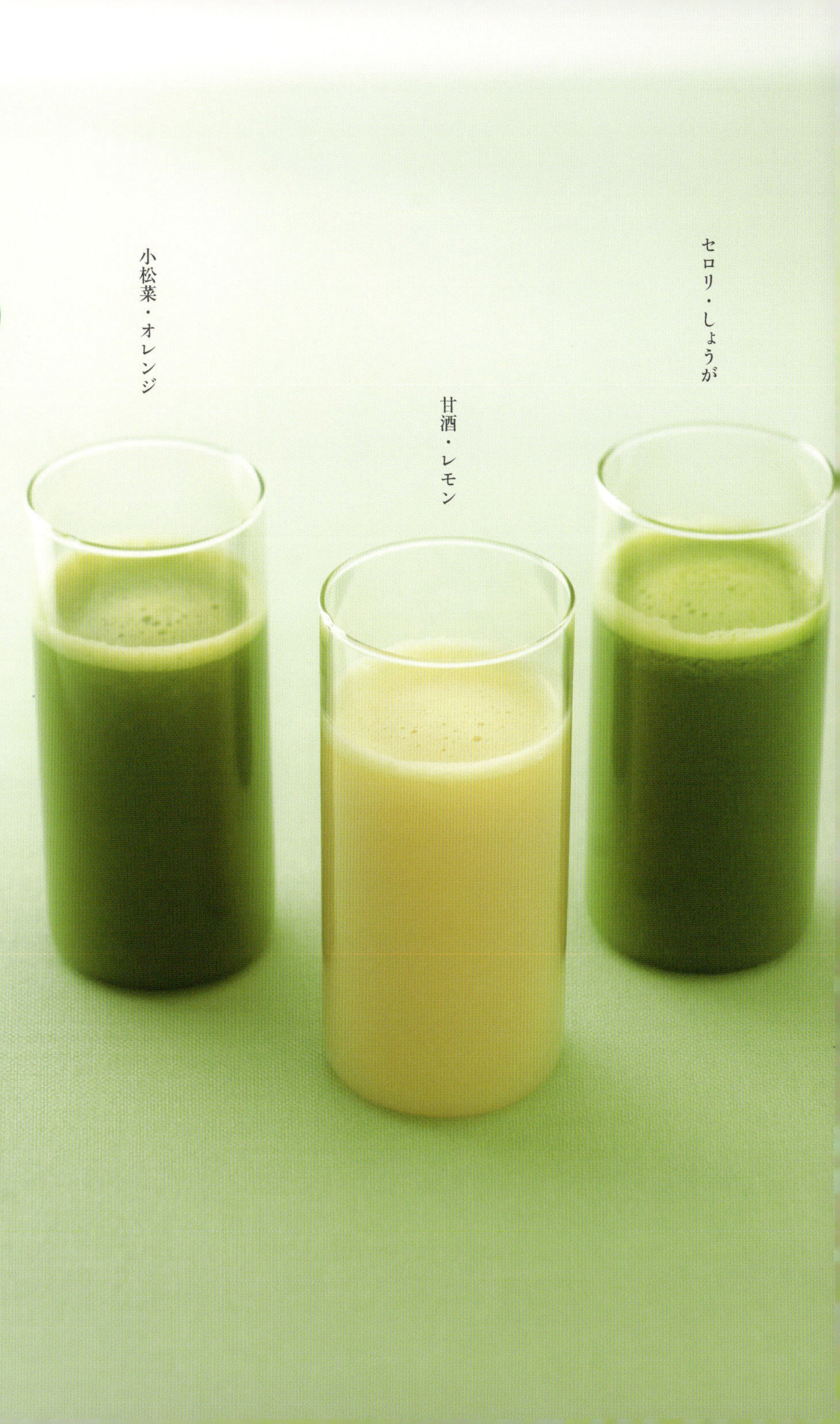
セロリ・しょうが
甘酒・レモン
小松菜・オレンジ

レモン・にんじん・りんごと

季節の野菜・果物のミックスジュース

旬をむかえた食材は、おいしさだけでなく、栄養価も高まります。レモン・にんじん・りんごをベースに、季節の味覚をプラスしましょう。

基本のミックスジュース

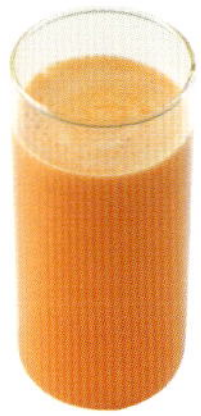

レモン・にんじん・りんごをベースに、旬の１食材を加えます。

春

独特の苦味や酸味がおいしい春の食材。ビタミンCやカロテンを含むものが多く、がん予防に効果を発揮します。

＋アスパラガス

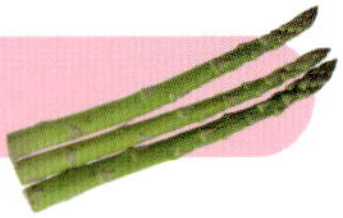

アスパラギン酸が免疫力を高め感染症にも強いからだに！

材料（約500ml分）

レモン――――１個（果汁大さじ２）
にんじん―――400g
りんご――――360g
アスパラガス―200g

作り方

❶にんじん、りんご、アスパラガスはそれぞれ適宜切る。
❷❶をジューサーにかける。
❸❷にレモンを加えてよく混ぜる。

＋菜の花

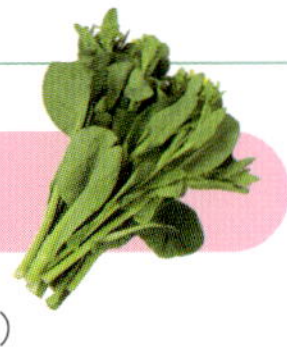

ビタミンC、カロテンが豊富ながんに効く春野菜の代表格

材料（約500ml分）

レモン――――１個（果汁大さじ２）
にんじん―――400g
りんご――――100g
菜の花――――160g

作り方

❶にんじん、りんごはそれぞれ適宜切る。
❷❶、菜の花をジューサーにかける。
❸❷にレモンを加えてよく混ぜる。

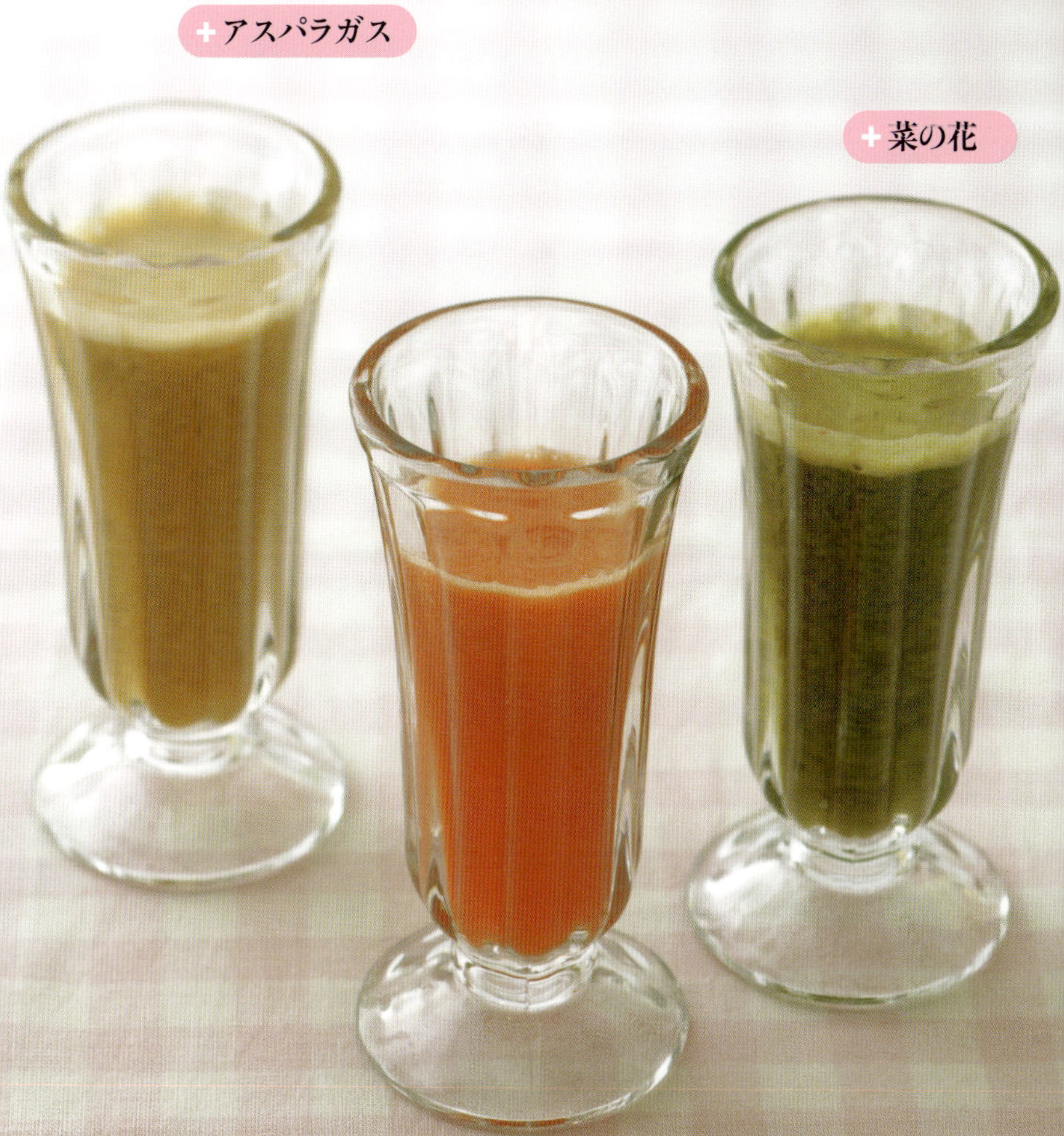

+いちご

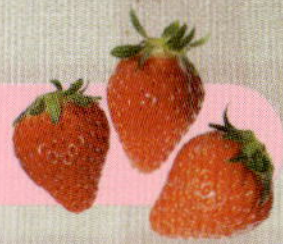

いちごでビタミンCを強化
疲労回復、美肌への効果も期待

材料（約500ml分）

レモン――1個（果汁大さじ2）
にんじん―400g
りんご――200g
いちご――200g

作り方

1. にんじん、りんご、いちごはそれぞれ適宜切る。
2. ❶をジューサーにかける。
3. ❷にレモンを加えてよく混ぜる。

夏

乾いた喉を潤す夏の果物。
多量の水分やカリウムを含むので、
老廃物《ろうはいぶつ》の排出に一役買います。

＋とうがん

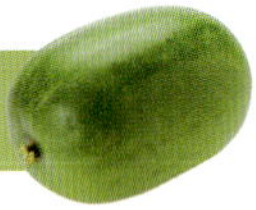

とうがんの利尿効果で
ジュースの栄養を効率よく吸収

材料（約500ml分）

レモン――――――１個（果汁大さじ２）
にんじん――――400g
りんご―――――200g
とうがん（正味）―200g

作り方

①にんじん、りんご、とうがんはそれぞれ適宜切る。とうがんは皮、種を除く。
②❶をジューサーにかける。
③❷にレモンを加えてよく混ぜる。

＋すいか

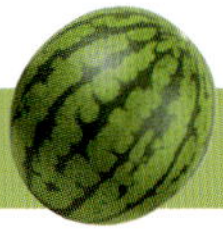

カリウムがとりすぎた塩分を
体外へ排出！

材料（約500ml分）

レモン―――――１個（果汁大さじ２）
にんじん―――400g
りんご――――200g
すいか（正味）―200g

作り方

①にんじん、りんご、すいかはそれぞれ適宜切る。すいかは皮を除く。
②❶をジューサーにかける。
③❷にレモンを加えてよく混ぜる。

＋もも

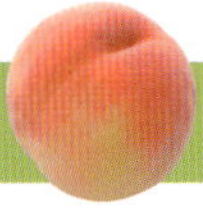

ももとりんごのペクチンで
お通じがよくなる

材料（約500ml分）

レモン―――――１個（果汁大さじ２）
にんじん―――400g
りんご――――200g
もも―――――500g

作り方

①にんじん、りんご、ももはそれぞれ適宜切る。ももは種を除く。
②❶をジューサーにかける。
③❷にレモンを加えてよく混ぜる。

＋とうがん

＋すいか

＋もも

3

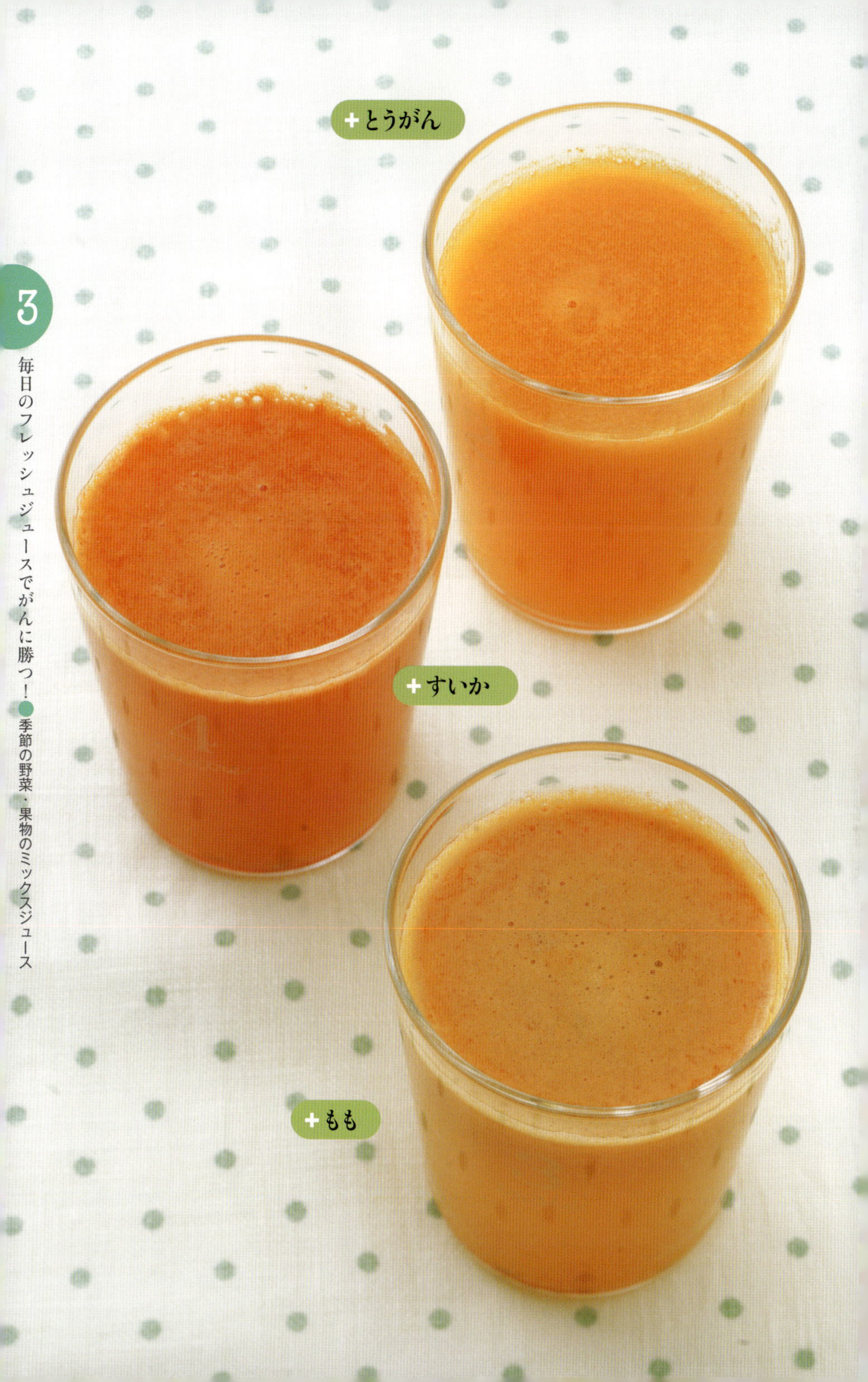

秋

秋の果物は甘みが強く、ジュースに最適です。
よく洗って栄養の詰まった皮ごと
ジューサーにかけましょう。

＋梨

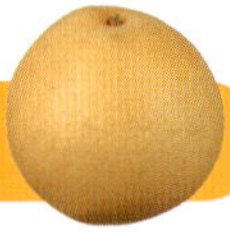

**梨のカリウムが
がんと高血圧予防に働く**

材料（約500ml分）

レモン――――１個（果汁大さじ２）
にんじん――400g
りんご――――100g
梨――――――200g

作り方

❶にんじん、りんご、梨はそれぞれ適宜切る。
❷❶をジューサーにかける。
❸❷にレモンを加えてよく混ぜる。

＋柿

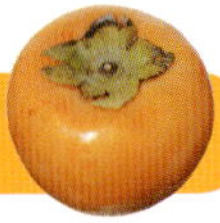

**からだを冷やす柿には
少しのしょうがを加えて**

材料（約500ml分）

レモン――――１個（果汁大さじ２）
にんじん――400g
りんご――――100g
柿――――――200g
しょうが――10g

作り方

❶にんじん、りんご、柿はそれぞれ適宜切る。柿は種を除く。
❷❶、しょうがをジューサーにかける。
❸❷にレモンを加えてよく混ぜる。

＋ぶどう

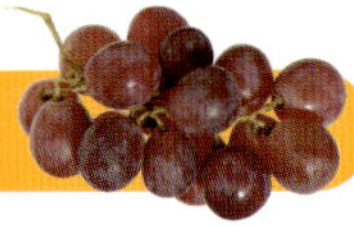

**ぶどうのポリフェノールが
血液循環を高める**

材料（約500ml分）

レモン――――１個（果汁大さじ２）
にんじん――400g
りんご――――100g
ぶどう――――200g

作り方

❶にんじん、りんごは適宜切る。
❷❶、ぶどうをジューサーにかける。
❸❷にレモンを加えてよく混ぜる。

+梨

+柿

+ぶどう

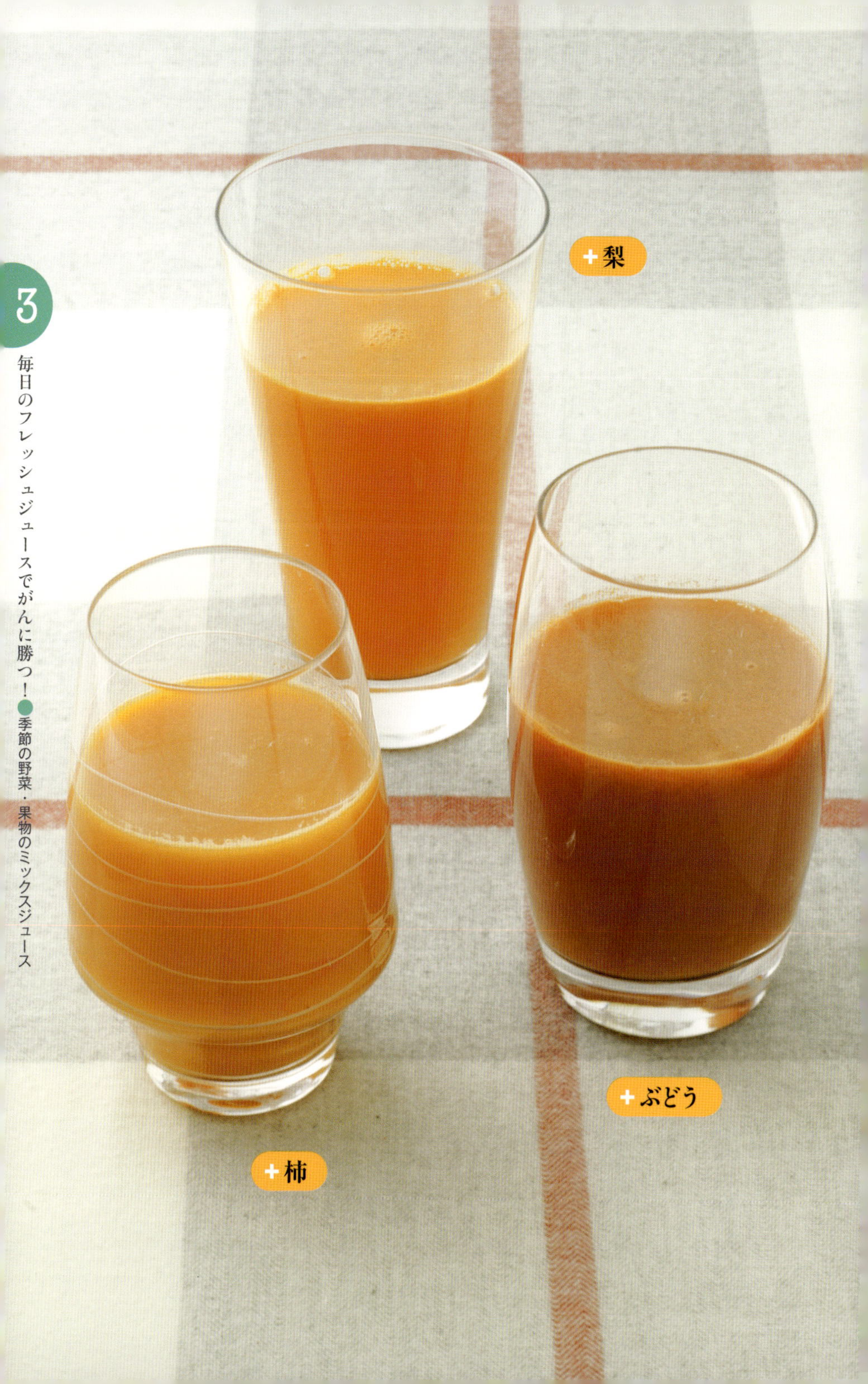

冬

寒い季節は体調をくずしがち。
冬の野菜や果物には、そんな症状を緩和する
自然の力が備わっています。

＋きんかん

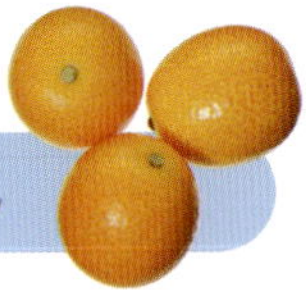

**ビタミンCの抗菌作用で
風邪やのどの痛みをやわらげる**

材料（約500ml分）

レモン――――１個（果汁大さじ２）
にんじん――400g
りんご―――100g
きんかん――200g

作り方

❶にんじん、りんご、きんかんはそれぞれ適宜切る。
❷❶をジューサーにかける。
❸❷にレモンを加えてよく混ぜる。

＋小松菜

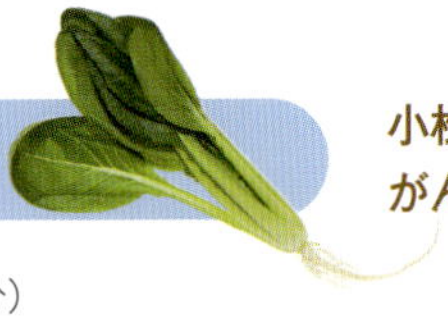

**小松菜のグルコシノレートが
がん発症のリスクを下げる**

材料（約500ml分）

レモン――――１個（果汁大さじ２）
にんじん――400g
りんご―――100g
小松菜―――160g

作り方

❶にんじん、りんごはそれぞれ適宜切る。小松菜は根元を切り落とす。
❷❶をジューサーにかける。
❸❷にレモンを加えてよく混ぜる。

＋みかん

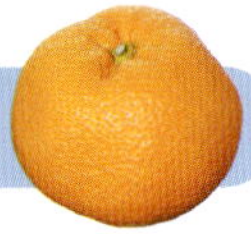

**オレンジ色の色素成分が
発がんを強力に抑制**

材料（約500ml分）

レモン――――１個（果汁大さじ２）
にんじん――400g
りんご―――100g
みかん―――200g

作り方

❶にんじん、りんごはそれぞれ適宜切る。みかんは外皮つきのまま小房に分ける。
❷❶をジューサーにかける。
❸❷にレモンを加えてよく混ぜる。

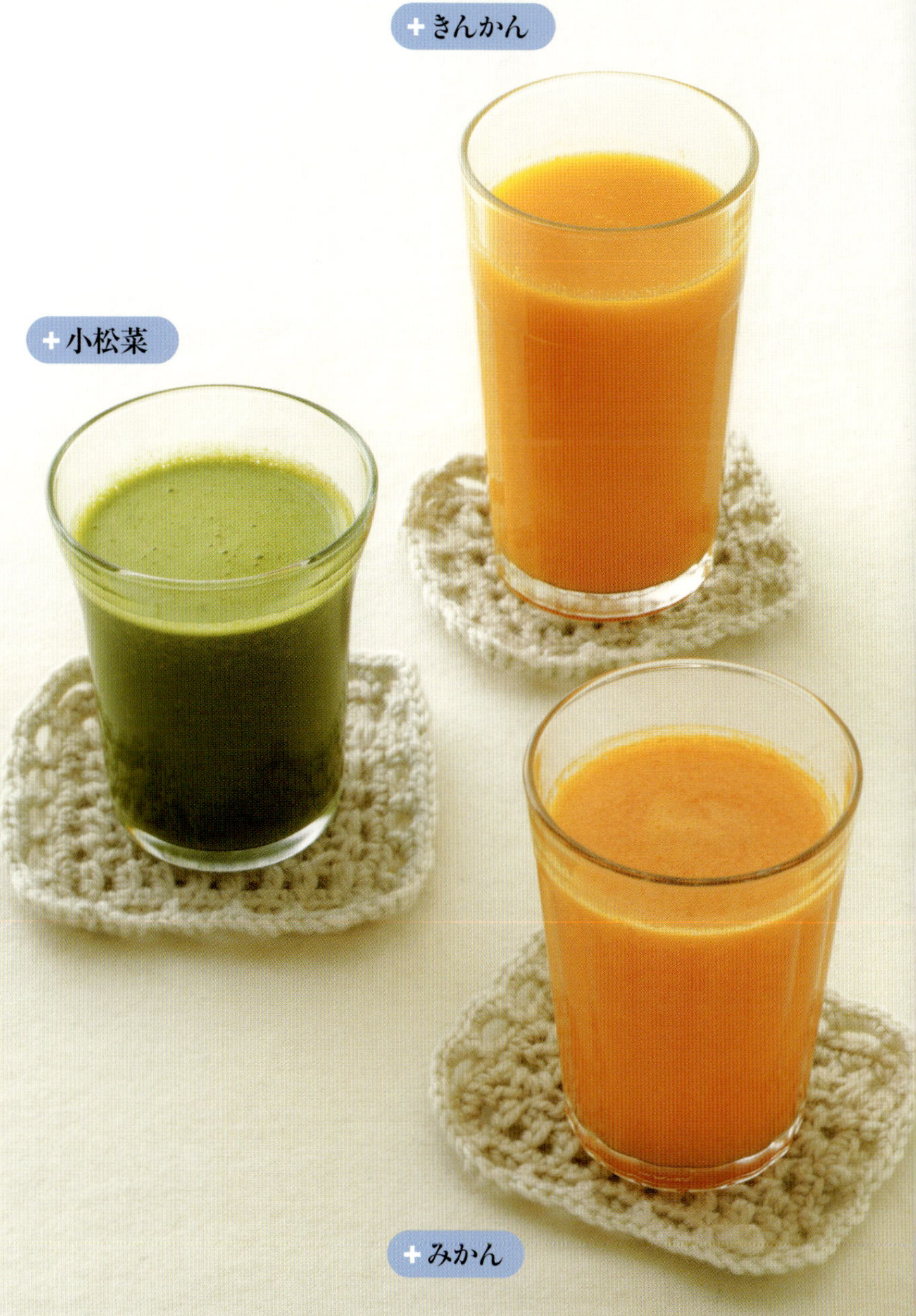
+きんかん
+小松菜
+みかん

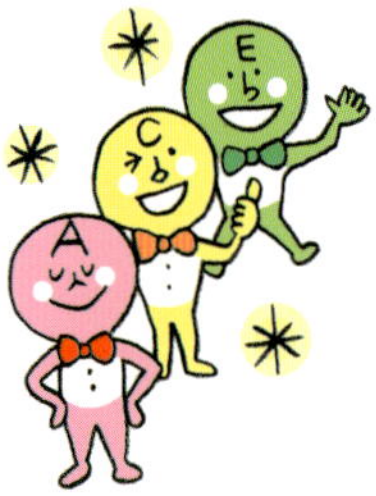

がん予防に欠かせない多様なビタミン

ビタミンA・C・Eはがん予防のエース！

がんの大きな要因のひとつに、「過剰な活性酸素《かっせいさんそ》」があります（159ページ参照）。これを無害に変えるのが抗酸化《こうさんか》物質。ビタミンA・C・Eは多くの抗酸化物質を含むことから、“がん予防のエース”と呼ばれています。また、クエン酸代謝を活性させるビタミンB群も、がんの予防には必須の栄養素です。

ビタミンには、脂溶性と水溶性がありますが、水溶性ビタミンは、一度にたくさんとっても必要量以外は尿と一緒に排出されるため、食事ごとにとるようにしましょう。

主なビタミンとその役割

分類	名称		役割と特徴
脂溶性ビタミン	ビタミンA（βカロテン）		皮膚や粘膜の健康を維持したり、免疫力を高めたりする。うなぎやレバーに含まれるビタミンAは脂溶性なのでとりすぎに注意。βカロテンは体内で必要な量だけビタミンAにつくりかえられる。
	ビタミンD		カルシウムとリンが腸管に吸収されるのを助ける。カルシウム濃度を調整する。
	ビタミンE		強い抗酸化作用をもち、脂肪酸の酸化を防ぎ、過酸化脂質の生成を抑制。老化予防や免疫力を高める。
	ビタミンK		血液の凝固を予防する。カルシウムが骨に沈着するのを助ける。
水溶性ビタミン	ビタミンB類	ビタミンB_1	糖質の代謝をスムーズにし、クエン酸代謝を活発に働かせる。疲労物質の乳酸を処理する。
		ビタミンB_2	糖質、脂質、たんぱく質の代謝に働く。特に脂質の代謝に欠かせない。
		ビタミンB_6	たんぱく質の代謝に必要。免疫力を高め、赤血球の合成にも働く。
		葉酸	細胞の新陳代謝に必要。胎児の成長に不可欠なので妊娠中は多くとる。赤血球をつくる作用も。
		パントテン酸	糖質、脂質、たんぱく質の代謝に必要。ホルモンの代謝を促す。
	ビタミンC		免疫力を高める。優れた抗酸化作用が活性酸素を無害化する。

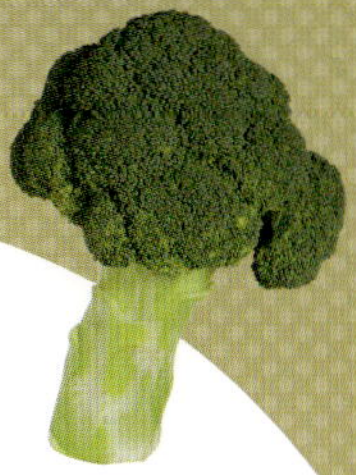

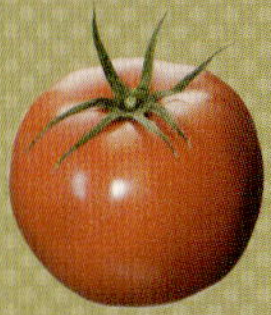

第4章

がん予防、がん治療に有効な食材

野菜や果物の中には、がんの予防や治療に
特におすすめの食材があります。
第４章では、それらの食材を一挙にご紹介。
済陽式食事療法と合わせて日ごろの摂取《せっしゅ》を心がければ
がん体質からの脱却に効果を発揮します。
野菜の旬や家族の好みを考えながら
毎日の献立づくり、ジュースの食材選びに役立ててください。

高いがん予防効果で注目される野菜

キャベツ

（イソチオシアネート、ペルオキシダーゼ、ビタミンC、ビタミンU）

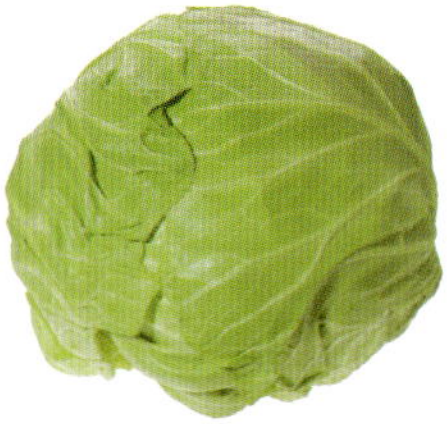

キャベツは、**にんにくの次にがん予防効果が高い**とアメリカ国立がん研究所が認定する野菜です。注目の成分は**イソチオシアネート**と**ペルオキシダーゼ**です。

イソチオシアネートは、発がん物質の抑制効果があり、たばこに含まれる物質が原因となる**肺がん、肝臓・胃・大腸がんに有効**とされています。ペルオキシダーゼは、ニトロソアミンという発がん性物質を抑制する働きがあります。

ジュースがおすすめ↓ 100 107 117 ページ

スルフォラファンが活性酸素を除去する

ブロッコリー

（スルフォラファン、カロテン、ビタミンB群、ビタミンC、ビタミンE）

ブロッコリーは、がん予防に効果的な**スルフォラファン**を豊富に含みます。スルフォラファンは**強力な抗酸化成分で、発がんを促す活《かっ》性《せい》酸《さん》素《そ》を除去する**働きをします。

さらに、抗がん作用のある**カロテン**や**ビタミンC**、**ビタミンE**、**ビタミンB群**なども含みます。

発芽段階のブロッコリーであるブロッコリースプラウトは、ブロッコリーの20倍以上ものスルフォラファンを含んでいます。

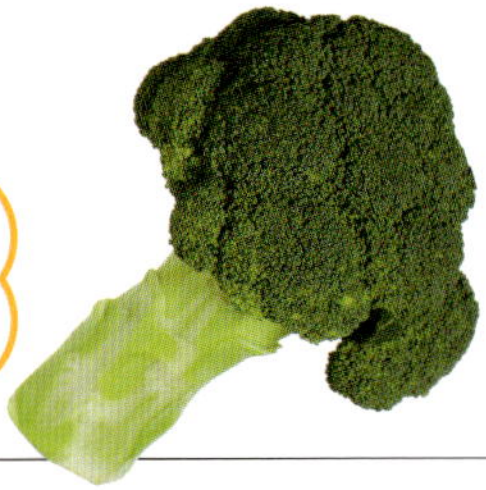

ジュースがおすすめ↓ 102 103 ページ

キャベツに並んで高い抗がん作用をもつ

カリフラワー

（ビタミンC、グルコシノレート）

カリフラワーは**すぐれた抗酸化作用をもつビタミンCを含み、がんや老化、生活習慣病の予防に役立ちます。**カリフラワーのビタミンCは熱に強く、加熱調理しても効能が失われることがありません。

さらに、**肝機能を高めて有害物質の解毒を強化するグルコシノレート**も含み、動物実験では、発がん物質が体内に入っても、グルコシノレートを与えると、がんを発症しにくくなったという結果があります。

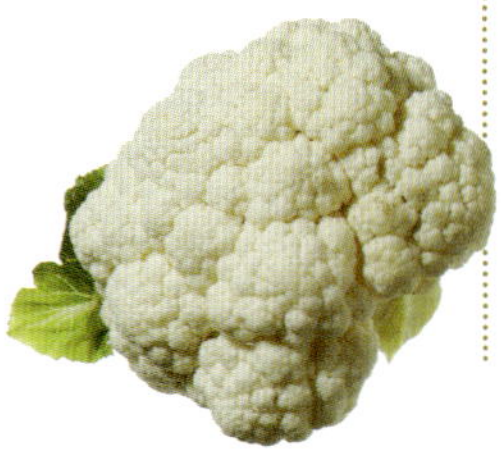

ジュースがおすすめ↓ 111 ページ

注目のがん予防成分を豊富に含む

小松菜

（グルコシノレート、カロテン、ビタミンC、カリウム、グルタチオン）

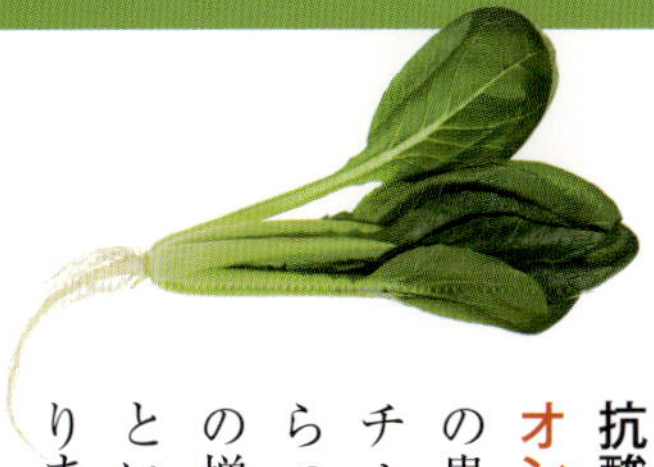

小松菜は、**肝機能を高めて有毒物質の解毒を促進するグルコシノレート**を含んでいます。抗酸化作用をもつ**カロテン**、免疫力を高める**ビタミンC**、ミネラルバランスを整える**カリウム**も豊富です。

さらに注目したいのが、**強力な抗酸化成分グルタチオン**です。肝臓がんの患者さんにグルタチオンをとってもらったところ、がんの増殖が抑えられたという実験結果があります。

ジュースがおすすめ
↓
98
122
130
ページ

カロテンが豊富な葉の部分も利用したい

かぶ

（ビタミンC、グルコシノレート、カリウム、カロテン）

かぶの根（白い部分）には、**強力な抗酸化作用**をもつ**ビタミンC**が豊富に含まれています。**肝臓の解毒《げどく》作用を高めるグルコシノレート**、体内のミネラルバランスを整えて**発がんを抑制するカリウム**、でんぷんを分解する消化酵素で食べ過ぎによる**胃もたれを改善するアミラーゼ**も多く含有してます。

一方、葉は免疫力を高めるカロテンが豊富です。ビタミンCや食物繊維も多く、**腸内環境を改善して便通をよくする効果**があります。

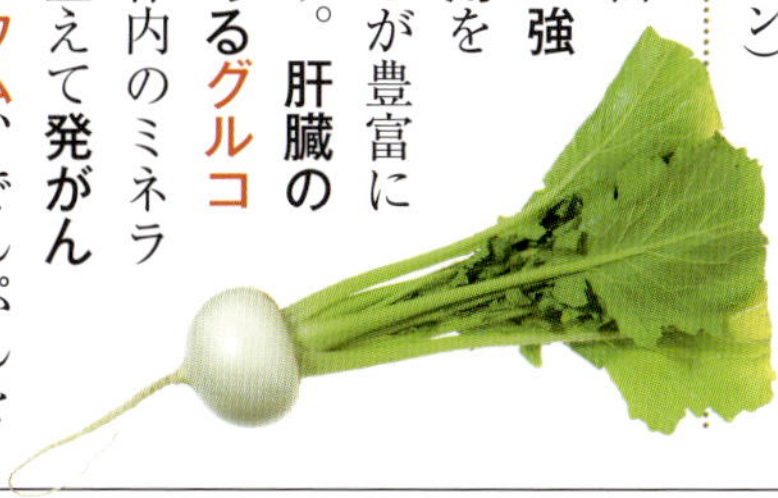

生食がおすすめ

辛み成分が肝機能を高め、解毒作用も

大根

（イソチオシアネート、オキシダーゼ、カロテン、ビタミンC、ビタミンE）

大根に含まれる辛み成分**イソチオシアネート**には、**肝機能を高めてがんを予防する**効果があります。

また、消化酵素の**オキシダーゼ**は魚の焦《こ》げに含まれる発がん物質を無毒化する働きがあるとみられます。

葉には、**カロテン**、**ビタミンC**、**ビタミンE**を豊富に含みます。活性酸素を除去し、がんの発生や老化予防に役立ちます。

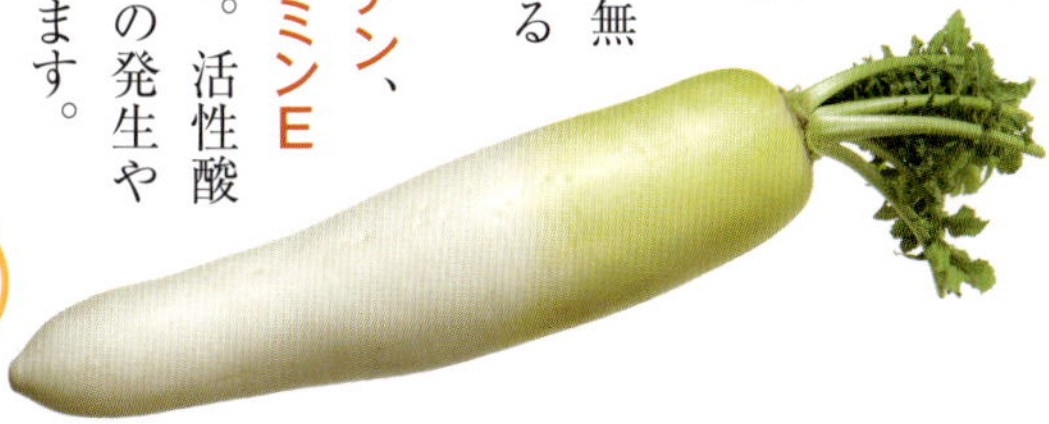

ジュースがおすすめ
↓
119
ページ

抗がん効果が抜群で春に必ず食べたい

菜の花

（イソチオシアネート、カロテン、ビタミンC、カリウム、食物繊維）

菜の花は、野菜の中で**ビタミンC**含有量がトップクラスで、**カロテン**も豊富に含みます。ともに抗《こう》酸化《さんか》作用が強く、相乗効果で免疫力を高めて**がんを予防し、動脈硬《どうみゃくこう》化《か》や老化を防ぐ**働きがあります。

また、強い抗がん作用のある**イソチオシアネート**や、体内のミネラルバランスを整える**カリウム**、**腸内環境を改善して有害物質の排泄《はいせつ》を助ける食物繊維**も豊富です。旬の時期には積極的に食べるとよいでしょう。

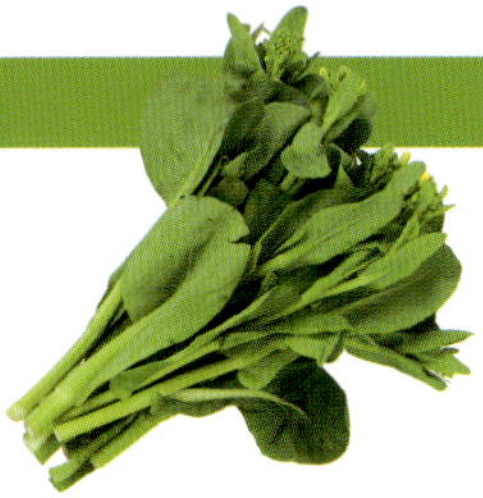

ジュースがおすすめ
124ページ

味が淡白で食べやすくカロテンが豊富

チンゲン菜

（カロテン、ビタミンC、ビタミンK）

中国野菜でよく知られるチンゲン菜は、**カロテン**と**ビタミンC**が豊富に含まれる緑黄色野菜で、強力な抗酸化作用をもち、**がんや動脈硬化などを予防**します。

体内のミネラルバランスを整える**カリウム**や、骨や歯を丈夫にする**カルシウム**、止血作用のある**ビタミンK**も含まれています。

油で炒めると脂溶性《しようせい》のカロテンの吸収率が高くなるので、炒め物にもおすすめです。

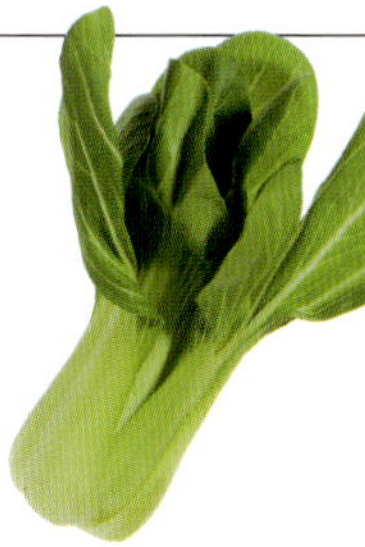

ジュースがおすすめ
118ページ

カロテンの宝庫で、がんを強力に予防

にんじん

（カロテン）

カロテンが豊富なにんじんですが、特に色の濃いものほどカロテンの含有量が高いといわれます。

カロテンは体内で**ビタミンA**に変化し、免疫力を高めます。さらに、強い抗酸化作用があり、がん体質の改善に役立ちます。特に、にんじんのカロテンは、**肺がんや胃がんを予防する効果**が高いといわれています。

毎日にんじんジュースを飲む人は、飲まない人に比べてがんの発生率が低いという報告もあり、高い抗がん作用が期待できます。

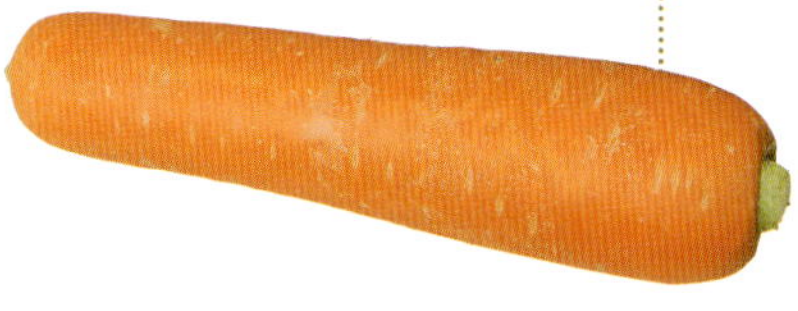

ジュースがおすすめ
106～114ページ

さわやかな香り成分が動脈硬化を予防

セロリ

（カロテン、ビタミンC、アピイン、ピラジン、カリウム）

セロリ独特の爽快感のある香りは、アピインとピラジンという香り成分に由来します。アピインには**食欲を増進**させたり、**イライラを抑制する**働きがあり、ピラジンには血栓ができるのを防いで、**動脈硬化やがんを予防**する働きがあります。

強力な抗酸化成分であるカロテンやビタミンC、高血圧を予防するカリウム、骨や歯を丈夫にするカルシウムも含みます。

ジュースがおすすめ
97
101
104
109
122
ページ

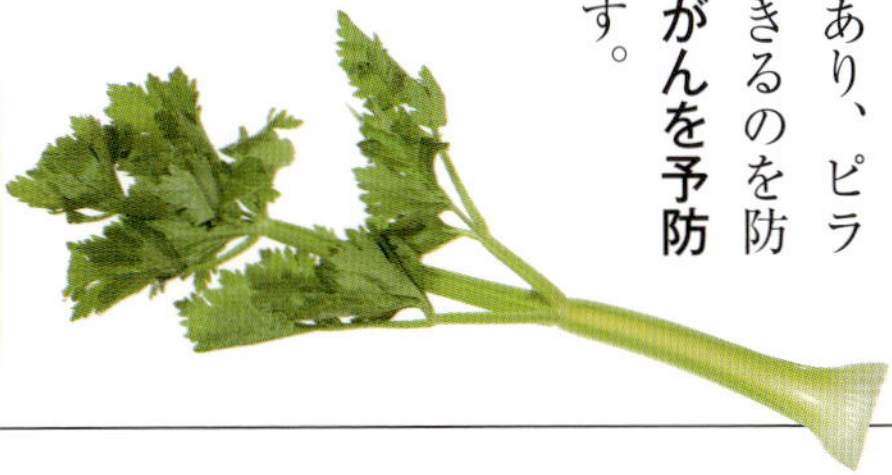

「がん予防のエース」を含む健康野菜

パセリ

（カロテン、ビタミンC、ビタミンE、クロロフィル）

パセリは、「がん予防のエース」と呼ばれるカロテン（ビタミンA）、ビタミンC・Eが豊富な、栄養学的にすぐれた野菜です。

パセリ特有の香りは、アピオールという精油成分に由来します。**消化を助ける効果や、強い利尿作用があり、腎機能を強化**します。クロロフィルには、**血中コレステロールの上昇を抑えてがんを予防**する効果があります。

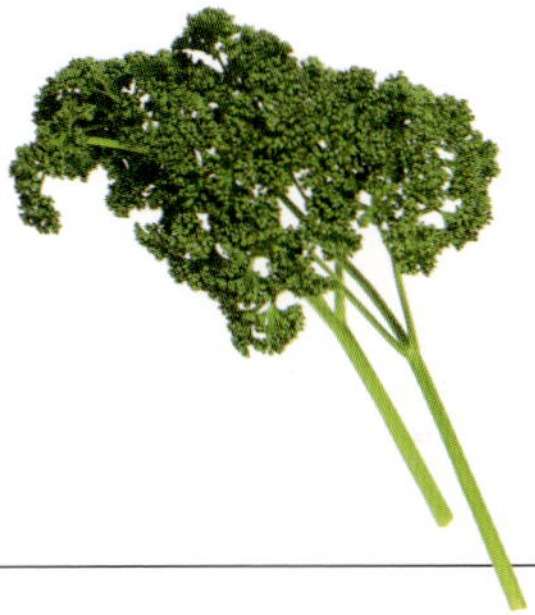

生食がおすすめ

がんを抑制する日本原産の野菜

あしたば

（カルコン、トリテルペノイド、クマリン、カロテン、ビタミンC）

あしたばは、茎を折ると黄色い汁が出ます。この汁に含まれるのが、カルコンとトリテルペノイドという、強力な抗酸化作用をもつ成分。特にカルコンは、**肺がんと大腸がんを抑制する効果**があることが実験によってわかっています。

また、柑橘類《かんきつるい》などに含まれる香り成分クマリンも含みます。クマリンには抗がん作用があり、過酸化脂質の生成を抑えて有害物質を解《げ》毒《どく》する働きを促します。

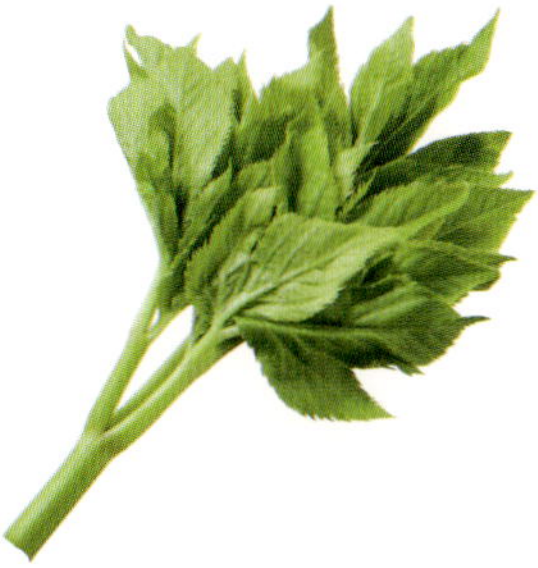

加熱調理がおすすめ

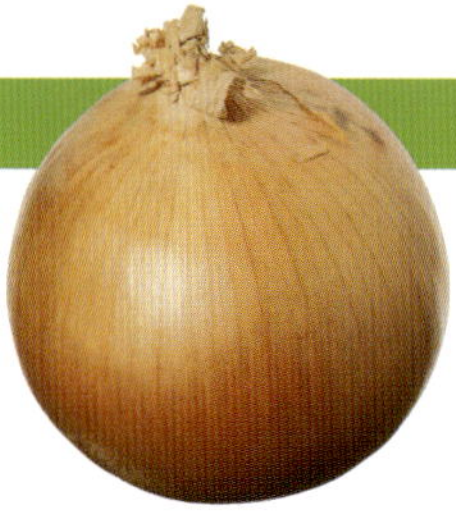

硫化アリルが強力な抗がん効果を発揮

玉ねぎ

（硫化アリル〔アリイン、アリシン〕、ケンフェロール、ケルセチン）

玉ねぎは**がん予防に効果のある**硫化アリルの**アリイン**や**アリシン**を豊富に含みます。

アリインは空気に触れるとアリシンに変化します。アリシンは**ビタミンB_1**と結合して、抗がん作用を発揮します。また、**がん細胞を攻撃するＮＫ（ナチュラルキラー）細胞を活性化**させる働きもあります。抗酸化《こうさんか》作用の強い**ケンフェロール**、**ケルセチン**というポリフェノールも含み、活性酸素《かっせいさんそ》の除去に役立ちます。

生食・加熱調理がおすすめ

硫化アリルが豊富で解熱鎮痛効果も

ねぎ

（硫化アリル〔アリイン、アリシン〕、カロテン、ビタミンC）

ねぎは、**アリイン**などの硫化アリルを豊富に含み、がんを予防して**ＮＫ（ナチュラルキラー）細胞の働きを活性化**させます。アリインはビタミンB_1と結合すると**アリチアミン**に変化しますが、アリチアミンには疲労回復効果があり、エネルギー代謝《たいしゃ》をよくするため、がんの予防に有効とされています。

さらに、**カロテン**、**ビタミンC**も豊富です。カロテンは葉ねぎに多く、硫化アリルは根深ねぎの白い部分に多く含まれます。

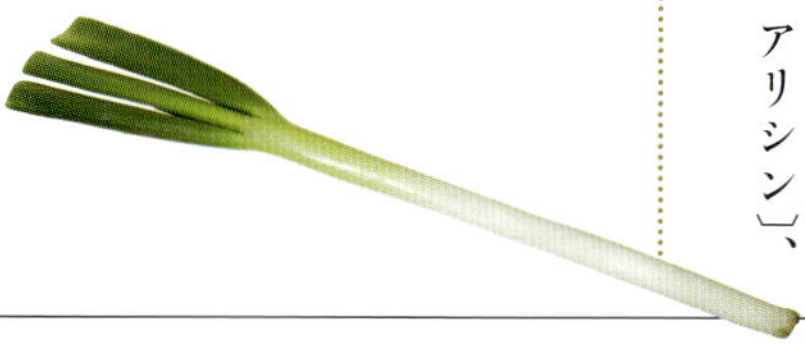

生食・加熱調理がおすすめ

アメリカで、がん予防最上位食品に認定

にんにく

（硫化アリル〔アリイン、アホエン、アリキシン〕）

にんにくは、アメリカ国立がん研究所の調査で、**もっともがん予防効果が高い食品**に認定されています。実際ににんにくをよく食べる地域では、がんが少ないという調査結果もあります。

強力ながん予防効果は、独特の匂いのもとである硫化アリルに由来します。硫化アリルには、**アリイン**や、**アホエン**、**アリキシン**などがあり、アホエンには強い抗酸化作用が、アリキシンには発がん抑制効果があることが知られています。

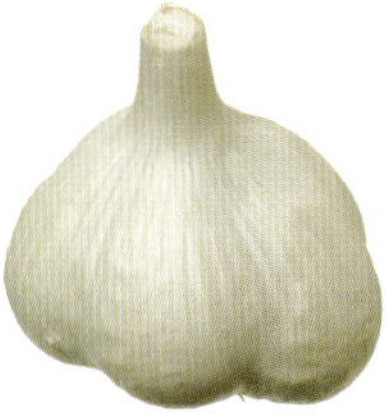

生食・加熱調理がおすすめ

豊富なカロテンとアリシンを含む

にら

（硫化アリル〔アリシン〕、カロテン、ビタミンC、ビタミンE）

にらは、硫化アリルの**アリシン**を含み、**がん予防や免疫力アップ**に有効です。また、強い抗酸化作用がある**カロテン**と**ビタミンC**も豊富に含みます。カロテンは脂溶性ビタミンの一種なので、吸収をよくするには油ととるとよいでしょう。

にらは野菜には珍しく、**ビタミンE**が多いのも特徴です。ビタミンEには、**がんや老化を引き起こす過酸化脂質の生成を抑制する働き**があります。

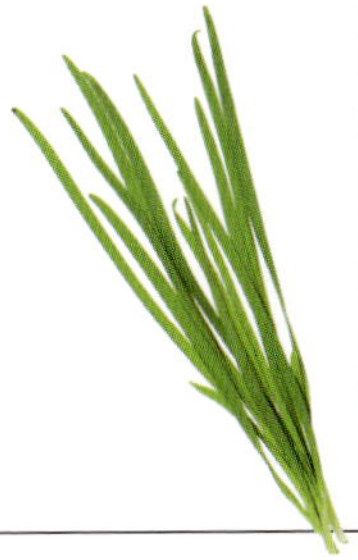

生食・加熱調理がおすすめ

アスパラギン酸が免疫力を高める

アスパラガス

（カロテン、ビタミンC、アスパラギン酸、ルチン）

アスパラガスは、がん予防に効果的な抗酸化作用の高い**カロテン**と**ビタミンC**が豊富です。抗酸化成分は、ホワイトよりもグリーンのアスパラガスに多く含まれます。

独特のうまみは、穂先に多く含まれる**アスパラギン酸**によるもの。エネルギー代謝を促して**疲労を回復**し、免疫力を高める効果があります。また、穂先に豊富に含まれるルチンは、**毛《もう》細《さい》血《けっ》管《かん》を丈夫にして動《どう》脈《みゃく》硬《こう》化《か》を予防**し、マクロファージによる抗がん作用を高めます。

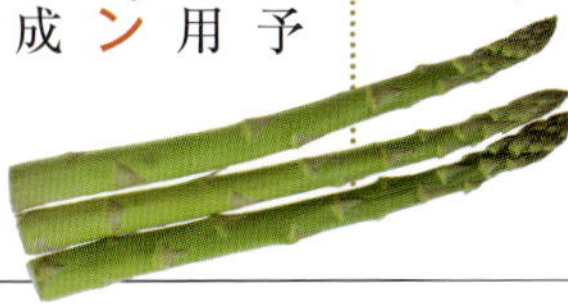

ジュースがおすすめ↓

124ページ

カロテンよりも強力なリコピンを含む

トマト

（リコピン、カロテン、ビタミンC、ビタミンE）

トマトに含まれるすぐれたがん予防成分は、**リコピン**です。「トマトをよく食べる人は病気（がん）になりにくい」といわれ、**トマトをよく食べる地域は、がんの発症が少ない**という研究結果があります。リコピンは強い抗酸化作用をもち、抗がん作用はカロテンの数倍以上といわれます。**カロテン**、**ビタミンC**、**ビタミンE**も含み、がんだけでなく生活習慣病の予防にも役立ちます。

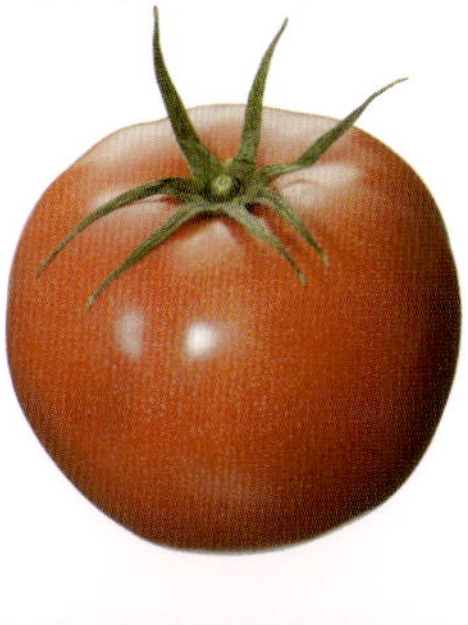

ジュースがおすすめ↓

94～96
98
110
187
ページ

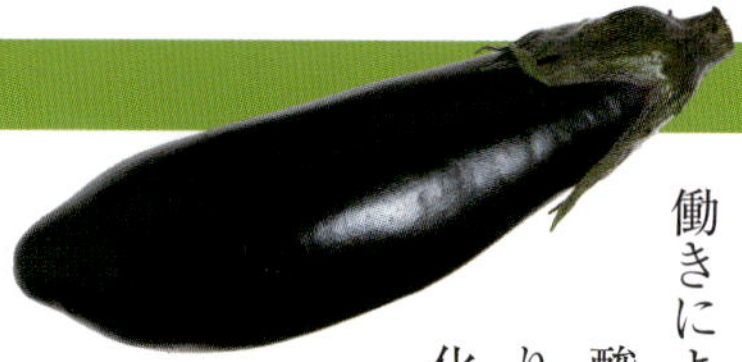

皮の色素ナスニンに抗がん効果がある

なす

(ナスニン、クロロゲン酸、ビタミンK、カリウム)

なすの皮に含まれるナスニンは、強い抗酸化《こうさんか》作用があり、コレステロールの酸化を防いで、細胞の老化やがん化を抑制してくれます。

なすを切ると黒ずむのは、クロロゲン酸というポリフェノールの働きによるものです。クロロゲン酸には強い抗酸化作用があり、活性酸素《かっせいさんそ》によって過酸化脂質がつくられるのを抑え、がんを予防します。

また、利尿作用のあるカリウム、止血に働くビタミンKが比較的多く含まれています。

加熱調理がおすすめ

野菜トップクラスのがん予防効果

ピーマン(パプリカ)

(カロテン、ビタミンC、ビタミンE、ピラジン、カプサンチン)

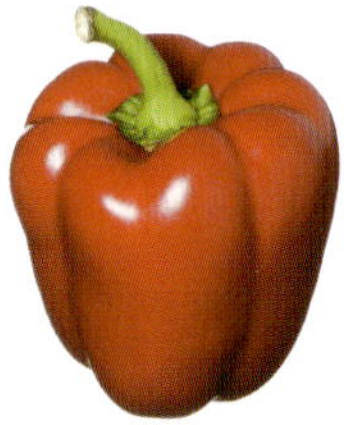

ピーマンは、「がん予防のエース」といわれるカロテン(ビタミンA)・C・Eを豊富に含み、アメリカでは**がん予防効果が特に高い**野菜と認定されています。ピーマン独特の匂いは、ピラジンという成分に由来します。ピラジンは、**血栓《けっせん》を予防して、心筋梗塞《しんきんこうそく》や脳梗塞を防ぐ**働きをします。また、赤ピーマン(パプリカ)に含まれるカプサンチンという色素には強い抗酸化作用があります。

ジュースがおすすめ

↓ 96 97 182ページ

辛みが減塩に役立ち、がん予防に働く

とうがらし

(カプサイシン、カロテン、ビタミンC、ビタミンE)

とうがらしはカロテン、ビタミンC・Eといった、がん予防効果のある栄養素を含みます。量をたくさん食べる食材ではありませんが、適度に使うと味にアクセントが生まれるため、塩分のとりすぎを防ぐことができます。

とうがらしの辛み成分カプサイシンには**強い殺菌・抗菌効果**があり、さらに胃液の分泌を促して食欲を増進させたり、消化を促進する効果も期待できます。

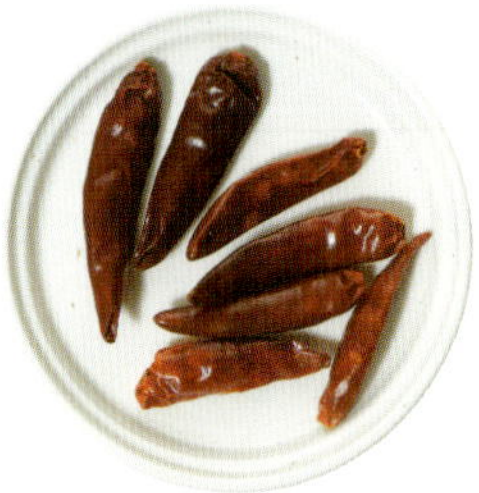

生食・加熱調理がおすすめ

皮には抗がん作用が期待できる成分も

きゅうり

（カロテン、ビタミンC、カリウム、ククルビタシン）

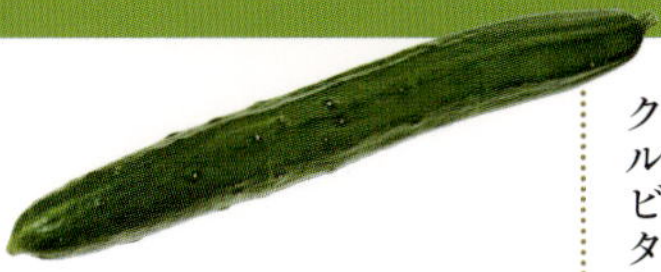

きゅうりの約95％は水分なので、栄養は少ないと思われがちですが、**カロテン**や**ビタミンC**、**カリウム**などがバランスよく含まれています。カロテンとビタミンCの抗酸化作用は、**がんや生活習慣病、老化の予防**に。カリウムはからだのミネラルバランスを整え、高血圧の予防にも効果を発揮します。

きゅうりの皮に含まれる苦味成分**ククルビタシン**には、いくつかの種類があり、なかには強い抗がん作用をもつものがあります。

生食がおすすめ
187ページ

強い抗酸化作用で、がんと感染症を予防

かぼちゃ

（カロテン、キサントフィル、ビタミンC、ビタミンE）

果肉の黄色は、**カロテン**と**キサントフィル**に由来します。カロテンには強い抗酸化作用があり、**感染症やがんの予防**に役立ちます。キサントフィルはカロテンの仲間で、コレステロールの酸化を抑えて血管を丈夫にします。ほかにも**ビタミンC・E**が豊富で、ビタミンCは**免疫力を高めてがんや感染症を予防**、ビタミンEは**がんや動脈硬《どうみゃくこう》化《か》、心筋梗塞などを防**ぐ働きをします。

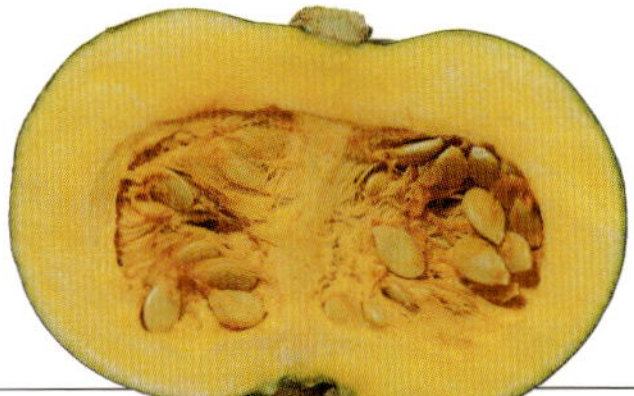

加熱調理がおすすめ

抗酸化成分ルテインにがん予防効果

ほうれん草

（カロテン、ルテイン、葉酸、ビタミンC、カリウム、カルシウム、鉄）

ほうれん草は、強力な抗酸化成分である**カロテン**や**ルテイン**を多く含む緑黄色野菜です。ルテインは、マウスを使った実験で高いがん予防効果が実証されています。

また、**ビタミンB群**に含まれる**葉《よう》酸《さん》**も豊富で、**貧血やがんの予防**への効果が注目されています。さらに、抗酸化成分である**ビタミンC**、ミネラルバランスを整える**カリウム**、骨を丈夫にする**カルシウム**、貧血を予防する**鉄**もバランスよく含んでいます。

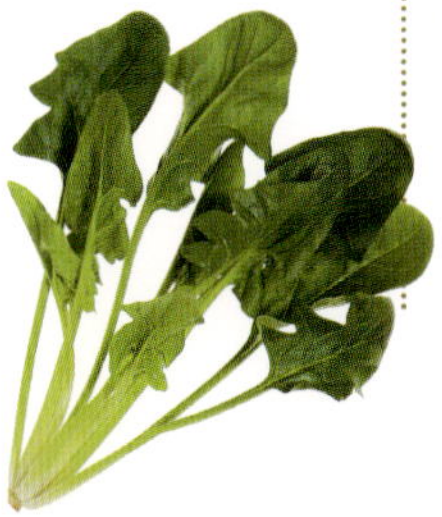

加熱調理がおすすめ

玉レタスよりも葉レタスに高い効果が

レタス

(カロテン、ビタミンC、ビタミンE、アントシアニン)

がん予防には結球する玉レタスより、栄養的にすぐれている葉が開いた葉レタスがおすすめです。特に色の濃いものは、**カロテン**、**ビタミンC**、**ビタミンE**を豊富に含み、強力な抗酸化《こうさんか》作用が期待できます。

葉レタスであるサニーレタスの葉先が赤紫色をしているのは、**アントシアニン**に由来します。アントシアニンは**目に効《き》く**栄養素として知られるほか、抗酸化作用があり、**がん予防**にも効果的です。

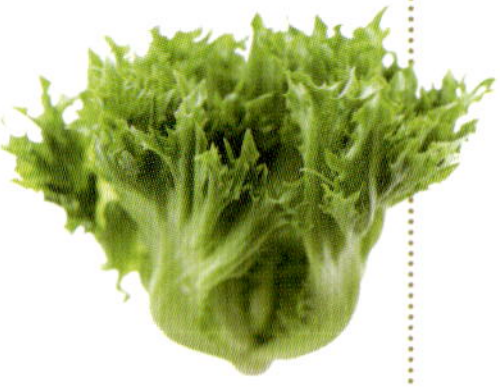

生食がおすすめ

ほうれん草よりもカロテンが豊富

春菊

(カロテン、ビタミンC、ビタミンB群、クロロフィル)

春菊は、ほうれん草よりも**カロテン**が豊富な野菜です。**免疫力を高める**カロテンは、**がん予防に必須**の成分です。

さらに、**ビタミンC・B群**も豊富です。ビタミンCは抗酸化作用で過酸化脂質の生成を防ぎ、がんを抑制する働きが。ビタミンB群は糖質や脂質、たんぱく質を効率的に利用して、代謝《たいしゃ》を高めます。

また、春菊に多く含まれるクロロフィルにも、発がん物質を抑制する働きがあると注目されています。

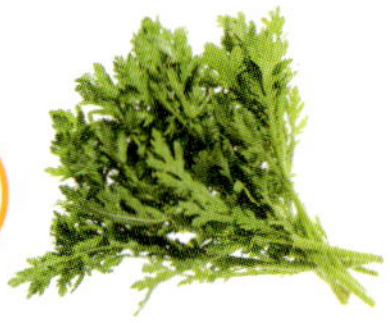

ジュースがおすすめ

117ページ

「王家の野菜」といわれる健康野菜

モロヘイヤ

(カロテン、ビタミンC、ビタミンB群、ビタミンE、カリウム、ビタミンK)

すぐれた栄養をもつことから、エジプトでは**「王家の野菜」**といわれるモロヘイヤは、にんじんよりも多くの**カロテン**を含みます。**ビタミンC**も豊富で、カロテンとともに**がん予防に高い効果**を発揮します。

エネルギー代謝をスムーズにする**ビタミンB群**、過酸化脂質の生成を抑える**ビタミンE**、ミネラルバランスを整える**カリウム**、血液を固める働きがある**ビタミンK**など、多彩な成分が含まれています。

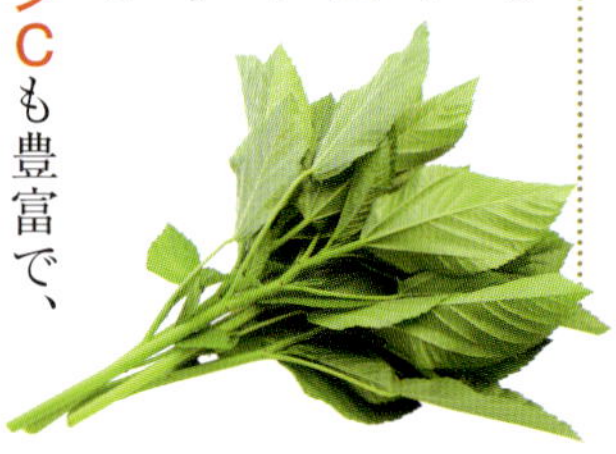

生食・加熱調理がおすすめ

187ページ

発がん物質の生成を辛み成分が妨げる

しょうが

（ジンゲロール、ショウガオール）

しょうがは古くから漢方薬にも使われてきた、薬効の高い香辛料。**がん予防に見逃せない**のが、辛み成分である**ジンゲロール**と**ショウガオール**です。

両方とも強い抗酸化作用があり、発がんを抑える働きをします。発がん物質の生成と発育にはプロスタグランジンE_2という物質の合成が関わっていますが、ジンゲロールとショウガオールには、この合成を抑える抗炎症作用があるのです。

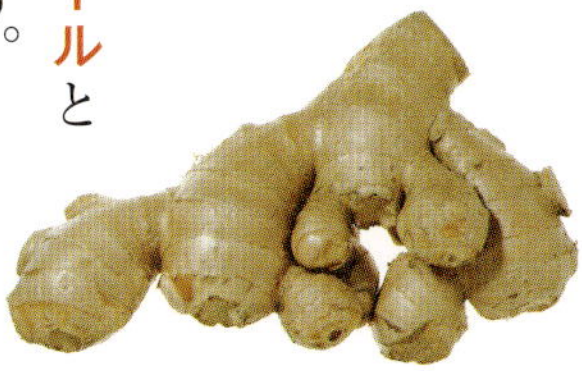

ジュース・生食がおすすめ

119
122
128
180
184
ページ

しいたけ由来の成分は抗がん剤にも

しいたけ

（βグルカン、エリタデニン）

しいたけに含まれる**β《ベータ》グルカン**は、免疫細胞のマクロファージやT型リンパ球を増殖させて免疫力を高めるため、**がんを抑制**する効果が期待できます。国立がんセンターでは、βグルカンの抗腫瘍性《こうしゅようせい》を生かし、しいたけ由来の抗がん剤の開発に成功しています。

また、**エリタデニン**という成分が含まれ、動脈《どうみゃく》硬化《こうか》を引き起こす物質の生成を抑え、**血圧やコレステロールを低下させる**働きをします。

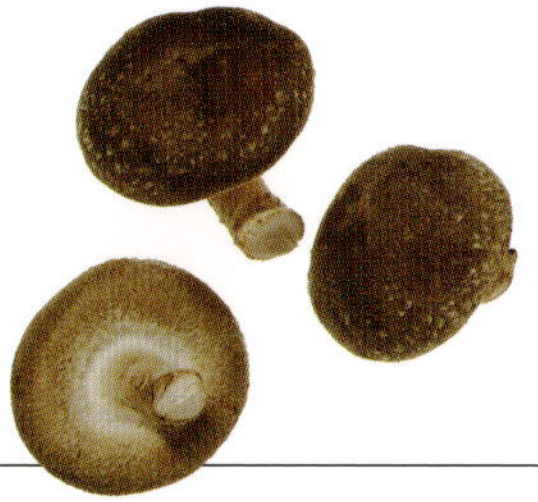

加熱調理がおすすめ

きのこ類でもっとも高い、がん予防効果

まいたけ

（βグルカン）

まいたけは、抗がん効果のある**βグルカン**を含みます。まいたけのβグルカンには、**MDフラクション**という、ほかのβグルカンよりも強力な抗腫瘍作用をもつ成分が含まれ、白血球などの免疫細胞の働きを高め、**がんの予防にすぐれた効果**を発揮します。特に**乳がん、子宮がん、前立腺《ぜんりつせん》がん、肺がんなどに有用性が高い**とみられます。マウス実験では、MDフラクションに抗がん剤より強いがん抑制効果が認められ、抗がん剤と併用すると、さらに高い効果がみられました。

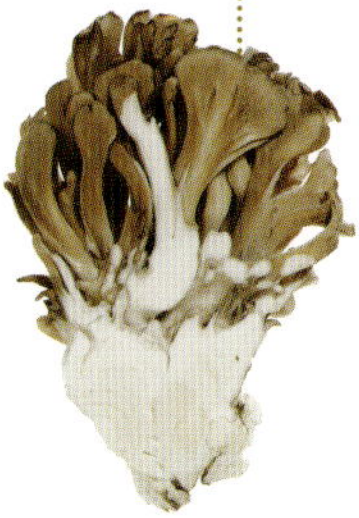

加熱調理がおすすめ

がんの発生と転移を予防する

りんご

（アップルペクチン、ケルセチン、アントシアニン）

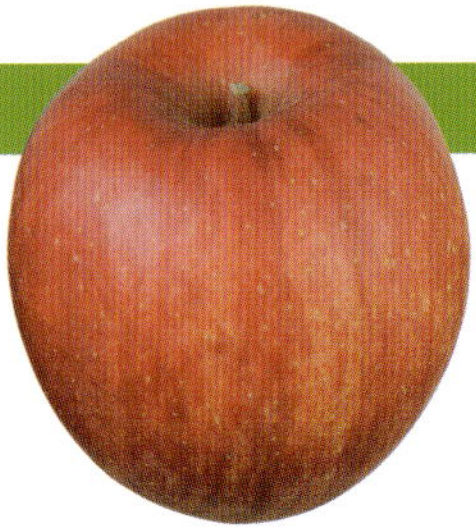

りんごには、食物繊維であるペクチンが豊富に含まれます。リンゴペクチンは、腸の緊張を和らげ、腐敗菌《ふはいきん》が増殖するのを抑えて腸内環境を整えるため、**消化器のがんに有効**です。また、活性酸素《かっせいさんそ》を除去する働きもあります。

さらに、ケルセチン、アントシアニンという抗酸化作用のあるポリフェノールが含まれていて、がん予防に役立ちます。ビタミンやミネラルも豊富です。

ジュースがおすすめ↓ 116～122ページ

豊かな抗酸化成分が活性酸素を除去

レモン

（ビタミンC、クエン酸、ヘスペリジン）

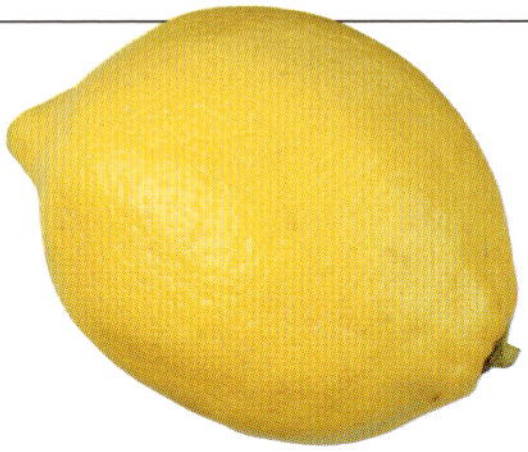

レモンに豊富に含まれるビタミンCには強い抗酸化作用があり、感染症やがんの予防に役立ちます。独特の酸味はクエン酸によるものですが、クエン酸もまた、抗酸化作用が強い成分です。

さらに、レモンに含まれるポリフェノールであるヘスペリジンは、**血管を丈夫にし、血圧やコレステロールの上昇を抑える**とともに、アレルギーやがんを予防すると考えられています。

ジュースがおすすめ↓ 92～104ページ

豊富なビタミンCで免疫力アップ

グレープフルーツ

（ビタミンC、クエン酸、ナリンギン）

グレープフルーツは、豊富なビタミンCとクエン酸を含み、すぐれた抗酸化作用が、がんの予防に効果を示します。

独特の苦みは、ナリンギンというポリフェノールの一種によるもの。ナリンギンには満腹感を早める効果があり、グレープフルーツを食べると食欲が適度に抑えられるといわれています。さらに、香り成分リモネンには、交感神経《こうかんしんけい》を刺激して脂肪の燃焼を促すという説があり、ダイエットに効果があるといわれています。

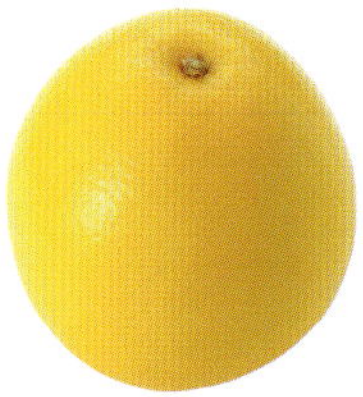

ジュースがおすすめ↓ 107 116ページ

クリプトキサンチンに強い抗がん効果

みかん

（カロテン、ビタミンC、クリプトキサンチン）

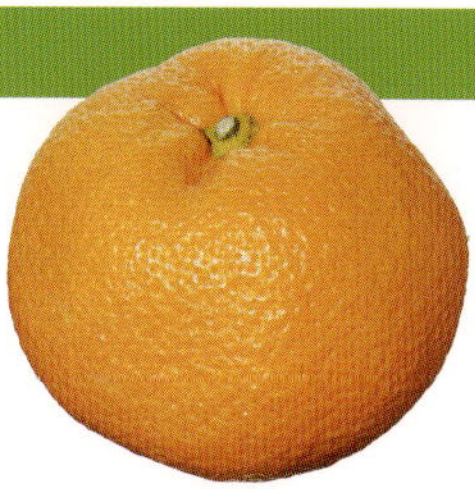

みかんは**カロテン**と**ビタミンC**の宝庫で、カロテンはトマトの約2倍、ビタミンCはレモンの約3分の1含まれています。

最近注目されているのが、温州みかんに含まれる、**クリプトキサンチン**です。クリプトキサンチンはカロテンの仲間で、カロテンよりも**強力な抗がん効果**があることがわかっており、特に**皮膚がん、大腸がん、肺がんに効果が高い**といわれます。

ジュースがおすすめ
120
130
185
ページ

よく熟したものが、がん予防効果が高い

バナナ

（カロテン、カリウム）

バナナは、**カリウム**、**カルシウム**、**マグネシウム**、**カロテン**、**ビタミンB_6**、**ビタミンC**、**食物繊維**など、栄養豊富な果物です。

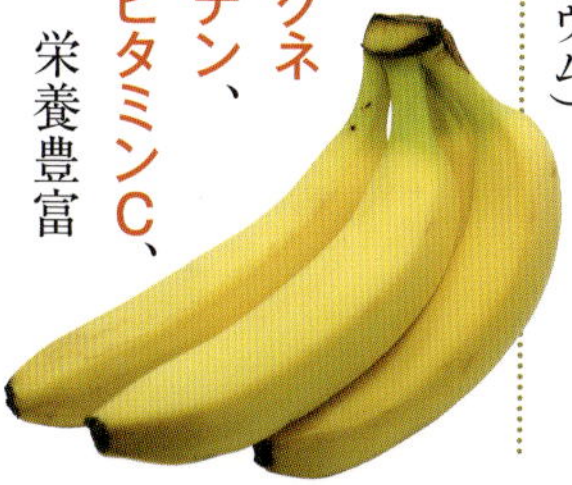

どんな有効成分を含むのか解明が待たれますが、バナナには免疫力を高めて**がんを予防する効果**があることがわかっています。バナナをすりつぶした上《うわ》澄《ず》み液をマウスに注入すると、白血球のマクロファージの活性が高まり、異物を攻撃する免疫細胞である白血球の好中球《こうちゅうきゅう》も活性化したのです。

生食がおすすめ
179
ページ

ビタミンCの宝庫で腸内環境の改善も

いちご

（ビタミンC）

いちごは、強い抗酸化成分である**ビタミンC**の宝庫といわれています。ビタミンCが免疫力を高め、がんや老化の予防に活躍します。さらに、食物繊維である**ペクチン**が、**腸内環境を整え、便秘を改善**してくれるので、**大腸がんの予防**に高い効果があるといわれています。

糖質を効率的に利用させる**ビタミンB_1**、体内のミネラルバランスを整える**カリウム**も含まれています。

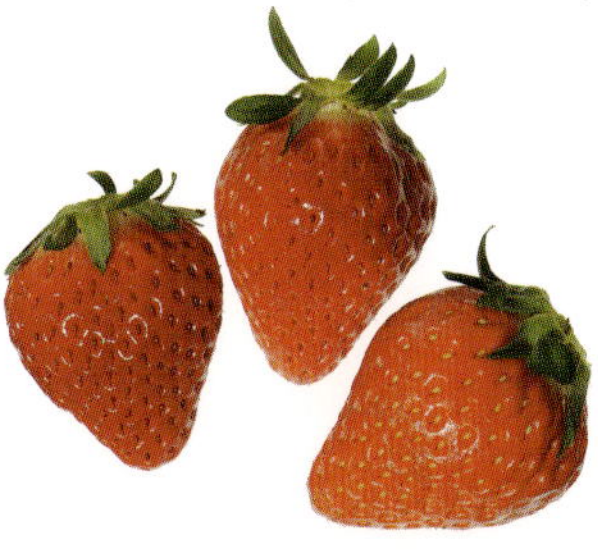

ジュースがおすすめ
104
125
176
ページ

アントシアニンが活性酸素を無害化する

ブルーベリー

（アントシアニン）

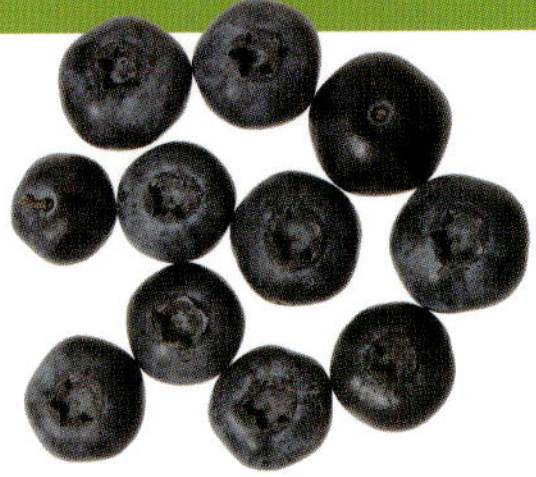

ベリー類は、**がん予防に効果の高い果物**として知られますが、特にブルーベリーには、青紫の色素であるアントシアニンが豊富に含まれています。アントシアニンは、ポリフェノールの一種で「目に効く」成分とされ、視野を拡大させたり夜間の視力を向上させる効果があるといわれます。さらに、強力な抗酸化《こうさんか》作用があり、活性《かっせい》酸素《さんそ》を無害化し、**がんや動脈硬化、老化も予防**してくれます。

ジュース・生食がおすすめ
109
181
ページ

アントシアニンは赤ワインにも豊富

ぶどう

（アントシアニン、ケルセチン、レスベラトロール）

ぶどう類は、抗酸化作用の強いポリフェノールが豊富です。ぶどうのポリフェノールには、**高血圧を予防**するケルセチン、**がん抑制効果**をもつレスベラトロールが含まれます。

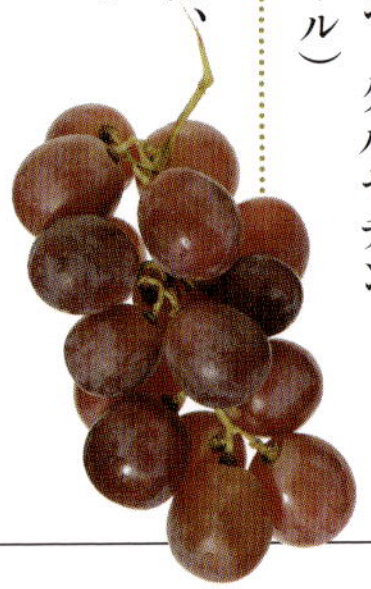

また、赤紫の皮は、多量のアントシアニンを含むため、ぶどうを皮ごと発酵させる赤ワインは、活性酸素を無害化し、**血液循環をよくする**といわれます。高脂質な食事をするフランス人に心筋梗塞《しんきんこうそく》が少ないのは、赤ワインをよく飲むからという説もあります。

ジュースがおすすめ
128
ページ

ミネラル豊富なミラクルフルーツ

プルーン

（アントシアニン、クロロゲン酸、ビタミンC、ビタミンE、ビタミンB_1）

プルーンは「ミラクルフルーツ」と呼ばれるほど、ミネラルが豊富な果物です。特にドライフルーツやペースト状にしたものは抗酸化成分の宝庫で、生で食べるよりもおすすめです。

濃い紅色は、強い抗酸化作用をもつアントシアニンという色素に由来し、活性酸素を無害化して、**がんの予防に働き、なかでも甲状腺がんを防ぐ**といわれます。ほかに、クロロゲン酸という抗酸化作用をもつ成分も含まれます。

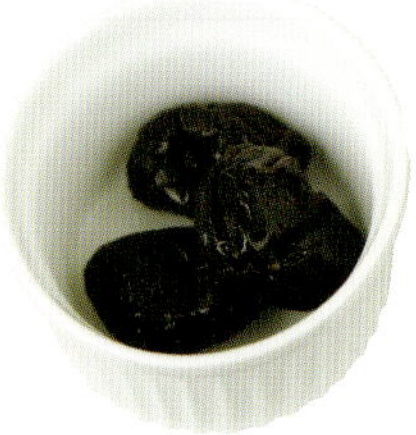

加工品がおすすめ
181
ページ

体内の酵素を活性化し、がん予防に働く

パパイア

（イソチオシアネート、カロテン、リコピン）

人間には発がん性物質を解毒《げどく》する酵素が備わっています。パパイアはこの**酵素の働きを活性化させる力が強い**といわれる果物です。

パパイアには**イソチオシアネート**というイオウ化合物が含まれ、たばこの発がん物質が原因となる**肺がん、肝臓がん、胃がん、大腸がんを予防する効果**があります。

黄色いパパイアは**カロテン**、オレンジ色のものは**リコピン**が豊富。ともに強い抗酸化作用をもち、がんや老化の予防に効果があります。

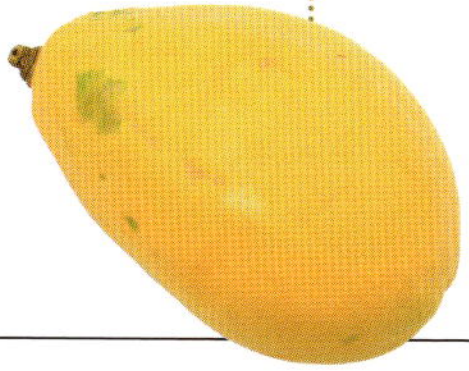

生食がおすすめ

抗がん作用の高いカロテンが豊富

柿

（カロテン、クリプトキサンチン、ペクチン、ビタミンC）

柿は、**カロテン**が豊富で、免疫力を高めて感染症やがんを予防する効果があります。同じくカロテンの仲間である、**クリプトキサンチン**も含まれており、その抗がん作用はカロテンよりも強力であるといわれています。

また、抗酸化作用のある**ビタミンC**が多く、免疫力を高め、がんや老化の予防に役立ちます。からだのミネラルバランスを整える**カリウム**や、腸内環境を改善する**ペクチン**も含んでいます。

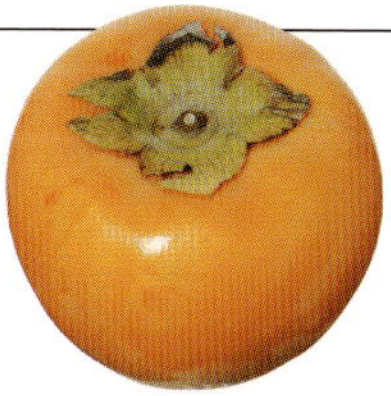

ジュースがおすすめ

↓ 114 128 183 ページ

カリウムがミネラルバランスを調整

いちじく

（カリウム、ペクチン）

いちじくは**カリウム**を豊富に含んでおり、余分なナトリウムを体外に排泄《はいせつ》し、高血圧を防いで、がん予防に働きます。

また、水溶性の食物繊維である**ペクチン**が豊富で、**腸内環境を改善して便通を整えます**。便通がよいと、からだが不要とするコレステロールや糖分、塩分を効率よく排出できるので、生活習慣病を防ぐことができるほか、**消化管のがんの予防にも効果**が期待できます。

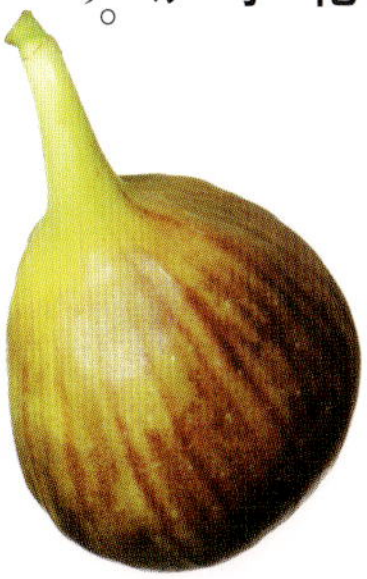

生食・加工品がおすすめ

↓ 178 ページ

毎日の食事にとり入れてがん予防を

いも類

（じゃがいも：ビタミンC、カリウム、ステロイドアルカロイド配糖体、さつまいも：ビタミンC、ガングリオシド、長いも：アミラーゼなど消化酵素、里いも：ムチン）

腹もちがよく多彩な成分が含まれるいも類は、毎日の食事に上手にとり入れたい根菜です。それぞれのいもの種類によって、特徴的な成分が含まれています。

じゃがいもには、**ビタミンC**と**カリウム**が豊富に含まれています。ビタミンCには強い抗酸化《こうさんか》作用があり、**細胞のがん化の抑制や、老化を防ぐ効果**があります。ビタミンCの弱点は熱に弱いことですが、じゃがいものビタミンCはでんぷんに守られているため、加熱しても損失が少ないのがすぐれた点です。また、じゃがいものステロイドアルカロイド配糖体には、がん細胞の増殖を抑える効果があることがわかっています。

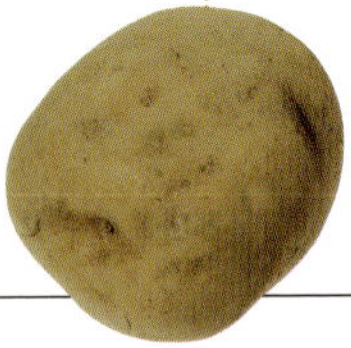

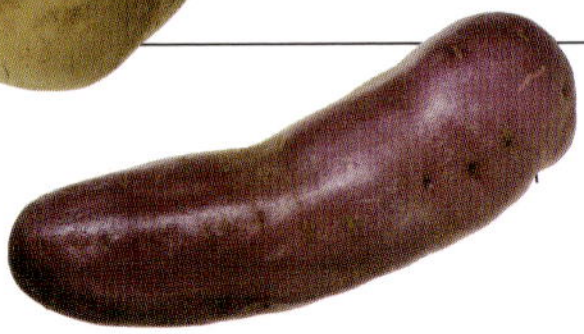

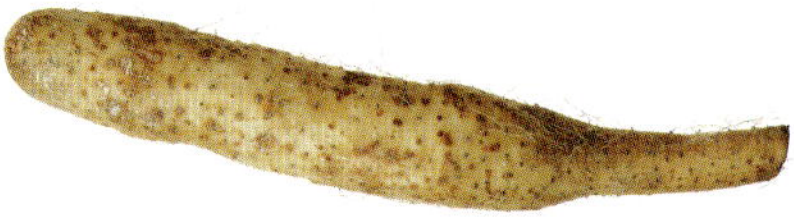

さつまいもは、じゃがいも同様に、ビタミンCを多く含みます。さらに豊富な水溶性と不溶性の食物繊維が、**腸内環境を改善して有害物質の排泄《はいせつ》を促進**するので、大腸がんの予防に有効です。また、がん細胞の増殖を抑える効果のあるガングリオシドという物質も含まれています。

長いもは、**アミラーゼ**などの消化酵素が豊富です。ふつう、いも類は加熱しないと食べられませんが、長いもは大根の約3倍もの消化酵素を含むため、生でも食べられます。特にすりおろすと消化酵素の働きが活性化するので、とろろいもにして食べるのがおすすめです。漢方では粘り気のある食べ物は免疫力を高めるといわれ、漢方薬などにも用いられています。

里いもは、独特のぬめりがありますが、これは**マンナン**や**ムチン**、**ガラクタン**などの食物繊維の働きによるものです。マンナンは**便秘や肥満、糖尿病の予防**、ムチンは**胃粘膜を保護し、老化を予防**する効果があります。ガラクタンは**便秘を予防し、血糖値やコレステロールを低下させる**といわれます。

ぬかや胚芽を含む玄米がおすすめ

玄米・そば

（玄米：フィチン酸、ビタミンB群、そば：ビタミンB_1・B_2、ルチン、ポリフェノール）

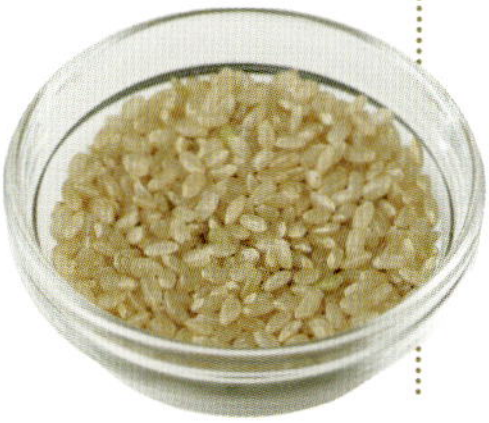

米のぬかや胚芽には、抗がん作用のある成分が含まれています。米ぬかの食物繊維には強い抗酸化作用のあるフィチン酸が大量に含まれ、**がん細胞の増殖を抑える**効果があります。

そばにはビタミンB_1・B_2や、毛細血管を丈夫にする抗酸化成分のルチンが含まれます。また、そばのポリフェノールには強力な抗酸化作用があり、**がんの発生や成長を抑制する**効果が期待できます。

全粒粉のものは食物繊維が豊富

大麦・エン麦・全粒小麦

（大麦：βグルカン）

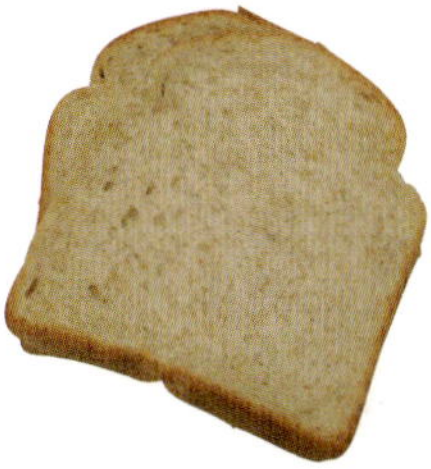

大麦には、精白米の20倍近い食物繊維と、コレステロールを低下させて**がんを抑制する**β《ベータ》グルカンが含まれています。

エン麦《ばく》は、オートミールの材料になる穀物で、アメリカではがん予防に働く食品とされています。ビタミンやミネラルも豊富です。

全粒《ぜんりゅう》小麦粉は、胚《はい》芽《が》や外《がい》皮《ひ》（小麦ふすま）をとり除かずに製粉した小麦粉で、食物繊維やミネラル、酵素が豊富です。

乳がん・前立腺がん予防に効果的

大豆・大豆製品

（イソフラボン、ビタミンB群、ビタミンE、食物繊維）

大豆に含まれるイソフラボンは女性ホルモンに似た成分で、**乳がんや前《ぜん》立《りつ》腺《せん》がんの増殖を抑える**効果があります。ビタミンB群、ビタミンE、食物繊維と栄養豊富な食品ですが、大豆は固くて消化しづらいので、豆腐や納豆、豆乳などで積極的にとりましょう。

納豆のネバネバ成分ナットウキナーゼは、**動《どう》脈《みゃく》硬《こう》化《か》の予防**にも役立ちます。

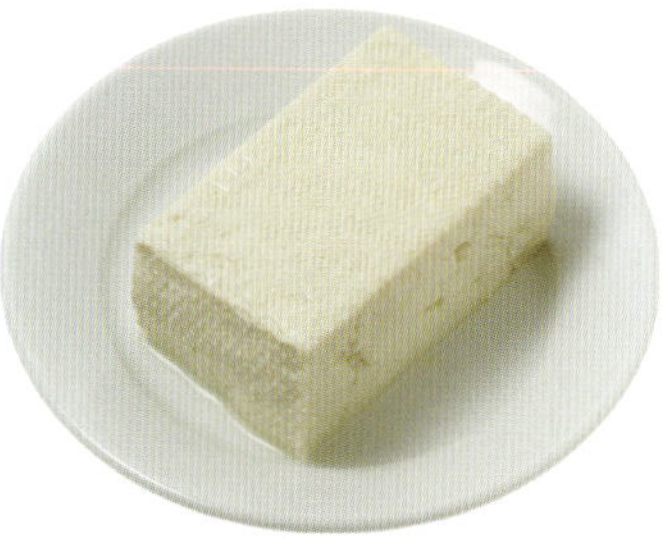

フコイダンが、がん細胞を死滅させる

海藻類

（フコイダン、カリウム）

がん予防に役立つ成分は、海藻のぬめり成分である、水溶性の食物繊維・**フコイダン**です。がん細胞の特徴は、死滅することなく増殖を繰り返すことですが、フコイダンには、がん細胞の表面に穴を開け、DNAを破壊して**がん細胞を死滅させる働き**があります。さらに、がん細胞に栄養や酸素を送る新生血管の生成を阻害《そがい》し、がん細胞の増殖を防ぎます。また、免疫力を増進させる働きもあるといわれています。がんの予防・抑制には、毎日欠かさずとりたい食品です。

フコイダンは海藻類に共通して含まれますが、それぞれの海藻に特徴的な成分もあります。

わかめには、**アルギン酸**という食物繊維が含まれ、コレステロールを下げて動脈硬化《どうみゃくこうか》を予防し、がんや糖尿病を防いでくれます。**カロテン**、**カリウム**、**カルシウム**、**鉄**、**ヨウ素**、**セレン**なども含んでいます。

こんぶには、ミネラルバランスを整えて高血圧を予防するカリウム、**脳卒中や心筋梗塞《しんきんこうそく》を予防**する**マグネシウム**、悪玉《あくだま》コレステロールの酸化を防ぐ**銅**、骨や歯を丈夫にする**カルシウム**などが含まれています。だしとして利用することが多いこんぶですが、煮物などにも利用して、たくさんとり入れるようにしましょう。

もずくは、酢をかけるだけで食べられる便利な加工品が販売されています。**カルシウム**や**カリウム**、貧血を予防する**鉄**などが含まれています。

ひじきは、わかめと同様、抗酸《こうさん》化《か》作用の強い**カロテン**を多く含み、**カルシウム**や**カリウム**、**鉄**、**マグネシウム**などのミネラルも豊富です。乾燥させたものが多く流通していますので、水で戻して煮物にしたり、ゆでてサラダや卵焼きに加えるなど、毎日の食事に積極的にとり入れるとよいでしょう。

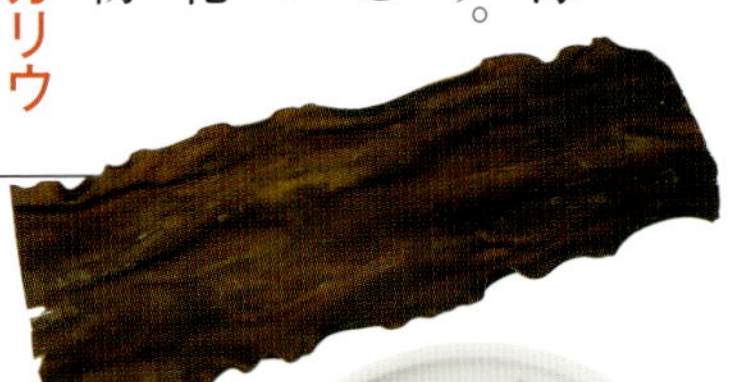

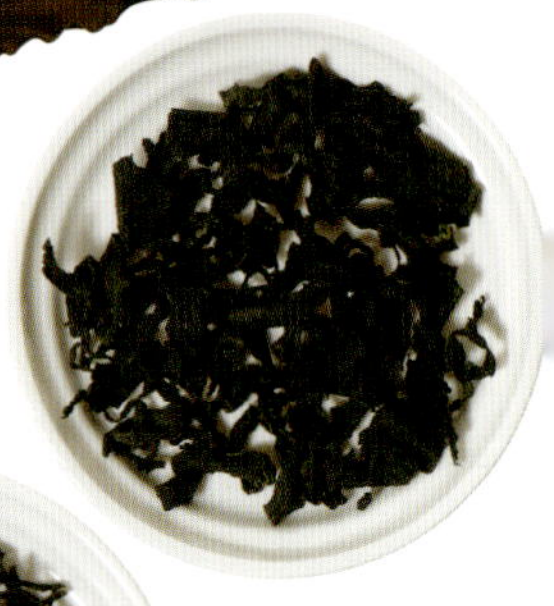

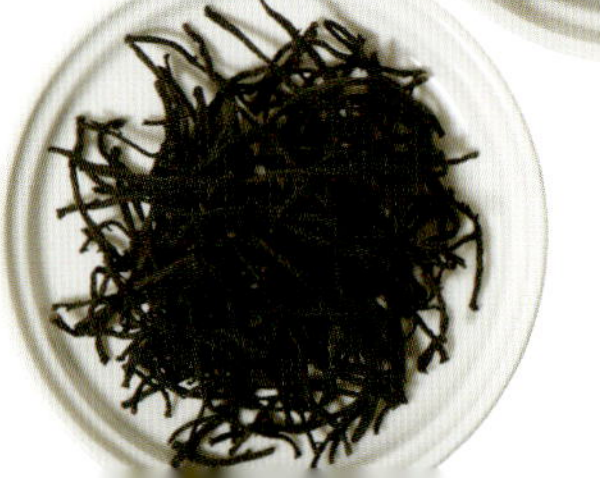

ヘルシーなたんぱく源で、がんを予防

魚介類

（青魚：DHA、EPA、白身魚〔サケ〕：アスタキサンチン、えび・かに：アスタキサンチン、タウリン、貝類：タウリン、亜鉛）

青魚には、マグロ、サバ、イワシ、サンマ、アジなどがあり、**DHA**（ドコサヘキサエン酸）や**EPA**（エイコサペンタエン酸）を豊富に含んでいます。DHAとEPAはすぐれた働きをもつ脂肪酸で、**がんや脳卒中、心筋梗塞、アレルギー疾患を予防する効果**があります。DHAは、がんの発生や促進に関与するプロスタグランジンE2の働きを抑える効果があり、動物実験では、乳がんや大腸がんの予防効果があることがわかりました。

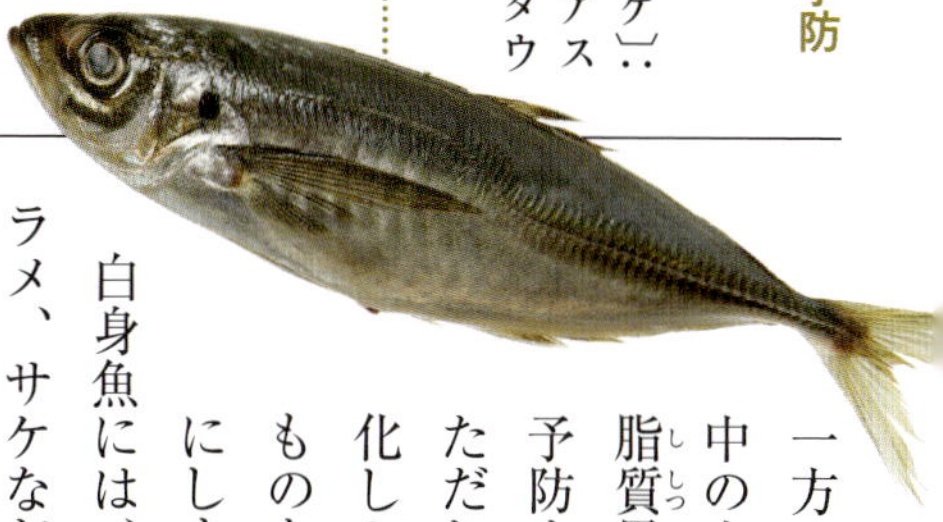

一方のEPAには、血液中の中性脂肪を低下させ、脂質異常症《ししついじょうしょう》や動脈硬化を予防する働きがあります。ただし、青魚の脂肪は酸化しやすいため、新鮮なものを選んで食べるようにしましょう。

白身魚には、カレイ、タラ、ヒラメ、サケなどがありますが、がん予防にもっともおすすめなのがサケです。サケの赤い身の色は、**アスタキサンチン**という色素に由来します。アスタキサンチンは**カロテノイド**の一種で、免疫機能を高めてがんの予防や、転移、再発を防ぐ働きがあります。

えびやかになどの甲殻類にもまた、**アスタキサンチン**が含まれています。アスタキサンチンには**カロテン**の何倍もの抗酸化作用があり、動物実験では膀胱《ぼうこう》がん、大腸がん、舌がんなどに有効であることがわかっています。かにに含まれる**タウリン**も、がんを防ぐ成分だと考えられています。タウリンは人間の臓器に含まれますが、タウリン不足による栄養障害が、がんを招くこともあるからです。

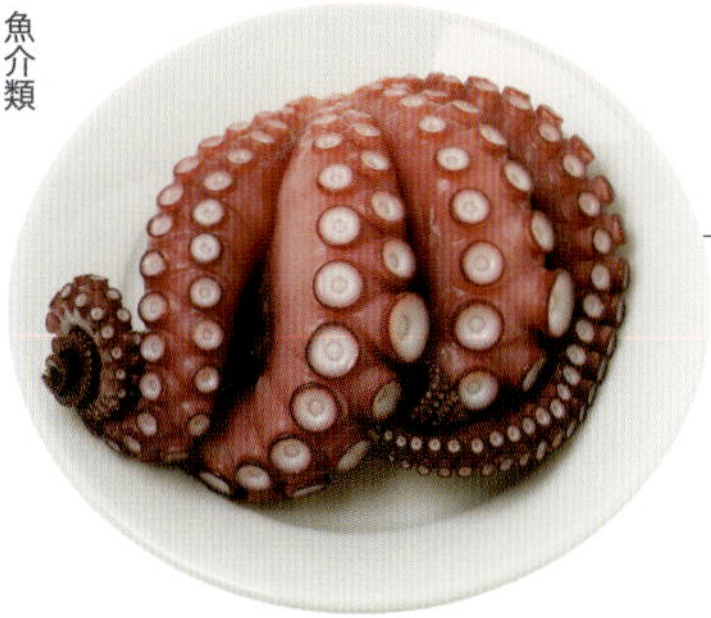

アサリやシジミ、ホタテなどの貝類もまた、タウリンや亜鉛を多く含み、体力を増強し、がん予防に働きます。

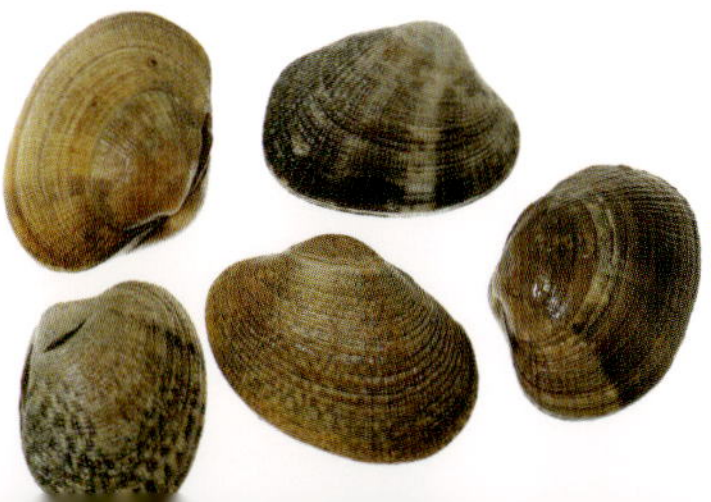

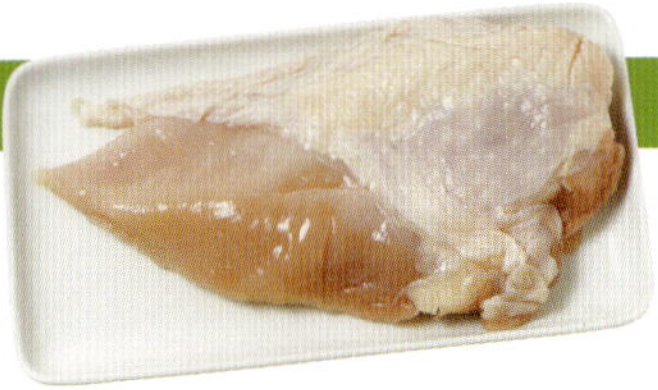

肉を食べるなら鶏肉で高品質のものを

鶏肉

（ビタミンA）

たんぱく質は魚介類や豆類でもとれますが、肉からとる場合は、四足歩行《よんそくほこう》動物は避け、鶏肉を食べるのがおすすめです。

鶏肉は脂質が少なく、**ビタミンA**や**ナイアシン**などの摂取《せっしゅ》に最適です。また、軟骨に豊富に含まれる**コラーゲン**には、**皮膚や毛髪の新陳代謝《しんちんたいしゃ》を促す効果**があります。

ただし、狭い鶏舎で育てられた鶏はエサに抗生物質が混ぜられていることもあるので、できるだけ広い環境で育てられた、高品質の鶏肉を選ぶことが肝心です。

栄養豊富な健康食品、1日1個を目安に

卵

（コリン、リゾチーム）

卵のとりすぎはコレステロールの増加を招くといわれていましたが、近年の研究では、健康な人なら毎日食べてもコレステロール値は上昇しないことがわかっています。高品質の卵を1日1個食べる分には、問題はないでしょう。

黄身に含まれる**コリン**には、脳を活性化させる効果があります。コリンは**がん予防にも効果**があると考えられ、**乳がんのリスクを低くする**という実験結果もあります。白身に含まれる**リゾチーム**には、免疫力を高める働きがあります。

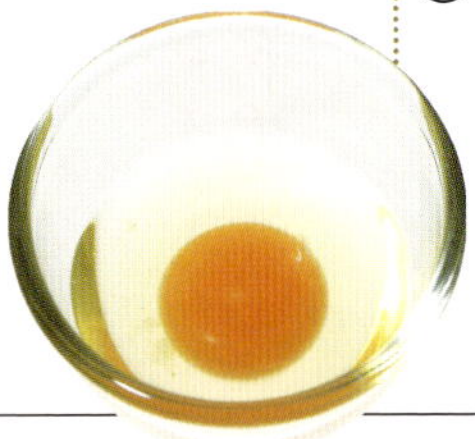

腸内環境を整えて大腸がんを予防

ヨーグルト

（乳酸菌、オリゴ糖）

ヨーグルトには、腸内細菌に働きかけて、がんを予防する効果があります。

腸内細菌には、善玉菌《ぜんだまきん》と悪玉菌《あくだまきん》の2種類があり、悪玉菌が多くなると、有害物質がたまり、大腸がんなどの病気のリスクが高まります。逆に善玉菌が多くなると、悪玉菌の増殖を抑えて、がんの発生が抑制されます。ヨーグルトには、善玉菌の代表である**乳酸菌**と、乳酸菌のエサとなる**オリゴ糖**が含まれています。ヨーグルトを積極的にとることで、**胃がんの原因となるピロリ菌を抑制する効果**があることも知られています。

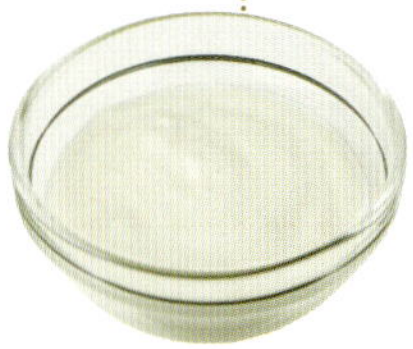

シソ科のハーブには高いがん予防効果

ハーブ

（テルペン類、カロテン、ビタミンC）

ハーブは、香り成分であるテルペン類に、**活性酸素《かっせいさんそ》を除去し、がんを予防**する効果があります。

特にシソ科のハーブであるオレガノ、タイム、ローズマリー、セージ、ミント、バジルは、抗がん効果が高いとされる食材です。料理に使うことで、殺菌消毒、疲労回復、消化促進などの作用も働きます。しそも日本に古くから伝わるシソ科のハーブです。クレソンや香菜《シャンツァイ》は、豊富なカロテンとビタミンCを含んでいます。

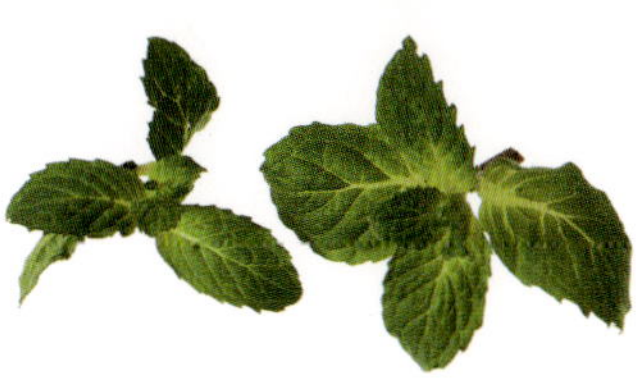

植物油の原料となり、がん予防に働く

ごま・オリーブ

（ごま：セサミノール）

ごまは、体内で**強力な抗酸化《こうさんか》作用**を発揮するセサミノールのもとになる成分を含んでいます。

セサミノールの抗酸化作用はビタミンEよりも強力です。

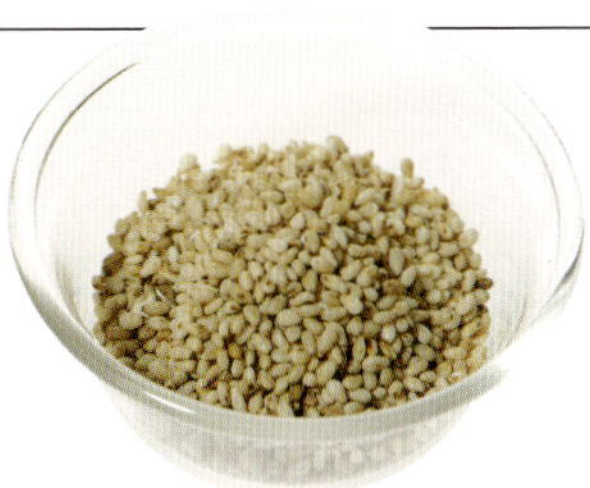

オリーブの実は塩蔵《えんぞう》したものが食用にされますが、実を原料にしたオリーブ油はより手軽に使うことができます。オリーブ油は、**動《どう》脈硬化《みゃくこうか》やがんを予防**する効果があり、酸化しにくい性質をもつので調理油としてすぐれています。

カテキンやポリフェノールが、がんを予防

茶・コーヒー・ココア

（緑茶：カテキン、紅茶：テアフラビン、テアルビジン、コーヒー：クロロゲン酸、ココア：カカオポリフェノール）

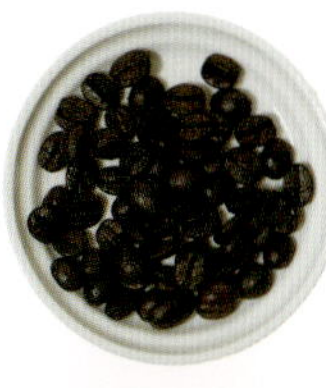

緑茶に含まれるカテキンには抗がん作用があります。紅茶にはテアフラビンやテアルビジンという抗酸化作用をもつポリフェノールが含まれ、がん予防に働きます。

コーヒーに含まれるクロロゲン酸には、がんの要因となる活性酸素を除去する効果があると考えられます。ココアには、カカオポリフェノールという、抗酸化作用をもつ成分が含まれ、**細胞の突然変異を防ぐほか、動脈硬化の予防や、胃粘膜を保護**する作用があります。

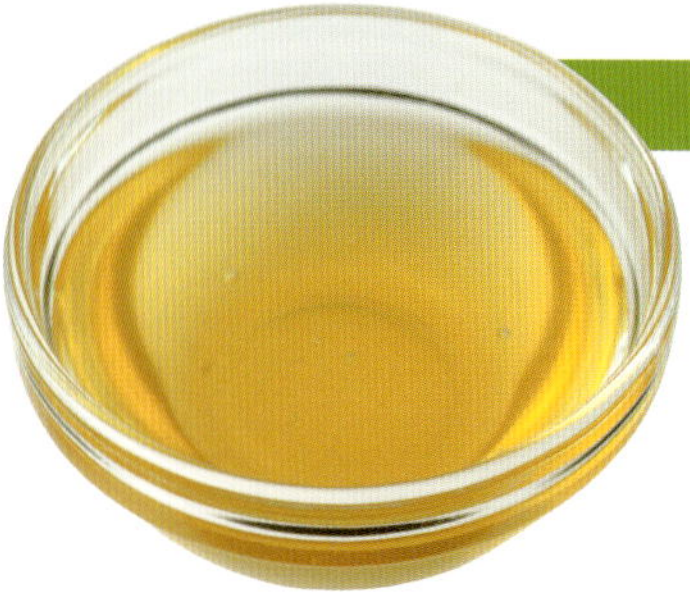

免疫力を高めることで珍重される

はちみつ

（ビタミンB群）

　はちみつは人類最古の甘味料として知られ、**免疫力を高める健康食品**として珍《ちん》重《ちょう》されてきました。**栄養補給や疲労回復**に効果があり、古くから薬としても用いられています。日本では、口内炎の治療薬としても使われてきました。強い殺菌力をもち、pH《ペーハー》4程度の弱酸性なので腐ることがなく、長期間の保存がきくため、使い勝手のいい食品ともいえます。

　はちみつは主成分の**果糖**や**ブドウ糖**以外に、**ビタミンB_1**、**ビタミンB_2**、**パントテン酸**などのビタミンB群や、**ビタミンC**、**亜鉛**、**乳酸**、**クエン酸**、**コハク酸**など多くの栄養素が含まれています。ほかにも、がん予防に効果のある未知の成分が含まれている可能性もあります。

　長寿地域として知られる西アジアのグルジアやアゼルバイジャンでは、はちみつを甘味料として使い、薬としてなめる習慣があるそうです。この地域はヨーグルトをたくさんとる習慣もあるので、**はちみつとヨーグルトの相乗効果で腸内環境が整えられ、免疫力が高くなる**のではないかと考えられています。本書第6章（175ページ）に掲載のヨーグルトベースのドリンクレシピをぜひ試してみましょう。

　健康食品として、1日大さじ2杯程度とるようにするといいでしょう。ただしはちみつは、産地や業者によって品質にばらつきがあります。なるべく純度が高く、農薬の影響が少ない、高品質のものを選ぶことが肝要です。

POINT

甘味づけは、はちみつが万能！

天然の甘味料であるはちみつは、野菜や果物のジュースに加えると、甘みを増すのでおいしくなります。カロテンを多く含む緑黄色野菜や、腸内環境を整えるヨーグルトといっしょにとると、がん予防に特に効果的です。

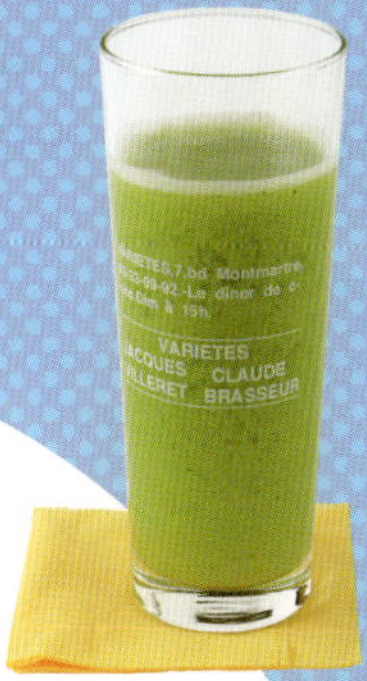

第5章

がんを予防する食事法と生活習慣

第５章では、数多くのがん治療実績を誇る
済陽式食事療法について詳しく解説します。
また、がん体質の改善には、食事以外に
生活習慣の改善が欠かせません。
睡眠や排泄《はいせつ》、運動など、私たちの身近な習慣が
がんの発症に大きく関与しているのです。
食事療法の実践と合わせて、自分の生活を見直してみましょう。

済陽式食事療法

がん体質を変える

済陽式食事療法の有効率は6割以上！

済陽式食事療法は、がんの3大療法（手術・抗がん剤治療・放射線治療）と並行して行う、がん体質を変えるための食事療法です。

実際にがんにかかった患者さんに食事指導を行い、食事療法を実施してもらったところ、**64・5％の患者さんのがんが改善、もしくは完治**した実績があります。

がんはそもそも、ひとりでになる病気ではありません。毎日の生活で何らかの要因が積み重なり、がんという病気を招くのです。30年前にオックスフォード大学名誉教授のドール博士は、がんが起こる要因の約35％が食事、約30％が喫煙によるものと発表しています。つまり、食事に気をつけて、たばこをやめれば、がんのリスクは半分以上下げられるというわけです。

病院でのがん治療は手術や投薬などで、がんに外側から働きかけますが、食事療法はからだの免疫力を高めることで、内側から改善をはかります。**済陽式食事療法は、がんを治療中の人だけでなく、根《こん》治《ち》治療後の再発を予防したい人、がんを未然に防ぎたい人にも効果があります。**

8原則に従って食事を徹底改善

実際の済陽式食事療法は、16ページで紹介した、8原則にのっとって行います。

がんを治療中の人は、まずは自分の食生活を見直すことが必要です。手術でがん細胞をとり除くことができても、それまでと同様の食生活を続けているだけでは、がん体質を変えることはできません。**体質改善のために食事療法を続ける目安は、最低でも3か月です。**できれば半年から1年は続けるようにしましょう。

消化器がんの手術後５年生存率

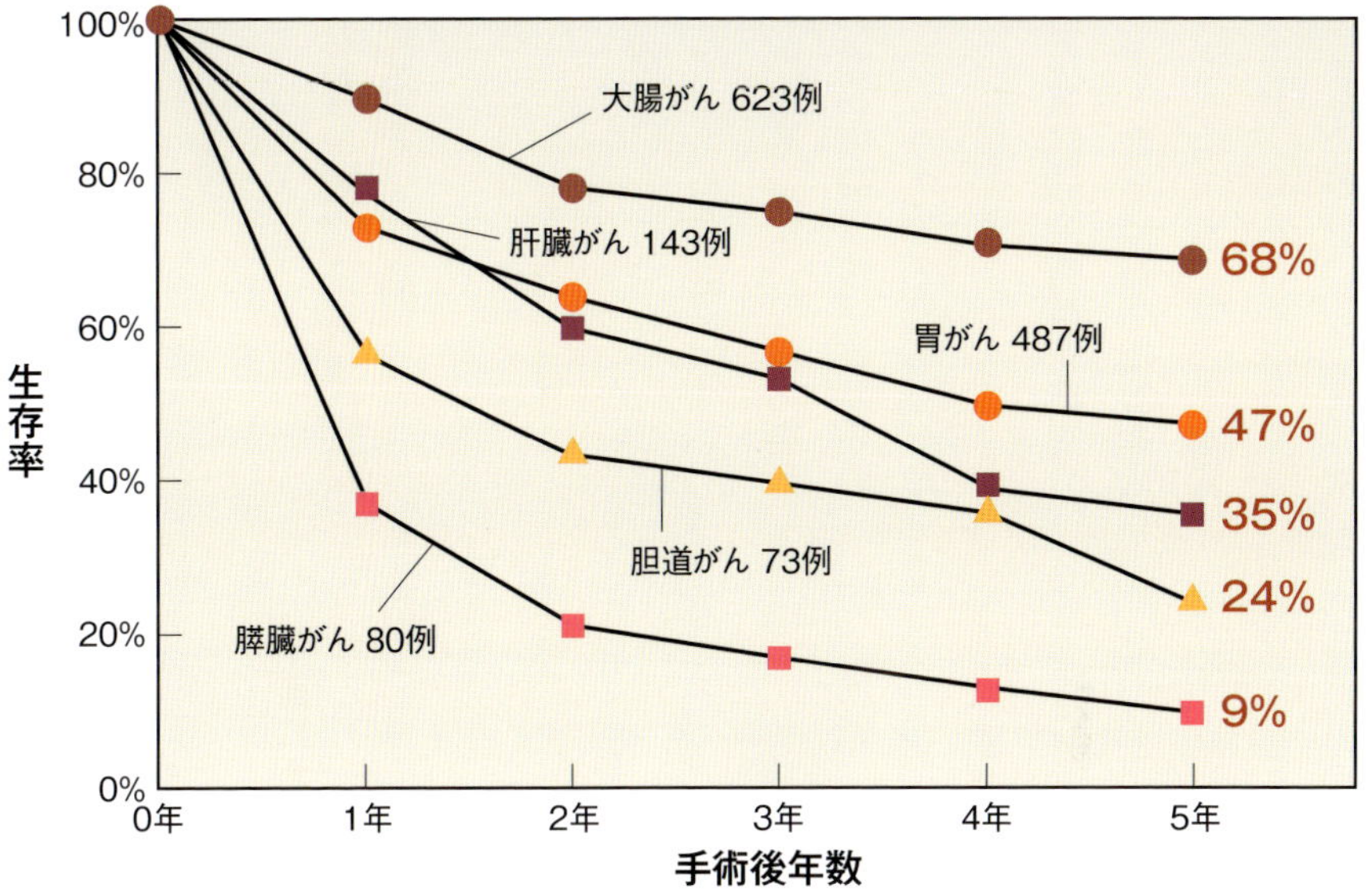

都立荏原病院（2002年）

2002年、著者の勤務していた都立病院では、消化器がん患者の手術後５年生存率は、平均52%。この数字を100%に近づけるため、患者本来の免疫力を引き出す方法として、済陽式食事療法が考案された。

済陽式食事療法の治療実績

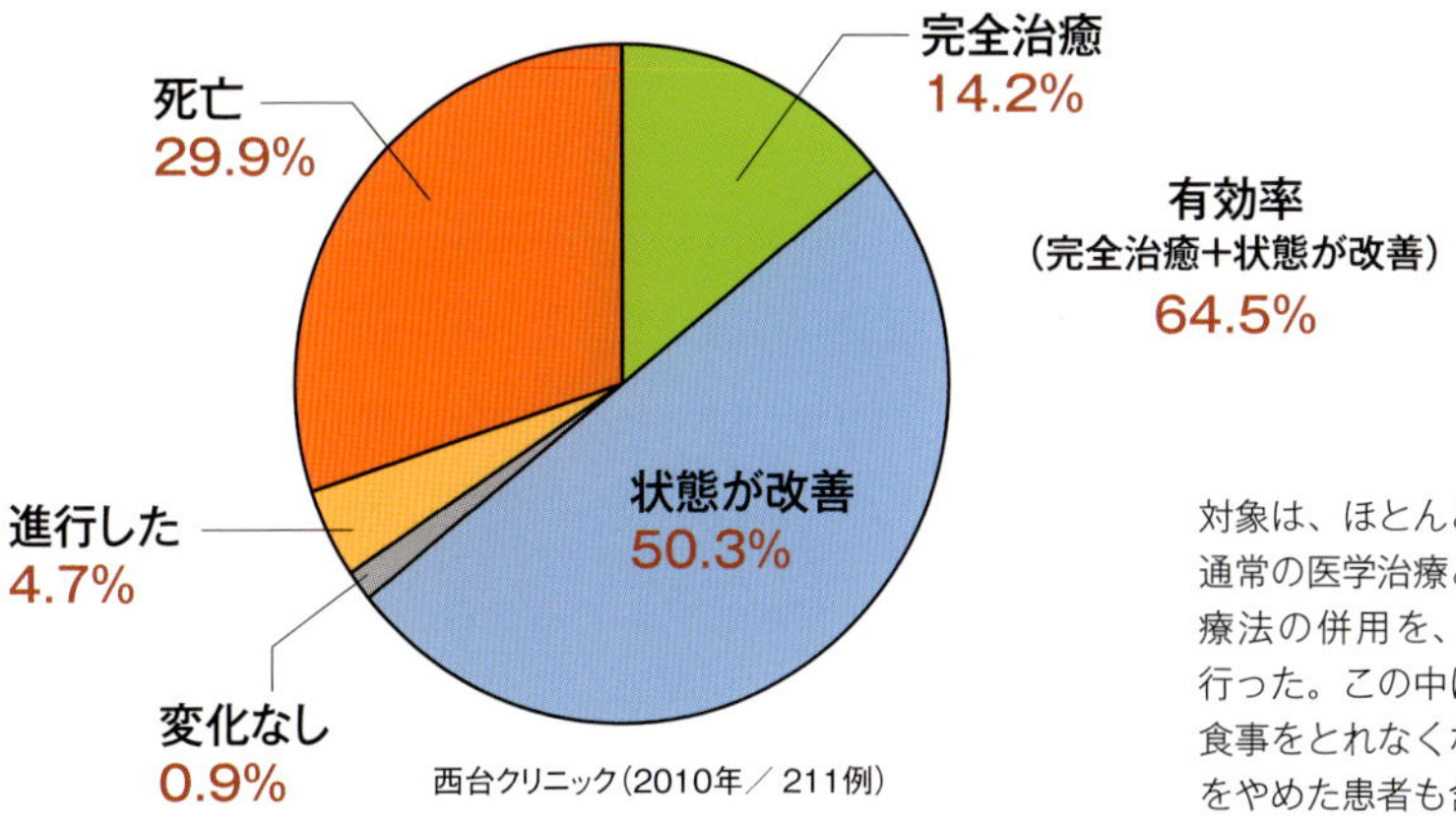

西台クリニック（2010年／ 211例）

対象は、ほとんどが晩期がん。通常の医学治療と済陽式食事療法の併用を、３か月以上行った。この中には、途中で食事をとれなくなり食事療法をやめた患者も含まれる。

毎日の食生活を見直そう

肉中心など、偏った食事にはがんの危険がいっぱい

まずは下のリストを参考に、普段の食生活を見直してみましょう。チェックがついたところは、必ず改善したい点です。

とりわけ注意したいのが、塩分と肉類の過《か》剰《じょう》摂《せっ》取《しゅ》です。これらの習慣は、がんのリスクを高める大きな要因になります。

食生活を客観的に判断するためには、ノートなどに食べたものを記録するとよいでしょう。1週間ほど続けると、食べ物の好みや偏りを把握することができます。

がんの危険が潜む　食生活チェックリスト

- ☐ 丼物やパスタなど、炭水化物に偏った食事が多い。
- ☐ 魚よりも肉類が好きで、毎日一度は肉料理を食べる。
- ☐ 野菜は苦手で、あまり食べない。
- ☐ 皮をむくのが面倒で、果物はほとんど食べない。
- ☐ 豆腐、納豆などの大豆製品はほとんど食べない。
- ☐ わかめやひじきなどの海藻類は、あまり食べない。
- ☐ クリームやバターたっぷりの洋菓子をよく食べる。
- ☐ レトルト食品やファストフードをよく食べる。
- ☐ 唐揚げやコロッケなど、揚げ物をよく食べる。
- ☐ 味が薄いと感じると、食卓で塩をふってしまう。
- ☐ 味つけは酢や香辛料よりも、塩としょうゆに頼りがち。

過剰な活性酸素や塩分摂取…　4つの要因ががんを引き起こす

「がんの芽《め》」となるがん細胞は、健康な人の体内でも毎日数千個が生まれています。からだの免疫力が十分に働けば、がんの芽は摘まれて、がん細胞の増殖を防ぐことができます。しかし、**がん細胞の増殖が免疫力を上回ると、がん化が進んでしまいます。**

がん細胞の増殖を促す大きな要因には、「過剰な活性酸素《かっせいさんそ》」「クエン酸代謝《たいしゃ》の異常」「塩分のとりすぎ」「動物性食品のとりすぎ」の4点が挙げられます。がん体質を改善するためには、これら4つの要因をできるだけ避け、からだの免疫力を高める食生活に変えることが必要です。

過剰な活性酸素

活性酸素は体内で発生する有害物質で、発がんや老化の原因になるとされています。活性酸素が過剰に生まれたり、活性酸素を除去するからだの機能が低下すると、からだの処理能力が追いつかず、がんのリスクが高まります。

クエン酸代謝の異常

クエン酸代謝とは、ATPというエネルギーをつくる細胞内のシステムで、このエネルギーを生み出すことをいいます。**ミネラルバランスの乱れやビタミンB群が不足するとクエン酸代謝がうまく働かず、がんの発生を招きます。**

塩分のとりすぎ

塩分（ナトリウム）をとりすぎると、胃がんになりやすいことはよく知られています。細胞内はナトリウムとカリウムのバランスが一定に保たれていますが、**ナトリウム濃度が上昇すると、細胞は傷つきやすくなり、がん化しやすくなります。**

動物性食品のとりすぎ

牛や豚などの**四足歩行《よんそくほこう》動物の動物性たんぱく質は消化しづらいため、とりすぎると肝臓の解毒力《げどくりょく》が弱まり、発がんを促進してしまいます。**また、動物性脂質は酸化しやすく、遺伝子を傷つけて細胞のがん化を引き起こします。

たくさんとりたい

がんに効く4グループの食品

4グループに属する野菜の大量摂取が体質改善のカギ

がん体質を改善するためには、がん細胞の増殖を促す要因を避け、免疫力を高める食品をとることが必要です。済陽式食事療法では、がん予防に効果的な食品を次の4つのグループに分けています。

❶抗酸化物質を豊富に含む食べ物

活性酸素《かっせいさんそ》を無害化させ、がんを抑制する効果がある食品群です。レモンやにんじん、トマトなどの野菜がこのグループに入ります。

❷ビタミンB群を補う食べ物

スムーズなクエン酸代謝《たいしゃ》に必須のビタミンである、ビタミンB群を多く含む食品群です。ビタミンB群は、**未精製の穀物**などに多く含まれます。

❸カリウムを多く含む食べ物

体内のミネラルバランスを整えるのに有効な食品群です。**カリウムには過剰なナトリウムを排泄《はいせつ》させる作用**があります。**海藻類**のほか、**じゃがいも**などに豊富です。

❹腸内環境を整える食べ物

腸内環境を整えて免疫力を高め、有害物質の速やかな排泄を促す食品群です。**きのこ類**や**りんご**、**ヨーグルト**など。

済陽式食事療法では、これらのグループに含まれる野菜をジュースなどの形で大量にとることで、がん体質からの脱却をはかります。

単品よりも複数の食品を組み合わせてとる

食事の内容を考えるときは、**4つのグループからバランスよく食品を選ぶとがん予防に効果的**です。

たとえば、主食に玄米を選んだら、きのこのにんにく炒め、ひじきの煮物、野菜ジュース、というように、4つのグループから、もれなく食品を選びます。各グループの食品のもつ効果が相乗的に強まり、免疫力を高めてくれます。

がんに効く４グループの食品

がんの予防・改善効果の高い食品を４つのグループに分類しました。
特に免疫力を高める効果の高い食品は、毎日とるとよいでしょう。

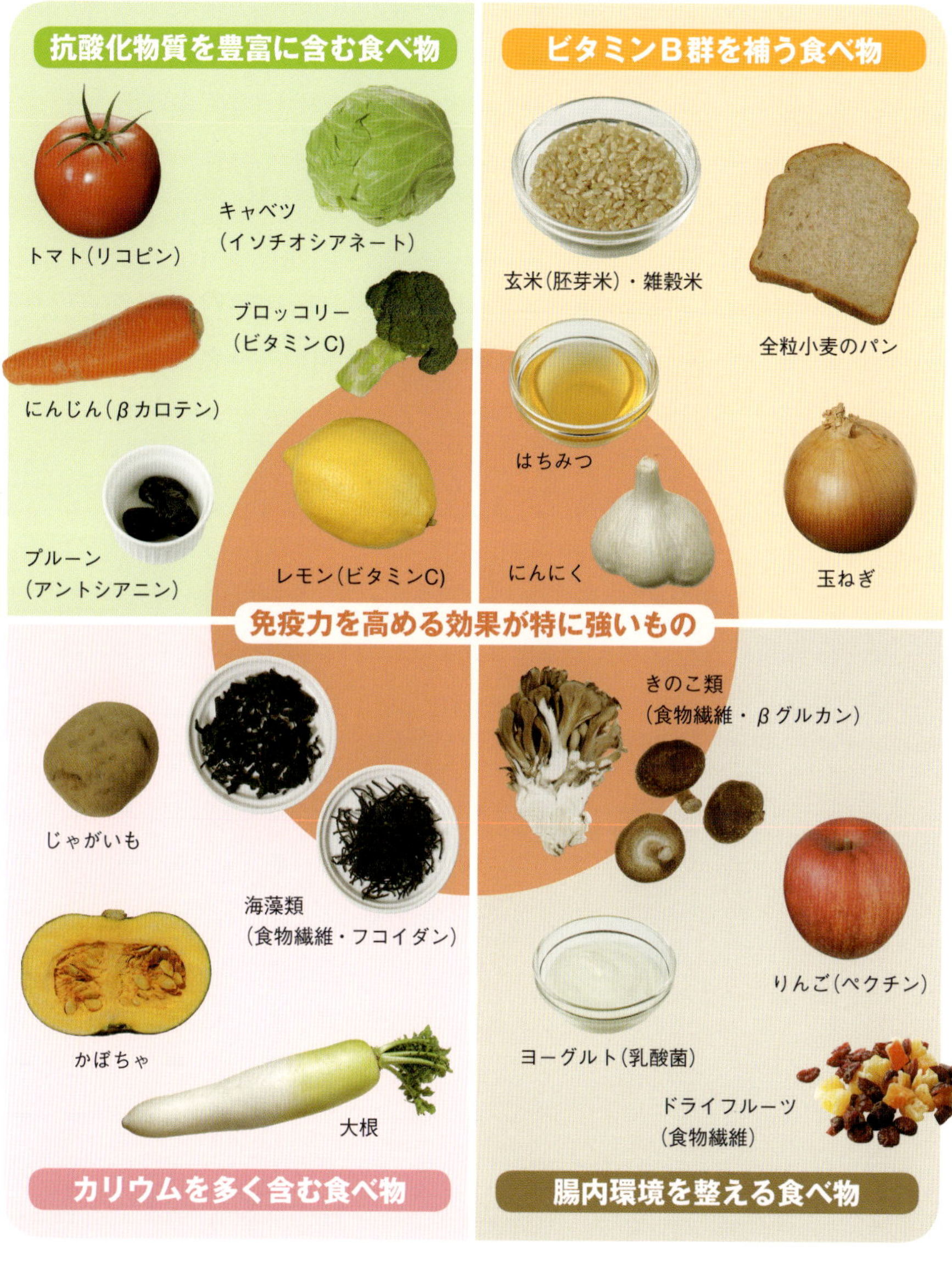
抗酸化物質を豊富に含む食べ物
トマト(リコピン)
キャベツ
(イソチオシアネート)
ブロッコリー
(ビタミンC)
にんじん(βカロテン)
プルーン
(アントシアニン)
レモン(ビタミンC)
ビタミンB群を補う食べ物
玄米(胚芽米)・雑穀米
全粒小麦のパン
はちみつ
にんにく
玉ねぎ
免疫力を高める効果が特に強いもの
じゃがいも
海藻類
(食物繊維・フコイダン)
かぼちゃ
大根
カリウムを多く含む食べ物
きのこ類
(食物繊維・βグルカン)
りんご(ペクチン)
ヨーグルト(乳酸菌)
ドライフルーツ
(食物繊維)
腸内環境を整える食べ物

基本は玄米菜食＋大量の野菜ジュース

がんに効く4つのグループの食品は、**抗《こう》酸《さん》化《か》力《りょく》を発揮して活《かっ》性《せい》酸《さん》素《そ》を無害化する、細胞のクエン酸代謝《たいしゃ》をよくしてがんを防ぐ、細胞のミネラルバランスを整える、腸内環境をよくして免疫力をアップさせるなどの効果**があります。これら4つのグループの食品を効果的にとるためには、玄《げん》米《まい》菜《さい》食《しょく》にプラスして、新鮮な野菜と果物の生ジュースを大量にとることです。

野菜や果物には、体内のミネラルバランスを整えるカリウムや、強い抗酸化作用をもつビタミンC、カロテンなどが豊富に含まれています。また、からだに活力を与える酵素（たんぱく質の一種）も豊富に含まれ、消化力や免疫力を高めてくれます。しかし、ビタミンCや酵素は、加熱に弱いのが欠点です。生野菜をサラダなどにしても、たくさん食べることはなかなかできません。その点、生ジュースにすれば、加熱によるビタミンの損失を防ぎ、さらにたくさんの量を一度にとることができます。

がん治療中の人は1日に1・5〜2ℓ、予防の人は0・6ℓの野菜ジュースを飲むと、がんの抑制に効果があります。

特にとりたい、レモン、はちみつ、海藻類、きのこ類

済陽式食事療法では、特に免疫力を高める食品として、レモン、はちみつ、海藻類、きのこ類を毎日とることをすすめています。

がんを克服した多く人の食生活に共通しているのは、大量の野菜に加え、レモンをたくさんとっていることです。レモンは、抗酸化効果の高いビタミンCや、クエン酸代謝に必要なクエン酸をたっぷり含んでいます。1日2個はとるようにしましょう。

はちみつは、古くから薬として使用されていたほど、免疫力を高める効果がある食品です。1日大さじ2杯を目安にとるようにしましょう。

海藻類にはフコイダンという抗がん作用の高い成分が含まれ、きのこ類にはβ《ベータ》グルカンという免疫力を高める成分が含まれています。さらに、いずれも食物繊維を豊富に含んでいるので、腸内環境を整える効果も期待できます。

がんが減少したアメリカの食事

アメリカでは早くから、食とがんの関係に着目し、研究がすすめられてきました。1980年からは、病気予防と健康増進をめざす国家的プログラム「ヘルシーピープル」がはじまり、がんの要因となる**肉食中心の食生活を、未精製の穀物や野菜、果物を多くとる食生活に切り替えることが推奨《すいしょう》されています**。これにより、アメリカのがん死亡率は、1992年を境に減少をはじめています。

また、アメリカ国立がん研究所では、がんを予防する効果のある食品を「デザイナーフーズ・ピラミッド」として発表し、がん予防の啓発に力を入れています。

デザイナーフーズ・ピラミッド

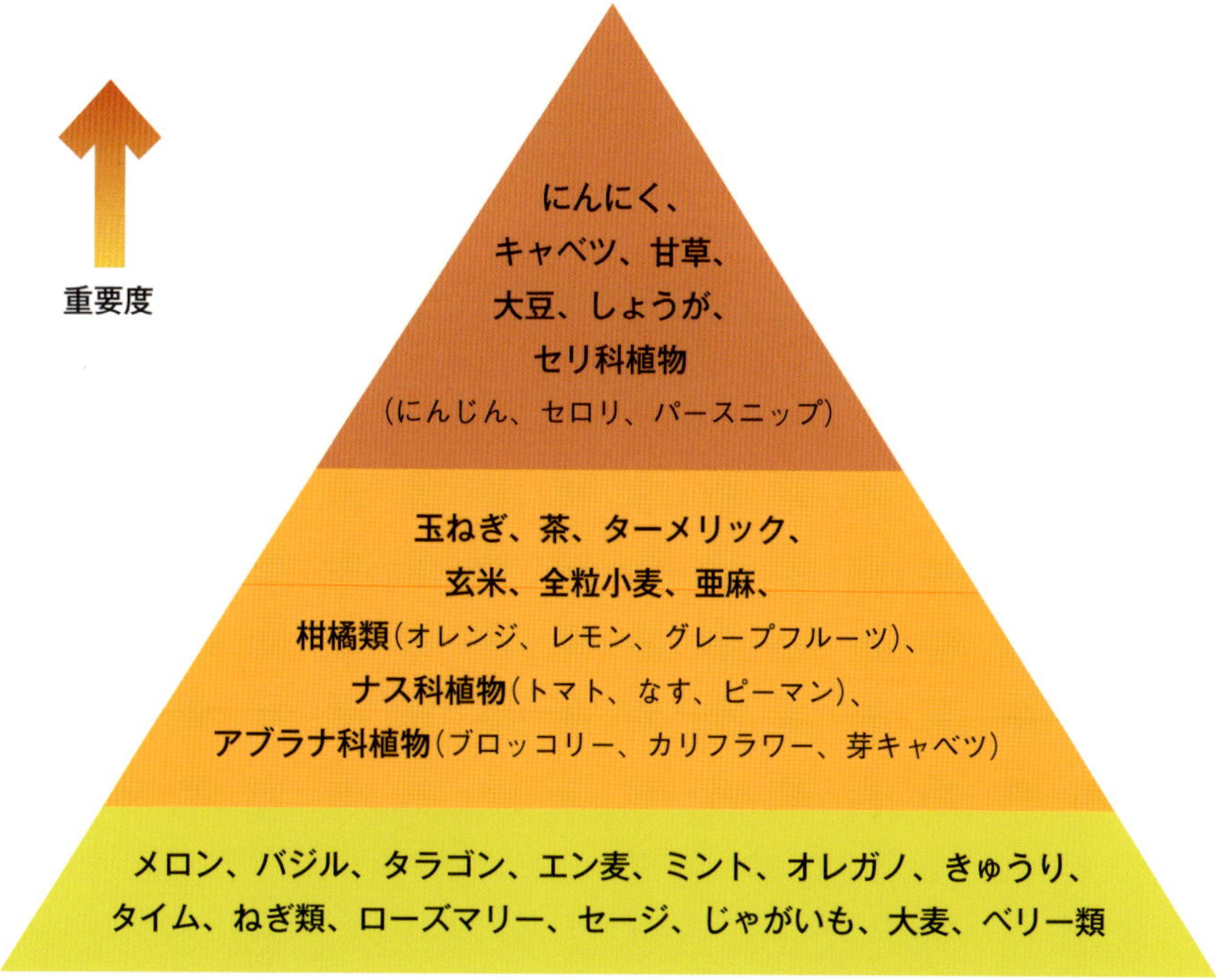
重要度
にんにく、
キャベツ、甘草、
大豆、しょうが、
セリ科植物
（にんじん、セロリ、パースニップ）
玉ねぎ、茶、ターメリック、
玄米、全粒小麦、亜麻、
柑橘類（オレンジ、レモン、グレープフルーツ）、
ナス科植物（トマト、なす、ピーマン）、
アブラナ科植物（ブロッコリー、カリフラワー、芽キャベツ）
メロン、バジル、タラゴン、エン麦、ミント、オレガノ、きゅうり、
タイム、ねぎ類、ローズマリー、セージ、じゃがいも、大麦、ベリー類

1990年、アメリカ国立がん研究所は、長年にわたる研究を踏まえて、がん予防に効果の高い食品をリストアップし「デザイナーフーズ・ピラミッド」として発表した。がん予防の観点から、野菜をランクづけし、ピラミッド型に配置。ピラミッドの上にあるものほど、がん予防効果が高いと認定されている。

気をつけたい がんのリスクを高める食品

食べるものに気をつければがんは未然に防げる

人のからだは、日々の食事からつくられます。ですから、がんのリスクを高める食品を避ければ、がんを未然に防ぐことも可能です。

まず避けたいのが、動物性食品、特に牛や豚などの四足歩行《よんそくほこう》動物の肉です。動物性食品の消化は、からだに負担をかけ、腸内で腐敗《ふはい》しやすく、悪玉菌《あくだまきん》を増やします。肉料理は健康な人でも週に2~3回に控え、治療中の人は半年から1年は控えることが必要です。

次に、意識して避けたいのは塩分です。特に、漬け物や佃煮《つくだに》などには多量の塩分が含まれているので要注意です。化学調味料（うまみ調味料）にはグルタミン酸ナトリウムが含まれているので、塩分同様に使用を控えましょう。

また、**マーガリンやスナック菓子に含まれるトランス脂肪酸も避けたほうが安全**です。トランス脂肪酸は、細胞膜を変化させて免疫力を下げ、発がんリスクを高めると指摘されています。

“植物性”や“自然のもの”がメインの食事に切り替える

加工品に頼りすぎる食生活は、塩分や食品添加物の過剰摂取《かじょうせっしゅ》の心配があります。一方、無農薬の野菜を入手して自宅でジュースなどにして飲めば、食の安全性が高まり、がんのリスクを減らせます。加工品ではなく、できる限り自然のものを食べるようにしましょう。

また、からだを構成するたんぱく質は、動物性食品より、植物性食品からとることが大切です。大豆や豆腐などの大豆製品などを積極的にとるようにしましょう。

油脂《ゆし》を使うときは、ラードやバターなどの動物性油脂ではなく、**ごま油やオリーブ油などの植物性油脂を選ぶ**ようにします。

状況に応じて避けたいもの

治療中の人は、がんの危険性を高める食品を制限する必要があります。
予防目的の人も、意識して量を減らすよう心がけましょう。

塩分

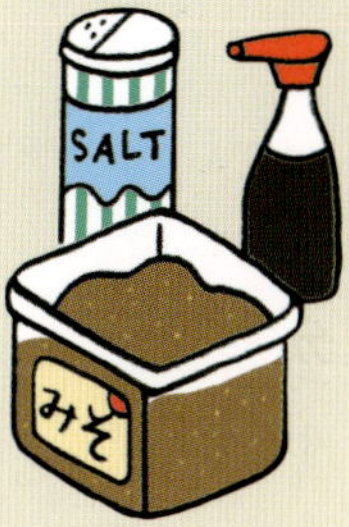

塩分のとりすぎは、からだのミネラルバランスを損ねてがん体質を招きます。治療中の人は限りなく無塩に、予防の人は1日5gまでが目安です。

四足歩行動物

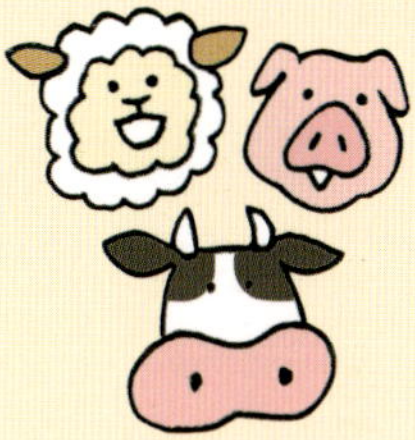

四足歩行動物のたんぱく質を過剰にとると、肝臓の酵素反応が活性化し、がんを促進します。治療中の人は半年～1年は厳禁、予防の人は週2～3回を目安にして。

動物性油脂

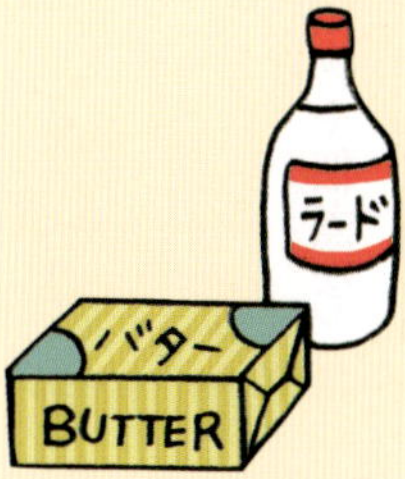

ラードやバターなどの動物性油脂は体内で酸化しやすいので、使用は避けます。炒め物には、加熱しても酸化しづらいオリーブ油か、ごま油を使いましょう。

加工食品

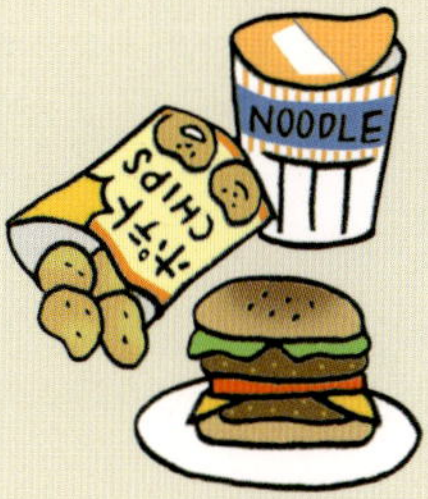

加工食品には、塩分や食品添加物が多く含まれます。食品添加物には亜硝酸ナトリウムのように発がんリスクの恐れがある物質もあり、避けたほうが無難です。

たばこ

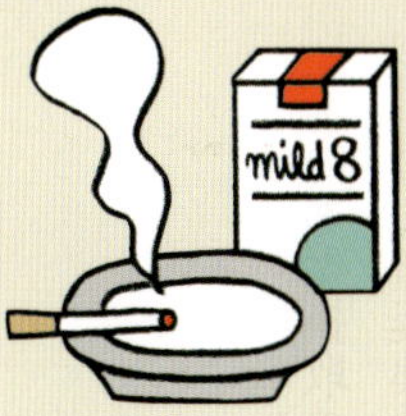

たばこは発がん物質を多数含み、体内でビタミンCを大量に消費します。速やかに禁煙をし、さらに受動喫煙も避けるよう、十分な環境への注意が必要です。

アルコール

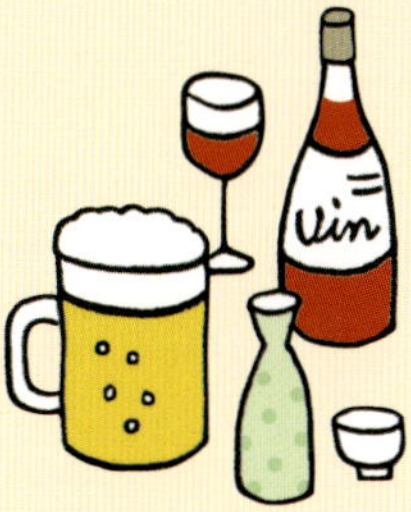

節度をもって楽しむ分にはかまいませんが、過剰摂取は肝機能に負担をかけます。がん治療中の人は完全に禁酒し、予防中の人は適量を心がけましょう。

理想の食事は日本の伝統食＋減塩

がん予防に有効な伝統的日本食

　米を主食に、野菜、魚介類、海藻、大豆製品をバランスよくとる日本食は、ヘルシーフードとして欧米諸国から注目されてきました。アメリカの健康と食生活に関する調査「マクガバン・レポート」（1977年）では、元禄《げんろく》時代以前の日本の食事がもっとも理想的だと賞讃しています。

　元禄時代以前と限定する理由は、米の精製《せいせい》技術が進歩する以前の、玄米や雑穀《ざっこく》を中心とする食生活のほうが、健康に好ましいと評価しているからです。

　しかし、現在の日本は食の欧米化が進み、野菜の消費が減り、肉中心の食事やファストフードなど、がんリスクの高い食生活になっています。実際に、日本人のがん死亡率は上昇を続け、がんの低年齢化も進んでいます。日本の伝統食を見直し、玄米菜食《げんまいさいしょく》を中心とした生活に切り替えるようにしたいものです。

　ただし、日本の伝統食にも塩分が高いという欠点があります。しょうゆやみそ、塩の使用を控える、漬け物はほどほどにするなど、減塩の工夫が必要です。

今こそ見直したい「縄文時代の食」

　日本の伝統的な食事を考えるうえで「縄文《じょうもん》時代の食」を見直すことも参考になります。

　縄文時代は1万年以上も続き、苛酷な自然環境の中で日本人は生き抜いてきました。当時の人々は、未精製の穀物や野菜、果実、どんぐりなどの堅果類《けんかるい》、魚介類などを食べて、飢餓や感染症と戦ってきました。長年にわたり日本人のからだをつくってきた縄文時代の食生活を、参考にしてみるのも一案です。

現代にも生かしたい

縄文食のポイント

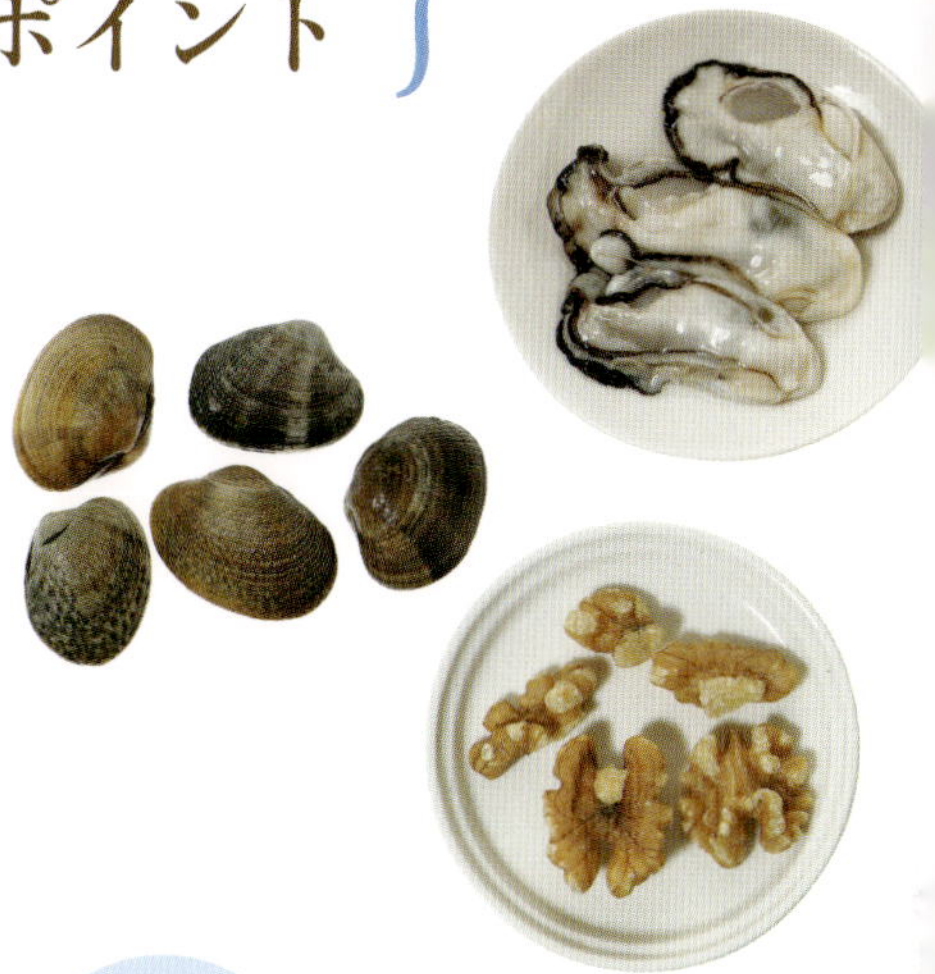

たんぱく源は魚介類や豆製品から補給する

厳しい冬を越す縄文人の体質は、抗酸《こうさん》化《か》作用の強いサケや、ビタミンやミネラルが豊富な貝の常食によってつくられました。動物性たんぱく質は、できるだけ魚介類からとりましょう。

主食には白米ではなく胚芽成分のある玄米を食べる

米や麦の胚芽《はいが》の部分は、ミネラルや酵素の宝庫です。玄米が食べづらい人は、分搗《ぶづ》き米や胚芽米からはじめてもよいでしょう。パンも全粒粉《ぜんりゅうふん》の小麦粉を使ったものがおすすめです。

野菜・果物・堅果類から食物繊維をとる

縄文人は栗、くるみ、どんぐりなどの堅果類や果物を食べていました。堅果類は比較的低カロリーで高たんぱく、食物繊維が豊富です。野菜や果物のほか、堅果類も上手にとり入れましょう。

栄養価にすぐれた玄米ごはん

玄米は、精製せずにもみ殻だけをとったお米で、白米では除かれる胚芽とぬか層が残っています。胚芽やぬか層には酵素やビタミン、ミネラル、食物繊維が豊富です。特にぬか層の部分は抗酸化性が高く、1日のうち1食を玄米にするだけでも、がん予防に効果があります。

	玄米（100g）	白米（100g）
ビタミンB_1	0.16mg	0.02mg
ビタミンB_6	0.21mg	0.02mg
ビタミンE	0.5mg	微量
食物繊維	1.4g	0.3g

睡眠

夜の眠りは からだの修繕タイム

がん予防には食生活の改善が最も有効ですが、ほかの生活習慣でも免疫力は強化できます。

そのひとつが十分な睡眠をとること。なぜなら、**眠っている間は、成長ホルモンが分泌され、傷ついた細胞を修復する働きがある**からです。夜の睡眠はからだの修繕時間にあたります。健康を保つためには、適切な睡眠が不可欠です。

質のよい睡眠が免疫力を高める

新潟大学の安《あ》保《ぼ》徹《とおる》教授は、免疫の働きは自律神経と深く関わっているという研究を行い、**快眠が免疫力を高める**と報告しています。

自律神経には交《こう》感《かん》神《しん》経《けい》と副交感神経がありますが、昼は主に交感神経が、夜は主に副交感神経が優位に働きます。人のからだは、この二つの自律神経がバランスよく働くことで快調を保っています。

自律神経をバランスよく働かせるためには、太陽がのぼる朝に起きて日中活動し、太陽が沈んで夜になったらしっかり眠るという自然の摂理に即した、規則的な睡眠習慣が欠かせません。

免疫力は、寝ている間につくられる

また、人間のからだの免疫力は、副交感神経が優位になる夜に高まることがわかっています。副交感神経が優位になると、消化吸収が盛んになり、「がんの芽《め》」を摘む、大切な免疫細胞であるリンパ球の数が増加するからです。

夜はしっかり寝てからだの回復力をアップさせ、がんの発症を防ぎましょう。

理想的な睡眠

1 早寝早起きの習慣を身につける

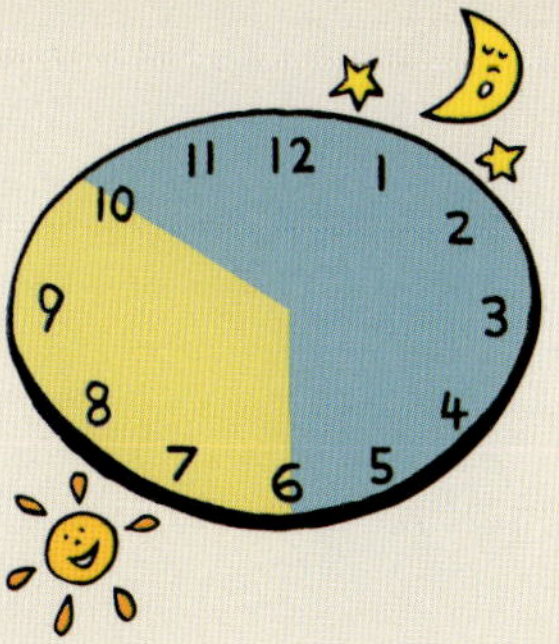

暗くなったら眠り、朝日を浴びて目覚めるのが人間本来の生活リズムです。まずは、早寝早起きを心がけましょう。忙しい人も、夜12時までには床に入るのが理想です。

2 がん患者は8～9時間、健康な人でも7～8時間の睡眠を確保する

がん治療中の人は、８～９時間の睡眠時間を確保するようにしましょう。健康な人でも、７～８時間は眠るようにします。十分な睡眠時間をとることが、からだの免疫力を高めます。

3 寝すぎに注意する

睡眠は十分にとることが大切ですが、１日に10時間以上寝てしまうと、生活のリズムを壊してしまい、逆効果です。また、夜更かしをして、昼間は寝ているという生活もよくありません。自然の摂理に即した、規則正しい睡眠が基本です。

4 昼寝を効果的にとり入れる

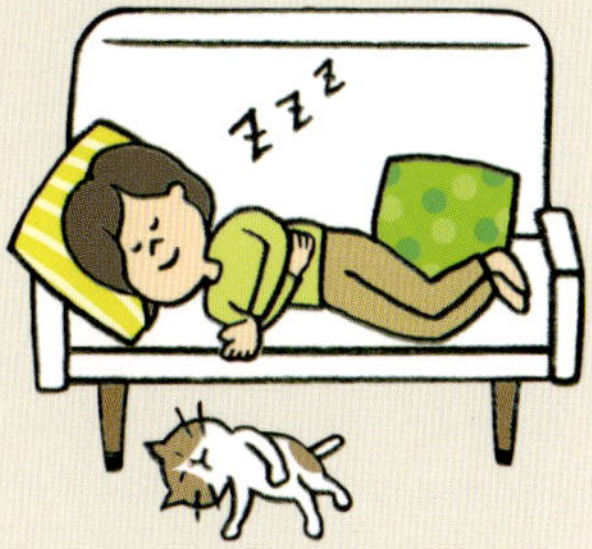

夜に十分な睡眠時間がとれない場合は、短時間の昼寝をとり入れるとよいでしょう。横になるだけでもかまいません。からだを重力から解放して、心臓を休ませることも大事です。

排泄

腸に便をためるのは毒素をため込むこと

便秘は、がん予防という観点からもよくありません。便の中には多量の腸内細菌や、毒素《どくそ》、発がん物質などが含まれていますが、便秘はこれらの有害物質を腸内にため込むことになり、また、腸壁から有害物質が吸収されることで、肝臓や腎臓に負担をかけるからです。さらに、大腸がんのリスクを高める危険性もあります。

便秘がちの人は、食物繊維を意識してとったり、適度な運動をとり入れたりしてみましょう。食物繊維は野菜に多く含まれるので、済陽式食事療法を実施していれば、自然と下痢や便秘を遠ざけることが期待できます。

便通の状態で腸内環境をチェック

便通は腸内環境の状態をはかるバロメーターになります。**便秘や下痢は、腸内環境が悪化しているというサイン**です。腸内に多数いる腸内細菌には善玉菌《ぜんだまきん》と悪玉菌《あくだまきん》の2種類があり、善玉菌が多いときの腸内環境は良好で、健全な働きが保たれます。

最近の研究では、からだの免疫機能は大腸や小腸に多く備わっていることがわかりました。これを腸管免疫といい、全身の免疫をつかさどるリンパ球の6～7割は、腸管に存在しているといわれます。このことから、からだの免疫機能における腸管の働きは、きわめて大きいといえます。

腸内環境をよくするためには、**食物繊維を多く含むきのこ類や海藻類、りんごなどのほか、乳酸菌の宝庫であるヨーグルトなどを積極的にとる**ようにします。また、毎日の便通で腸内環境をチェックすることも大切です。

実践POINT

腸の環境を整えるには、ヨーグルトや食物繊維の多い食品を多くとります。済陽式食事療法を続ければ、便秘や下痢の改善にも役立ちます。

禁煙

たばこは多量の発がん物質を含む

たばこには200種類以上の有害物質が含まれているといわれ、特に**タールとニコチンは発がん性物質**として知られます。たばこというと肺がんを想像しますが、肺がんだけでなく、口腔《こうくう》がん、食道がん、胃がん、膵臓《すいぞう》がんなどを引き起こすリスクもあります。

喫煙は、体内で免疫機能を強化するビタミンCを著しく消耗します。たばこを1本吸うだけで、25mgのビタミンCが失われてしまいます。これは、レモン約1個分以上のビタミンCに相当する量です。

さらにたばこの煙は、体内でがんのリスクを高める活性《かっせい》酸素《さんそ》を増加させたり、肌や骨の老化を促進させたりします。

受動喫煙も×、まわりの環境に気をつけて

たばこの煙は、周囲にも悪影響を与えます。たばこを吸わない人が喫煙者の出す煙を吸うことを受動喫煙といいますが、**肺がんのリスクは喫煙者の20~30倍も高い**といわれます。これは、受動喫煙では、フィルターを通さずに煙を吸い込むことになるため、発がん性物質を喫煙者よりも高い濃度でとり込んでしまうからです。

がん体質を変えるには禁煙はもちろん、受動喫煙を避けることが大切です。

習慣的に喫煙する人の割合 年次推移(2003~2010年)

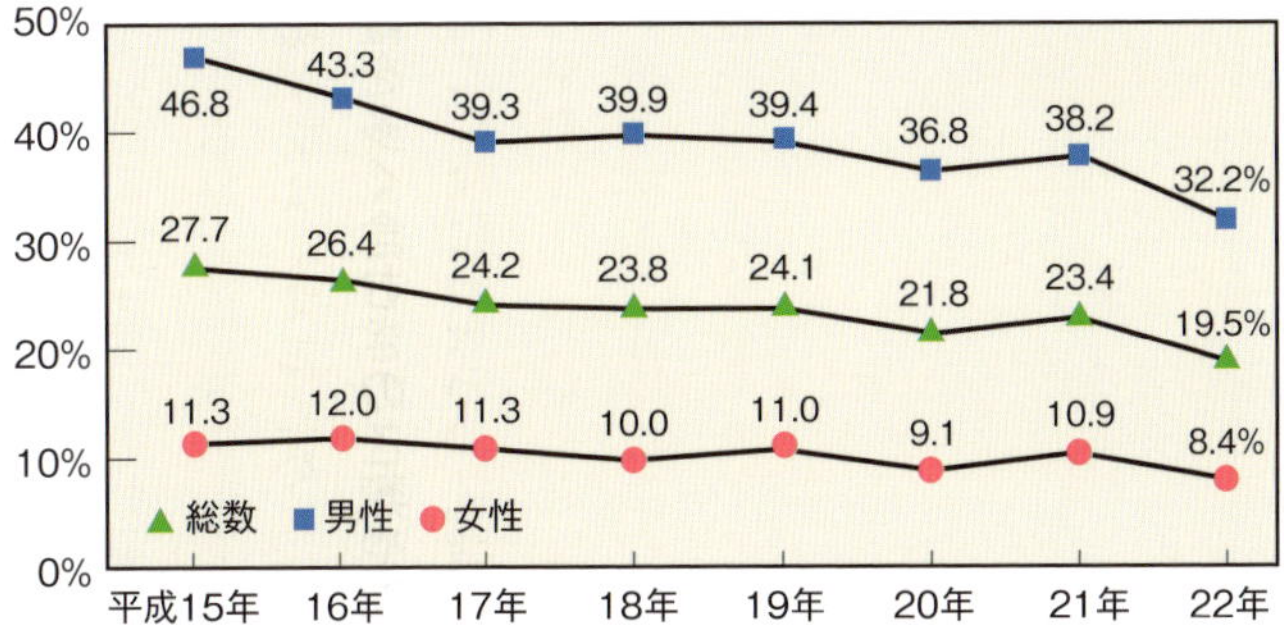

※これまで合計100本または6か月以上たばこを吸っている(吸っていた)人のうち、「この1か月間に毎日またはときどきたばこを吸っている」と回答した人。

(厚生労働省「平成22年国民健康・栄養調査」より作成)

運動

全身の血流を高めるには ふくらはぎを鍛える

生活に適度な運動をとり入れることも、免疫力アップのためには欠かせません。からだを動かして筋肉を使うと、体温が上がって血行がよくなりますが、血行がよくなると、免疫細胞がからだのすみずみまで行き渡るため、免疫力が高まるからです。

血液がからだを循環するためには、心臓の働きのほか、血液を送るポンプの役割を果たす筋肉の役割も欠かせません。なかでも、重要なのが下半身の筋肉で、多くの筋肉が集まるふくらはぎは「第2の心臓」とも呼ばれています。

人間のからだの筋肉の70％は、下半身に集中しています。加齢とともに筋肉量は減少していきますが、筋肉の衰えは下半身の筋肉からはじまります。**40代を過ぎたら、意識的に下半身、特にふくらはぎを鍛える**ようにしたいものです。

ウォーキングや、寝つきがよくなる運動を心がける

おすすめの運動はウォーキングです。正しい姿勢で行うウォーキングは、ふくらはぎはもちろん、脚全体、腰、背中の筋肉をしっかり使います。**目安としては、1日1万歩**ですが、それが無理なら、6千歩は歩くようにしましょう。

日常生活では、エスカレーターよりも階段を利用する、目的地のひとつ手前の駅で降りて歩くなどの習慣をつけましょう。家庭菜園などで軽い農作業をするのもおすすめです。

ただし、あまり激しすぎる運動は、体内で活《かっ》性《せい》酸《さん》素《そ》を大量に生み出すので厳禁です。息切れせずに心地よい汗をかき、気持ちよく寝つける程度の運動を心がけてください。

実践POINT

理想は1日1万歩歩くこと。エレベーターを使わず階段を上がる、一駅分歩くなど、生活の中でのちょっとした心がけが大切です。

入浴

体温が1度下がると免疫力は30％低下する

人間のからだは、**体温が1度下がると免疫力が30％下がる**といわれています。実際に、がんやうつなどの病気にかかっている人の体温は、平熱が36度に届かないことも珍しくありません。

平熱が低いのは、血流が滞《とどこお》り、からだの代謝《たいしゃ》が低下している証拠です。血流が低下すると、免疫機能の働きまでもが急激におとろえてしまいます。

反対に、**体温が1度上がると、免疫力は5～6倍も高くなります。がん細胞を攻撃するリンパ球は、体温が36・5度から37・1度のときに、最もよく働く**といわれています。

湯船でからだを温め免疫力を高める

全身の血行をよくし、体温を高めるには、毎日の入浴がとても効果的です。

入浴はからだを清潔に保つほか、湯船に入ってからだを温めることで体温を上げ、全身の血行を促す効果があります。その結果、免疫力が高まり、がんの予防や改善に効果を発揮します。

からだのすみずみまで免疫細胞を行き渡らせる

38～40度ぐらいのお湯にゆっくりと浸かると、心身がリラックスして副《ふく》交《こう》感《かん》神《しん》経《けい》が刺激され、血液中のリンパ球が増加します。**血行がよくなると、からだのすみずみまで酸素や栄養、異物を撃退する免疫細胞が行き渡るため、免疫力がアップ**します。

毎日の入浴タイムは、免疫力を高めるために欠かせない習慣です。夏場でも、シャワーで済まさず、湯船に浸かる習慣をつけましょう。半身浴もおすすめです。

実践POINT

シャワーだけで済ませず、1日1回はお湯に浸かるようにしましょう。38～40度のぬるめのお湯にゆっくり浸かれば、心身ともにリラックスできます。

深呼吸・笑い

自律神経の乱れはあらゆる病気を招く

免疫力を低下させる原因のひとつに、ストレスがあります。過度のストレスは自《じ》律《りつ》神《しん》経《けい》の乱れを引き起こし、免疫力の低下を招きます。

人は怒ったり緊張したりすると、交《こう》感《かん》神《しん》経《けい》が優位にたち、呼吸が浅く早くなります。反対に、ゆったりした気分のときには、副《ふく》交《こう》感《かん》神《しん》経《けい》が優位にたち、呼吸は深くゆっくりになります。

ストレスの多い生活は、常に交感神経が優位にたちがちです。日ごろから、意識して深呼吸するとよいでしょう。深くゆっくりと呼吸することで、副交感神経の優位を呼び起こし、リラックスすることができます。そして、からだがリラックスすることで血流がよくなり、免疫力も自然と高まります。**忙しい合間にこそ、意識して深い呼吸をする**ことが大切です。仕事や家事の合間に、深呼吸する習慣をつけるようにしましょう。

実践POINT

心を落ち着かせるには、1日3回程度の深呼吸がおすすめ。朝・昼・晩など、自分のペースを見つけて、習慣づけるようにするとよいでしょう。

笑いには免疫力を高める効果がある

笑いが免疫力を高めることは、よく知られています。これに関与しているのが、NK（ナチュラルキラー）細胞で、からだの中で日々生まれる**がん細胞を撃退する働き**があります。また、**NK細胞は、脳が楽しいと感じるとよく働き、**ストレスを感じると働きが弱くなるという特徴があります。

ほかにも笑うことは、副交感神経を優位にして血圧を下げて呼吸を整えたり、脳の血流量を増加させ、血行をよくしたりする効果があります。まずは口角を上げて、無理にでも笑ってみましょう。お笑い番組やコメディ映画を観て、存分に笑うのもおすすめです。

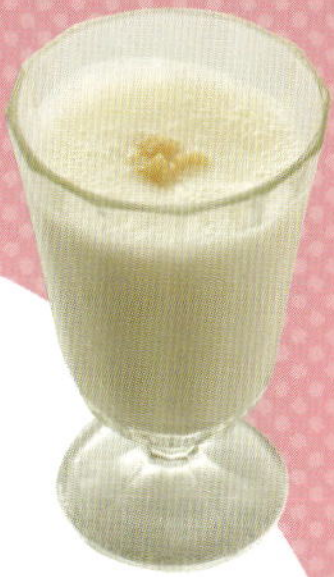

第6章

ヨーグルトベースの食べるドリンク

済陽式食事療法を続けるうえで、ジュースは欠かすことができません。
しかし、毎日大量のジュースを飲むには
飽きずに続ける工夫が必要。
第6章では、がん予防効果が高いとされるヨーグルトをベースにした
食べるタイプのドリンクを紹介します。
フレッシュジュースとは異なる食感が、食事に変化を生み
野菜や果物の摂《せっ》取《しゅ》をさらにおいしく楽しいものにしてくれます。

新感覚！

食べるタイプのヨーグルトドリンクで毎日のジュースを飽きずに続ける！

健康を保つには、野菜やジュースなど、からだに合った食品を継続してとることが大切です。そこで必要なのが、飽きないための工夫。ミキサーを使った〝食べるドリンク〟をとり入れれば、ジュースとは異なる食感や口当たりが楽しめ、毎日の野菜摂取《せっしゅ》に変化をつけることができます。

ただし、ヨーグルトや牛乳によっては、乳がんや子宮体がんを悪化させる恐れがあります（17ページ5参照）。これらにあてはまる人は、豆乳でつくられたヨーグルトを使用するとよいでしょう。

いちご・はちみつレモン

**つぶつぶいちごで
ビタミンCをたっぷり補給**

材料（約300ml分）

プレーンヨーグルト――150g
いちご――100g
はちみつ―大さじ1
レモン――½個（果汁大さじ1）

作り方

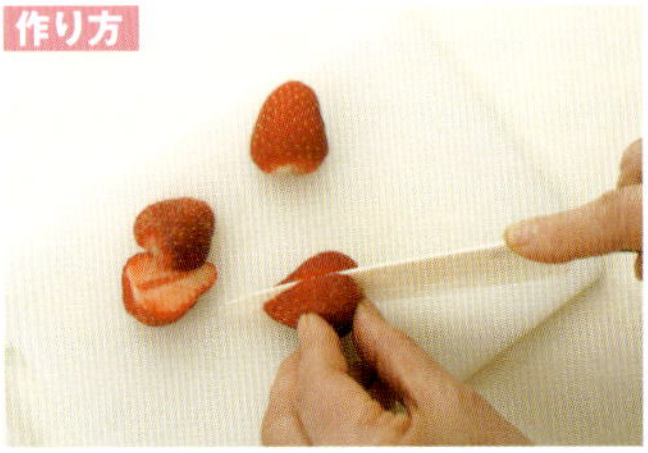

①いちごはへたをとり、半分に切る。

↓

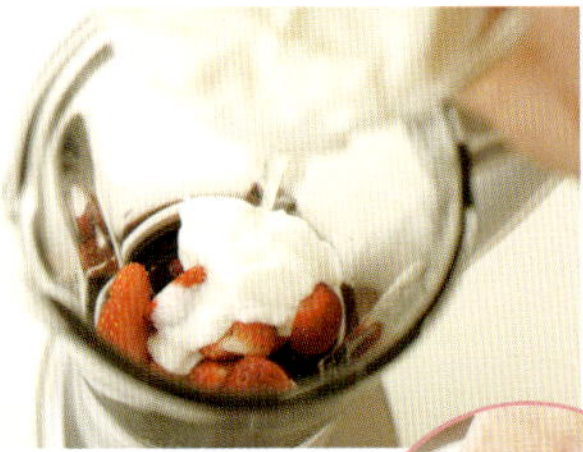

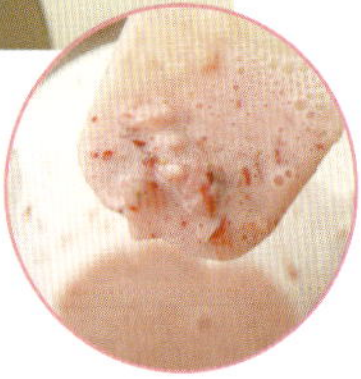

②ミキサーに❶、ヨーグルト、はちみつを入れて撹拌《かくはん》する。

※いちごの食感を楽しみたい人は、粗めに撹拌《かくはん》する。

→

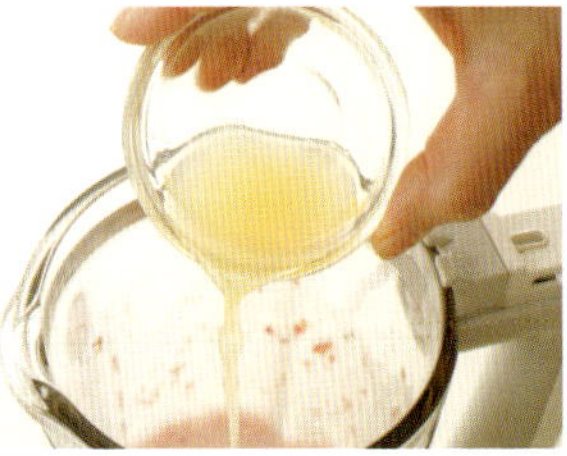

③❷にレモンを加えてかき混ぜる。

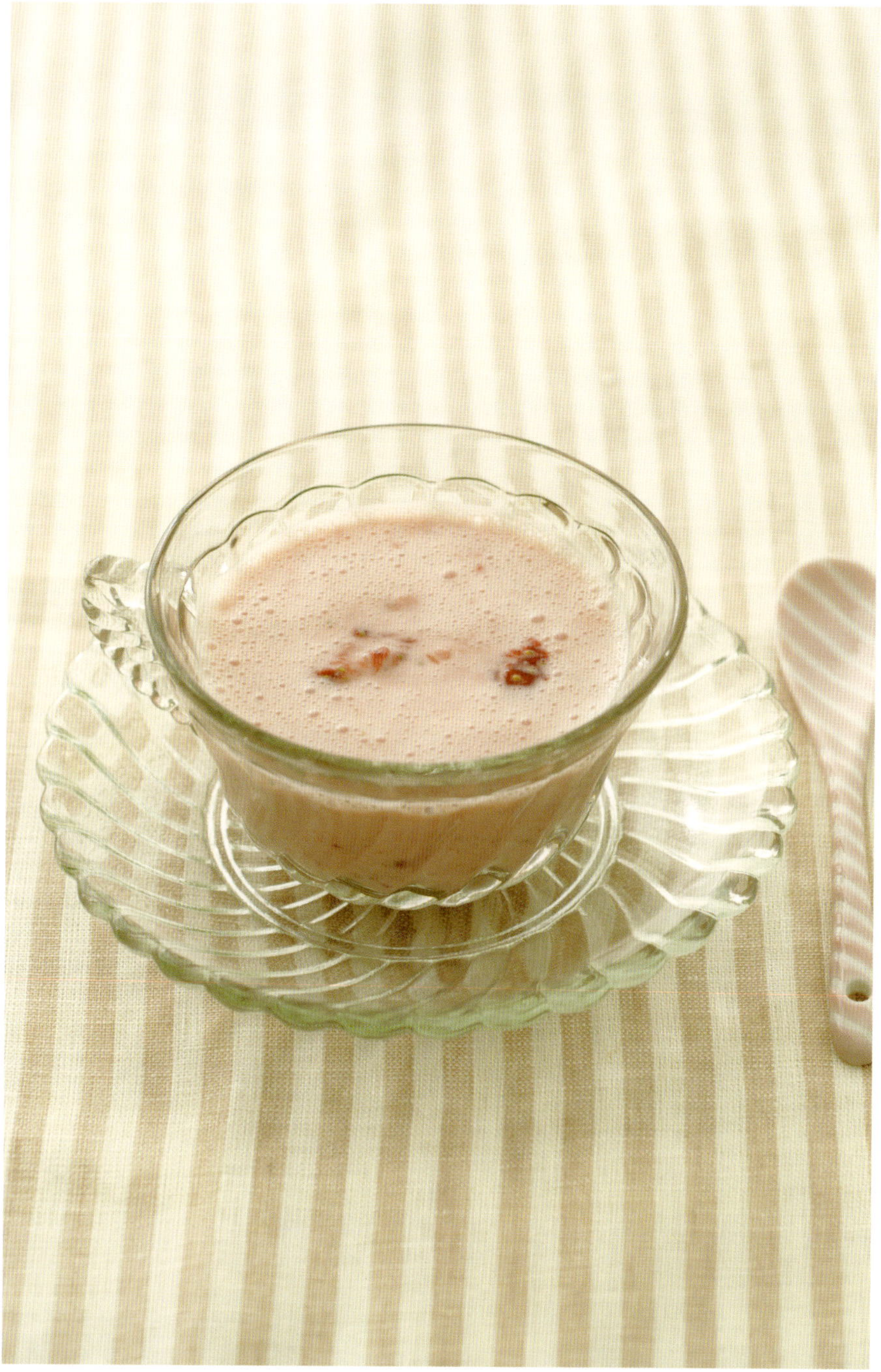

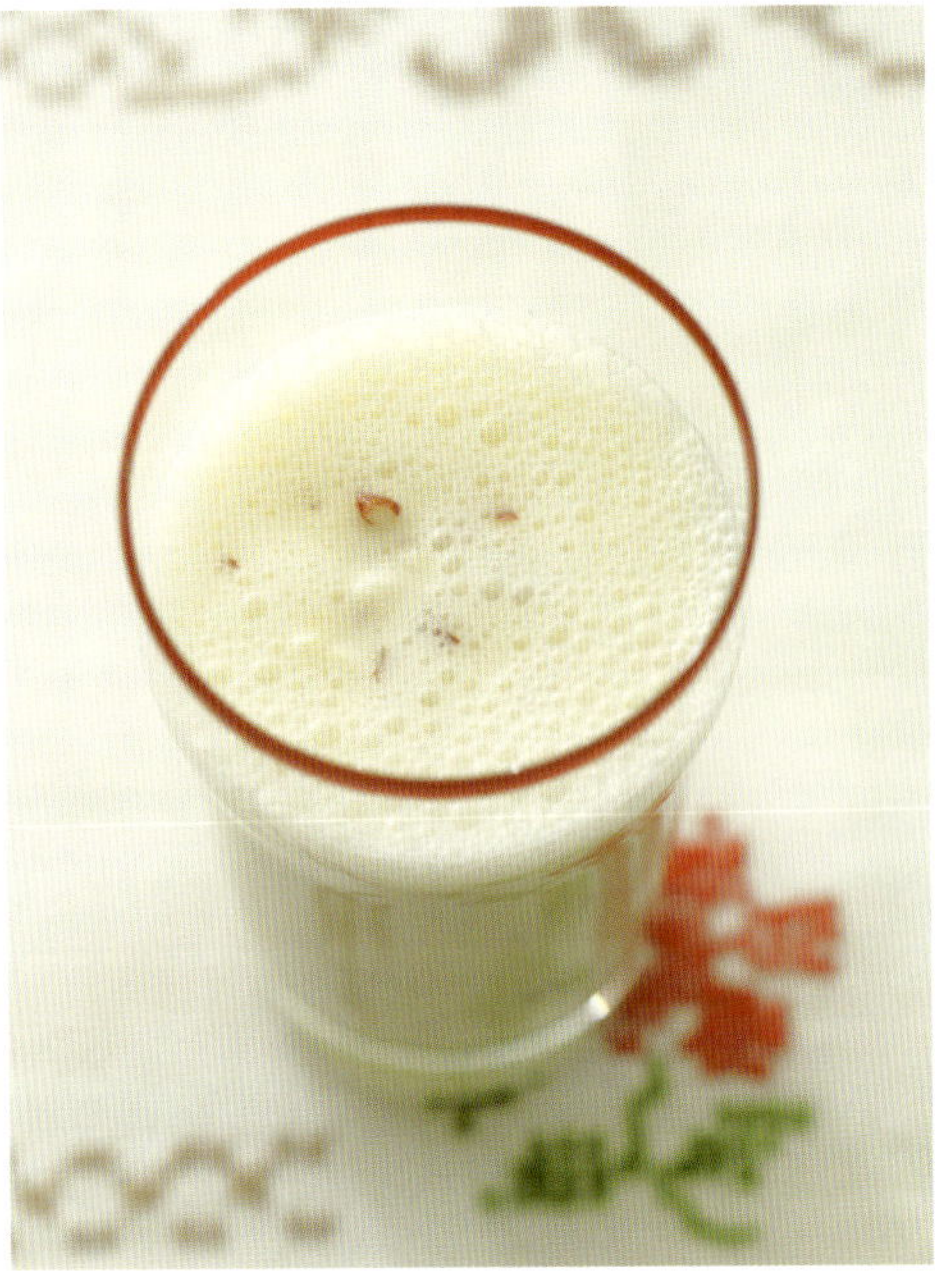

りんご

**ペクチンとビフィズス菌の
ダブルで、腸内環境を改善**

材料（約300ml分）
プレーンヨーグルト―150g
りんご―100g
レモン―1/2個（果汁大さじ1）
はちみつ―大さじ1

作り方
❶りんごは半量だけ皮をむく。芯を除き、一口大に切ってレモンをかける。
❷ミキサーに❶、ヨーグルト、はちみつを入れて撹拌《かくはん》する。

※レモンを先に加えるのは、りんごの酸化による変色を防ぐため。

りんご・干しいちじく

**1杯で満足感が得られ
朝食やおやつにぴったり**

材料（約300ml分）
プレーンヨーグルト―150g
りんご―100g
干しいちじく（ソフトドライ）―50g

作り方
❶干しいちじくは洗ってぬるま湯に約5分浸ける。水けをふいて一口大に切る。
❷りんごは半量だけ皮をむき、芯を除いて一口大に切る。
❸ミキサーに❶、❷、ヨーグルトを入れて撹拌する。

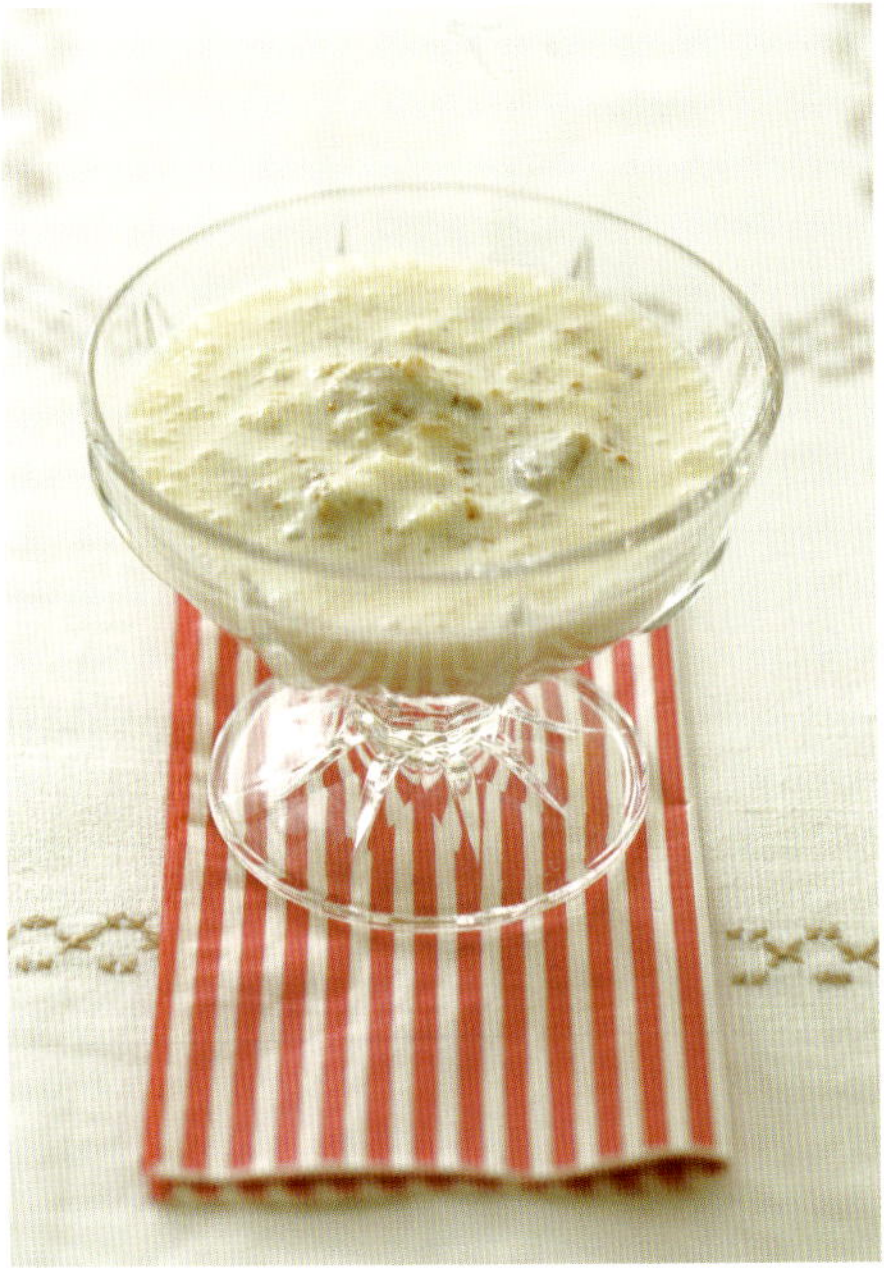

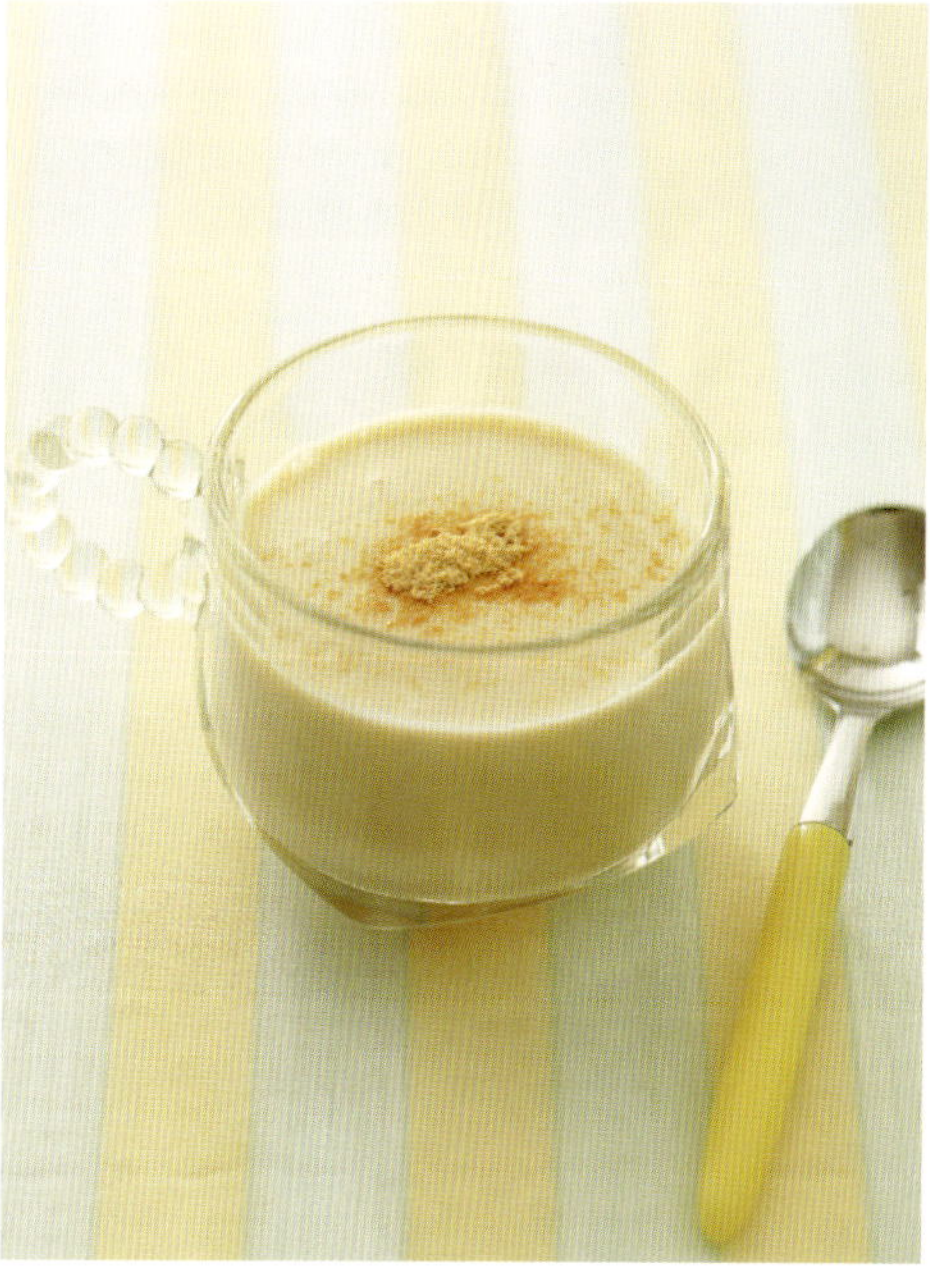

バナナ・きな粉

**ヨーグルトときな粉から
良質なたんぱく質を摂取！**

材料（約300ml分）
プレーンヨーグルト—150g
バナナ—100g
きな粉—大さじ1
はちみつ—大さじ1
レモン—1/2個（果汁大さじ1）

作り方
①バナナは皮をむいて一口大に切り、レモンをかける。
②ミキサーに❶、ヨーグルト、きな粉、はちみつを入れて撹拌する。
③仕上げに好みできな粉（分量外）をトッピングする。

バナナ・アーモンド

**香ばしいアーモンドの
食感がクセになる**

材料（約300ml分）
プレーンヨーグルト—150g
バナナ—100g
レモン—1/2個（果汁大さじ1）
アーモンド—8g（8粒）
はちみつ—大さじ1

作り方
①バナナは皮をむいて一口大に切り、レモンをかける。
②ミキサーに❶、ヨーグルト、アーモンド、はちみつを入れて撹拌する。

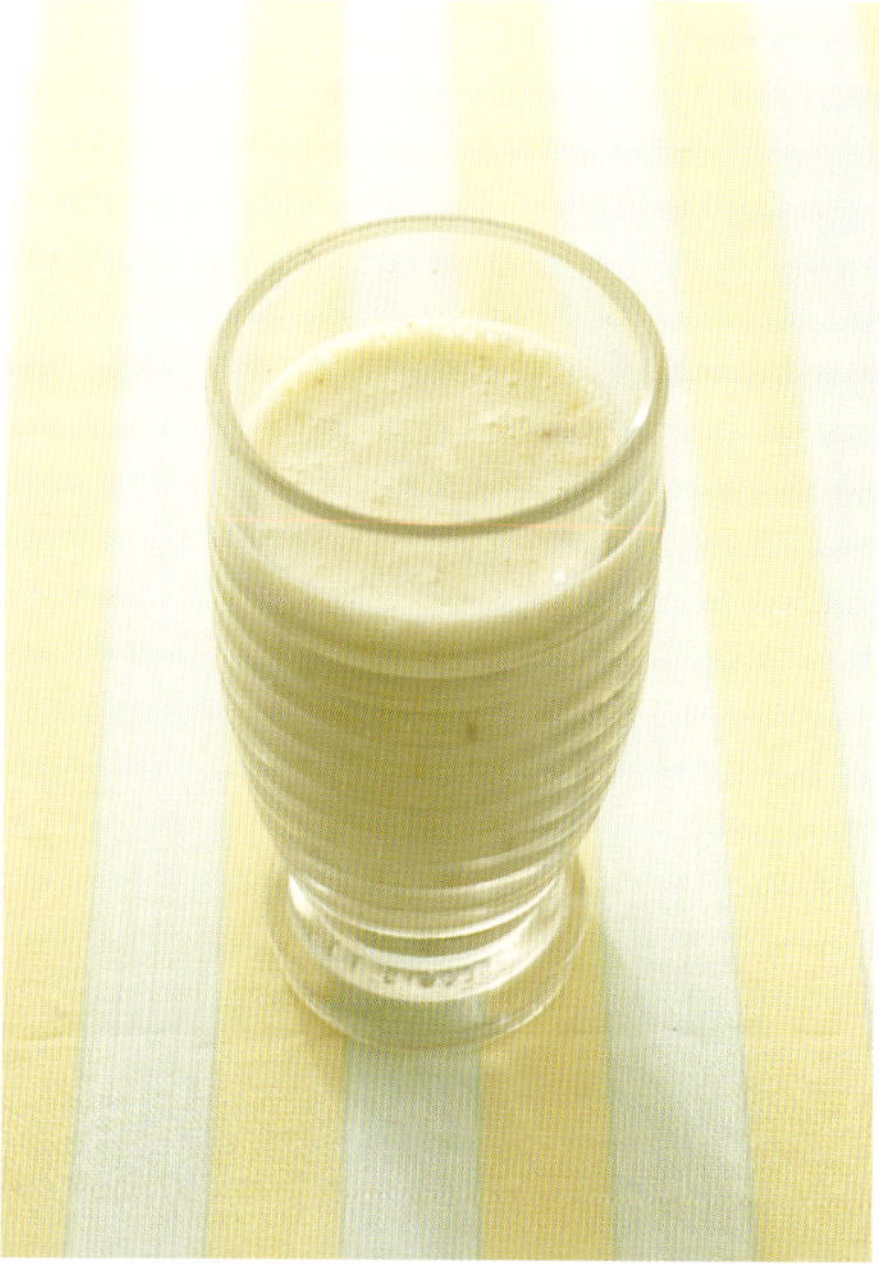

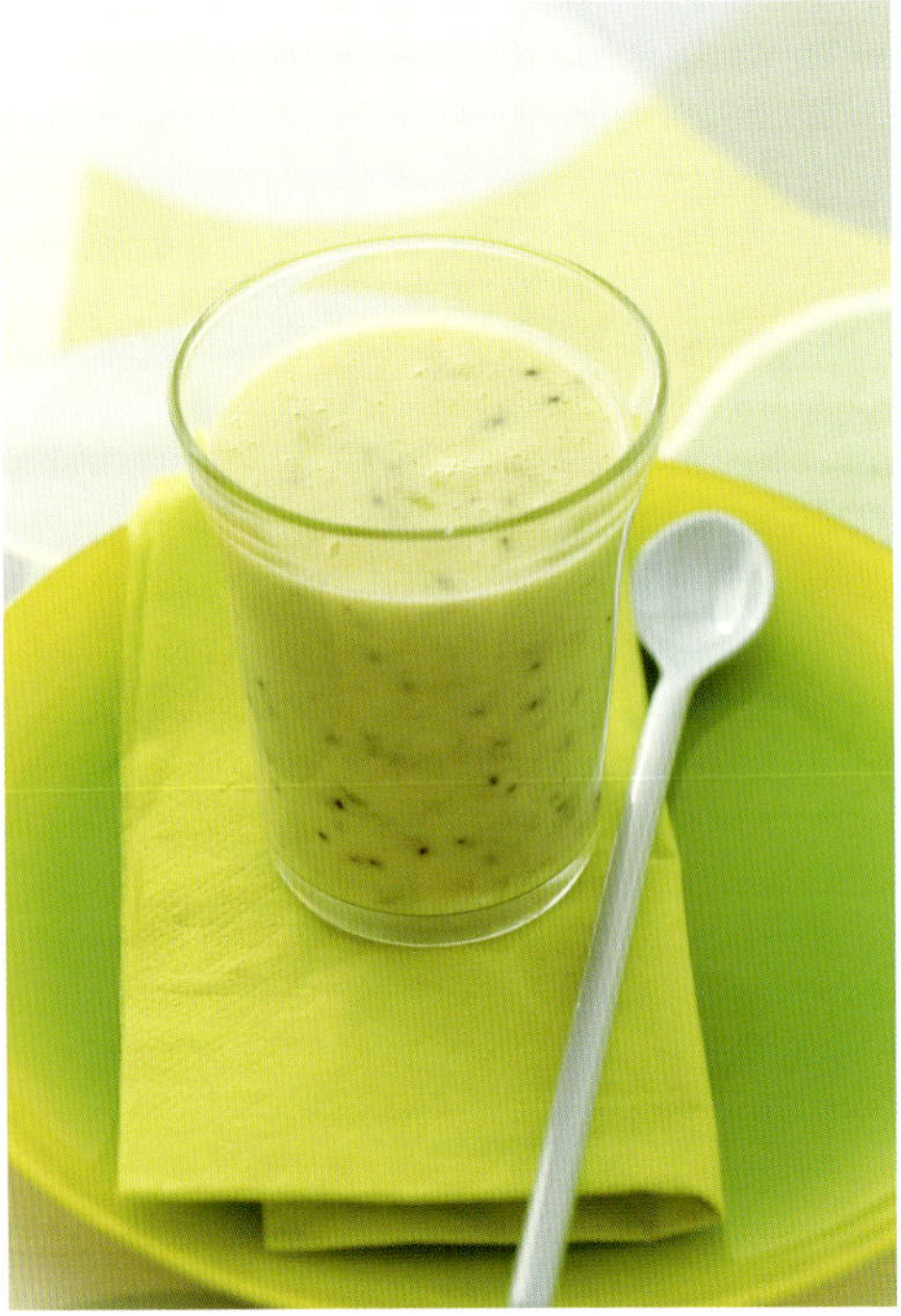

キウイ

**ビタミンC・E、クエン酸が
たまった疲れを緩和する**

材料（約300ml分）
プレーンヨーグルト—150g
キウイ—100g
レモン—1/2個（果汁大さじ1）
はちみつ—大さじ1

作り方
①キウイは皮をむいて一口大に切る。
②ミキサーに❶、ヨーグルト、レモン、はちみつを入れて撹拌《かくはん》する。

※キウイ、マンゴーなど、たんぱく質分解酵素をもつ果物は、乳製品と合わせてしばらく放置すると苦味が出る場合があります。できあがり後はすぐに食べるとよいでしょう。

キウイ・しょうが

**しょうがの辛味成分が
食欲をアップさせる**

材料（約300ml分）
プレーンヨーグルト—150g
キウイ—100g
レモン—1/2個（果汁大さじ1）
しょうがのすりおろし—5g
はちみつ—大さじ1

作り方
①キウイは皮をむいて一口大に切る。
②ミキサーに❶、ヨーグルト、レモン、しょうが、はちみつを入れて撹拌する。

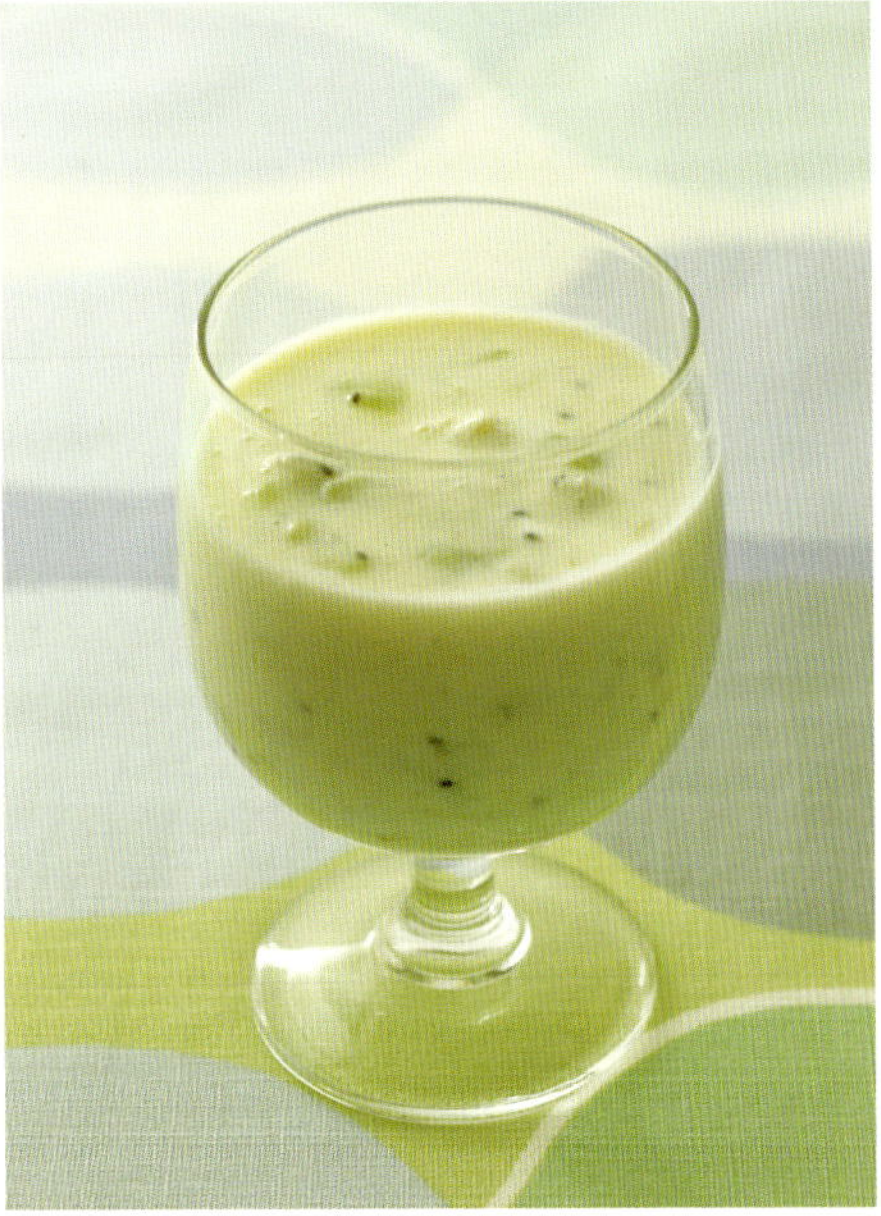

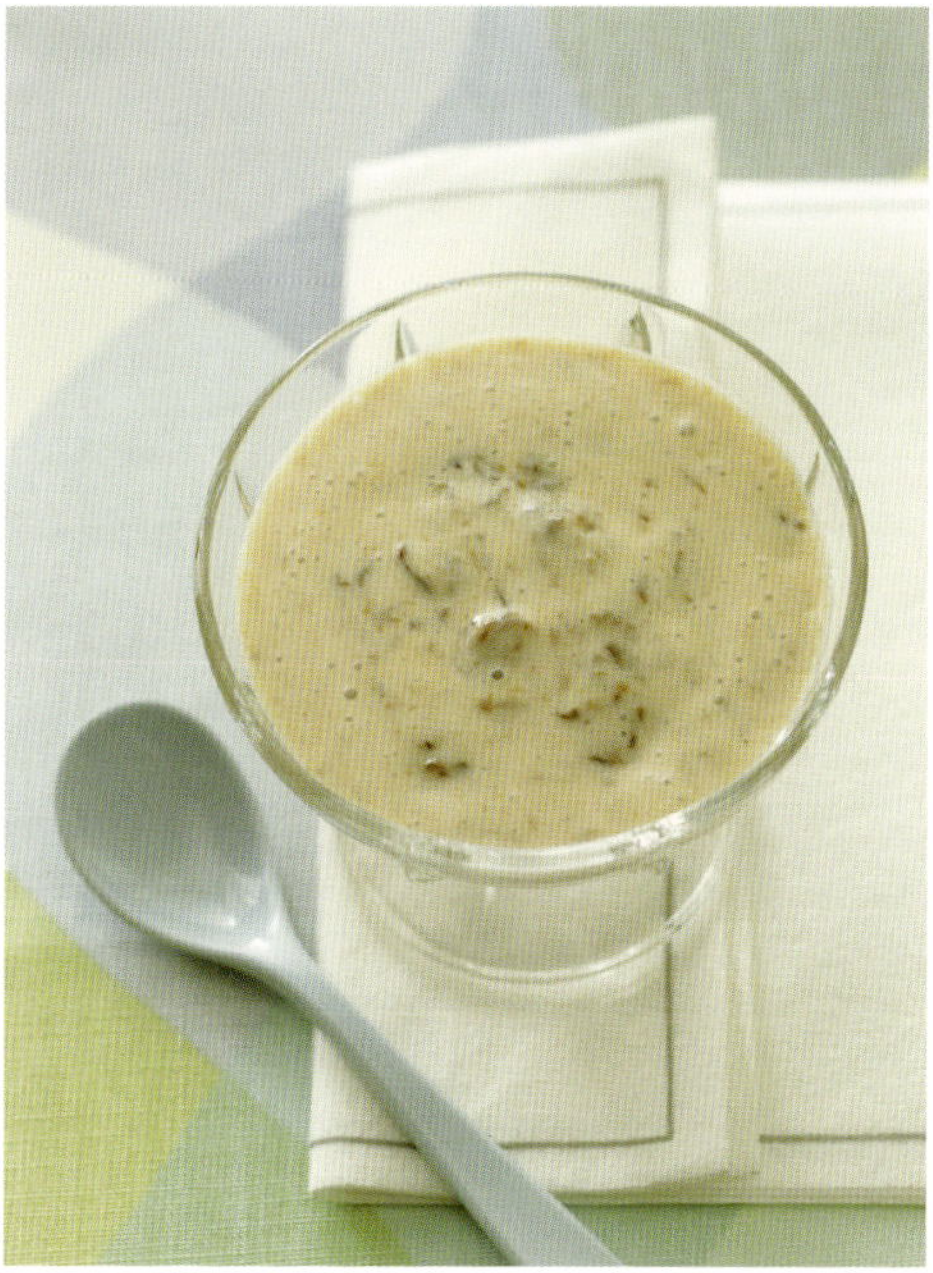

プルーン

「ミラクルフルーツ」の別名をもつプルーンは、抗酸《こうさん》化《か》成分の宝庫

材料（約300ml分）

プレーンヨーグルト—150g
ドライプルーン（種なし）—60g
レモン—1/2個（果汁大さじ1）
はちみつ—大さじ1

作り方

①プルーンはぬるま湯でよく洗って水けをふく。
②ミキサーに❶、ヨーグルト、レモン、はちみつを入れて撹拌する。

ブルーベリー

ヨーグルトがブルーベリーのビタミンEの吸収を高める

材料（約300ml分）

プレーンヨーグルト—150g
ブルーベリー —120g
はちみつ—大さじ1
レモン—1/2個（果汁大さじ1）

作り方

①ミキサーにすべての材料を入れて撹拌する。
②仕上げに好みでブルーベリー（分量外）をトッピングする。

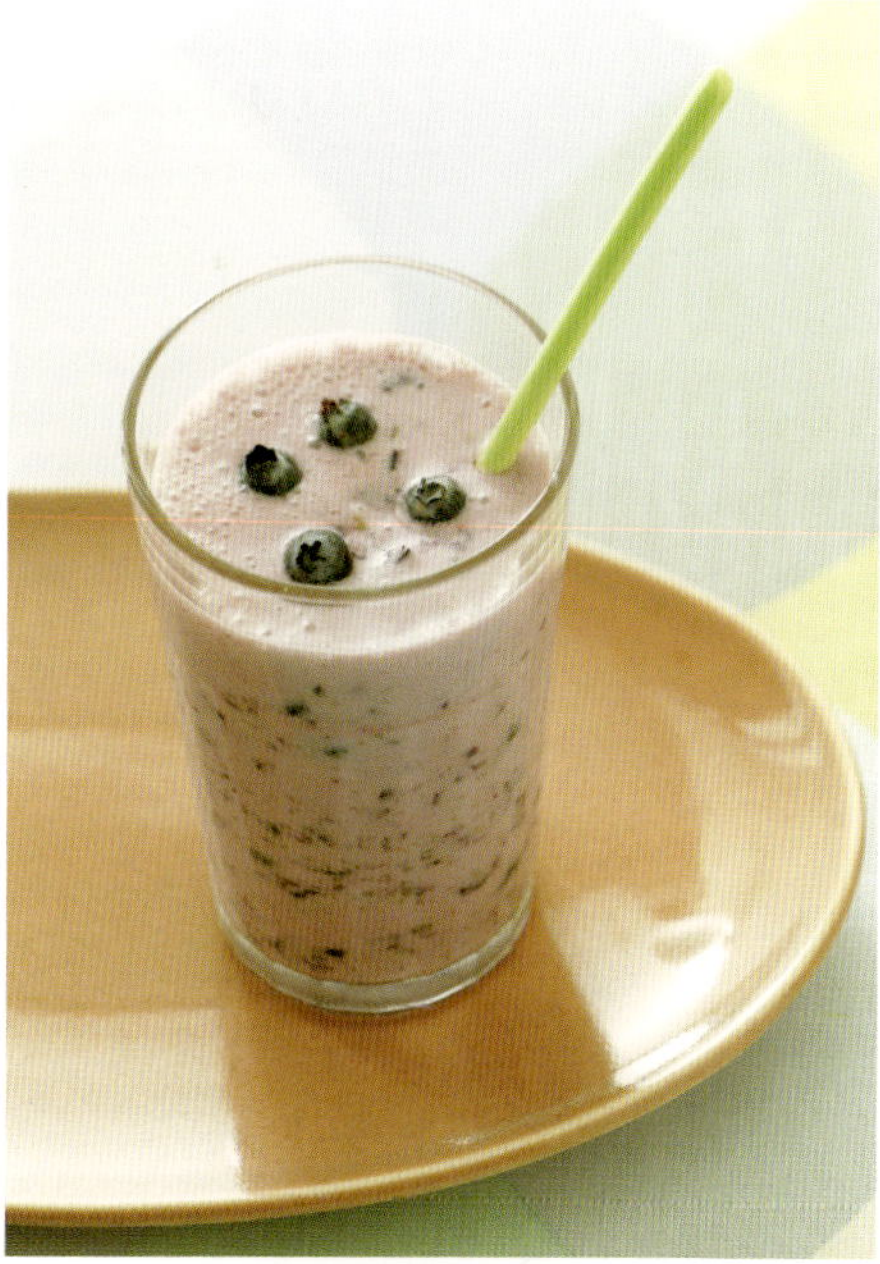

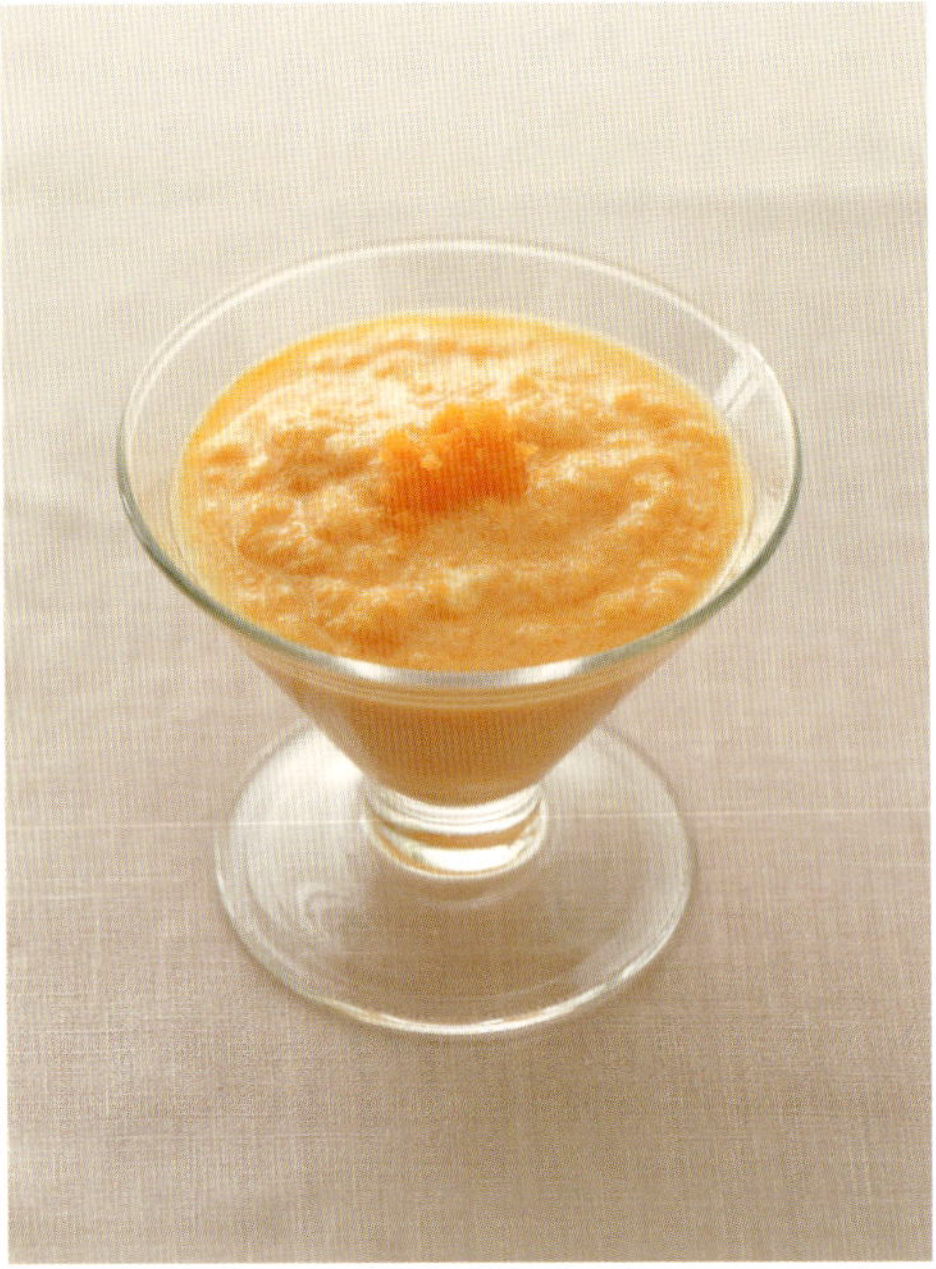

にんじん

**甘さひかえめ、さっぱり
サラダ感覚で食べられる**

材料（約300ml分）

プレーンヨーグルト—150g
にんじんのすりおろし—100g
レモン—1/2個（果汁大さじ1）
はちみつ—大さじ1

作り方

① グラスににんじん、レモン、はちみつを入れてスプーンなどでよく混ぜる。
② ❶にヨーグルトを加えてさらに混ぜる。
③ 仕上げに好みでにんじん（分量外）をトッピングする。

パプリカ・りんご

**パプリカが
ビタミンA・C・Eを補強**

材料（約300ml分）

プレーンヨーグルト—150g
赤パプリカ—50g
りんご—50g
レモン—1/2個（果汁大さじ1）
はちみつ—大さじ1

作り方

① りんごは半量だけ皮をむく。芯を除いて一口大に切り、レモンをかける。パプリカはへたと種を除き、一口大に切る。
② ミキサーに❶、ヨーグルト、はちみつを入れて攪拌《かくはん》する。

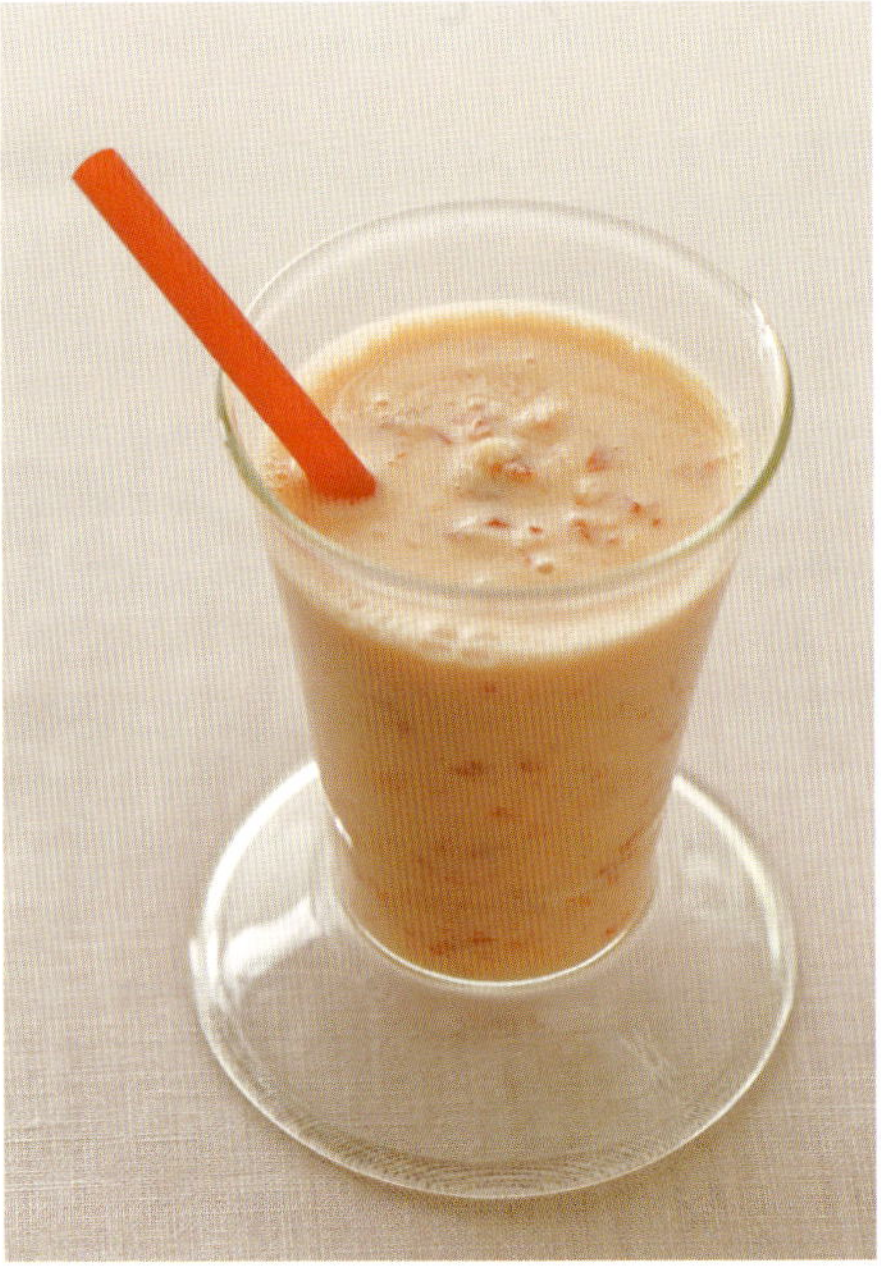

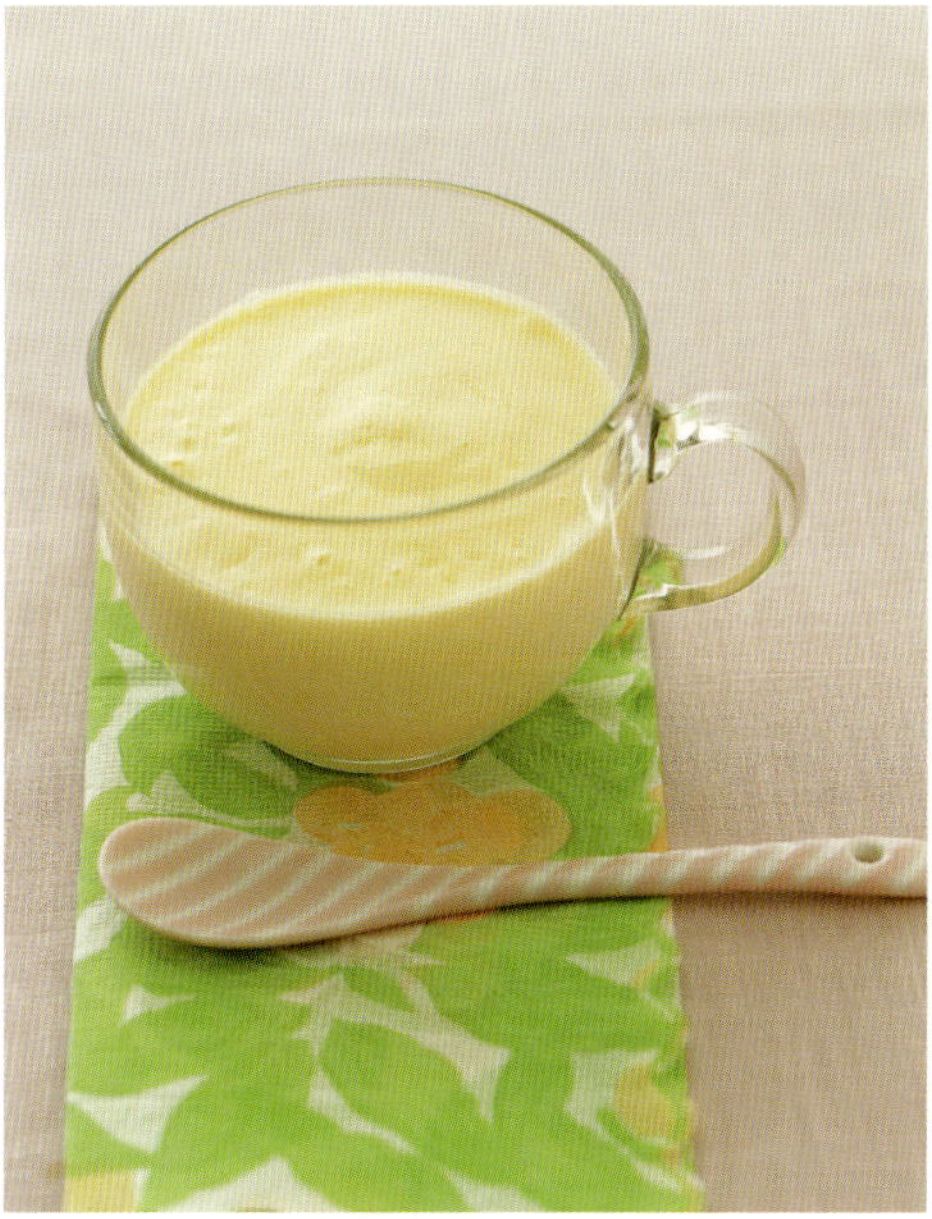

マンゴー

デザート感覚で食べられる
まったりとしたおいしさ

材料（約300ml分）
プレーンヨーグルト―150g
マンゴー ―100g
レモン―1/2個（果汁大さじ１）

作り方
❶マンゴーは皮をむいて種を除き、一口大に切る。
❷ミキサーに❶、ヨーグルト、レモンを入れて撹拌する。

柿・シナモン

まろやかな柿の甘さに
シナモンがほどよく香る

材料（約300ml分）
プレーンヨーグルト―150g
柿―100g
レモン―1/2個（果汁大さじ１）
はちみつ―大さじ１
シナモンパウダー ―少々

作り方
❶柿は皮をむいて種を除き、一口大に切る。
❷ミキサーに❶、ヨーグルト、レモン、はちみつ、シナモンを入れて撹拌する。
❸仕上げに好みでシナモン（分量外）をトッピングする。

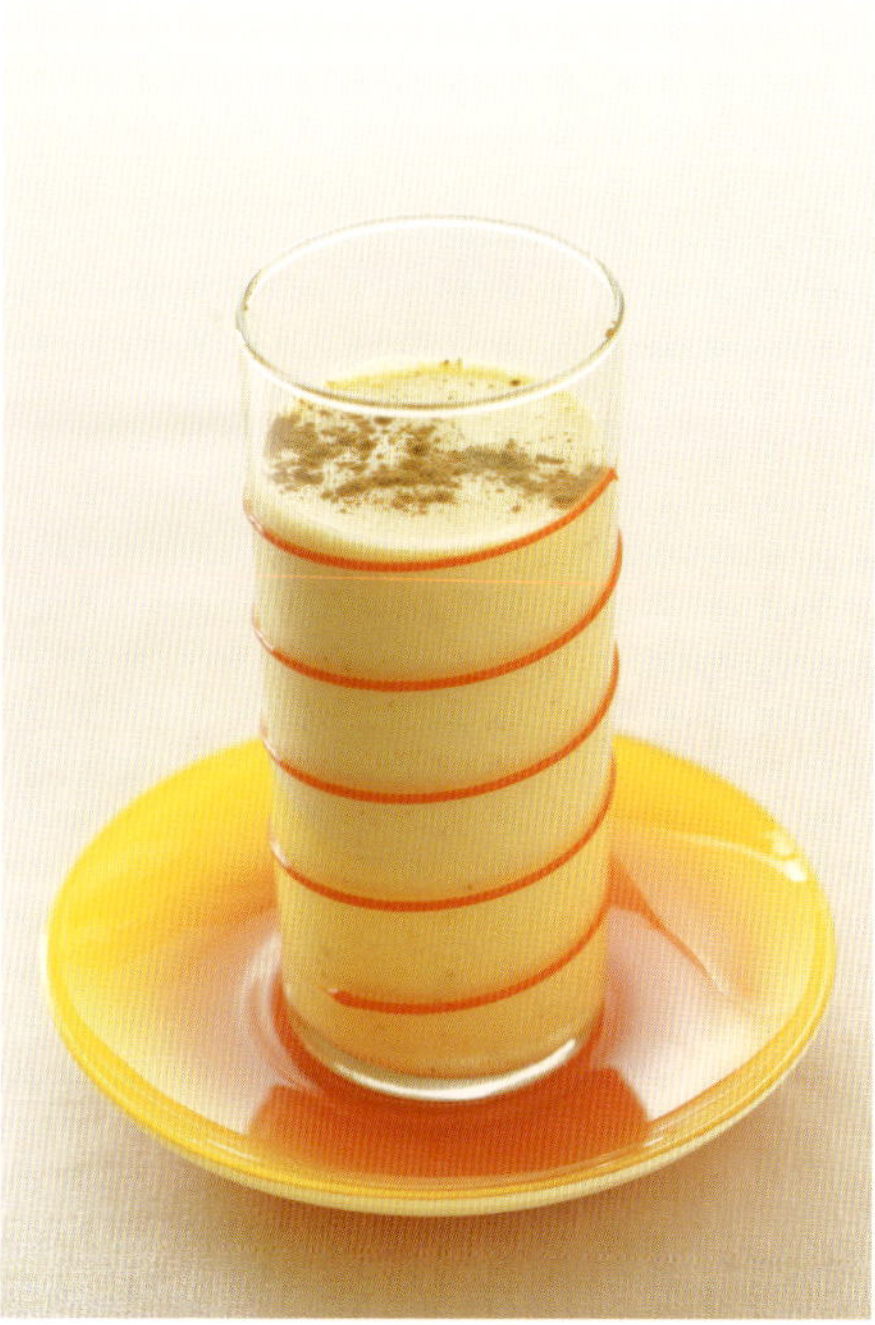

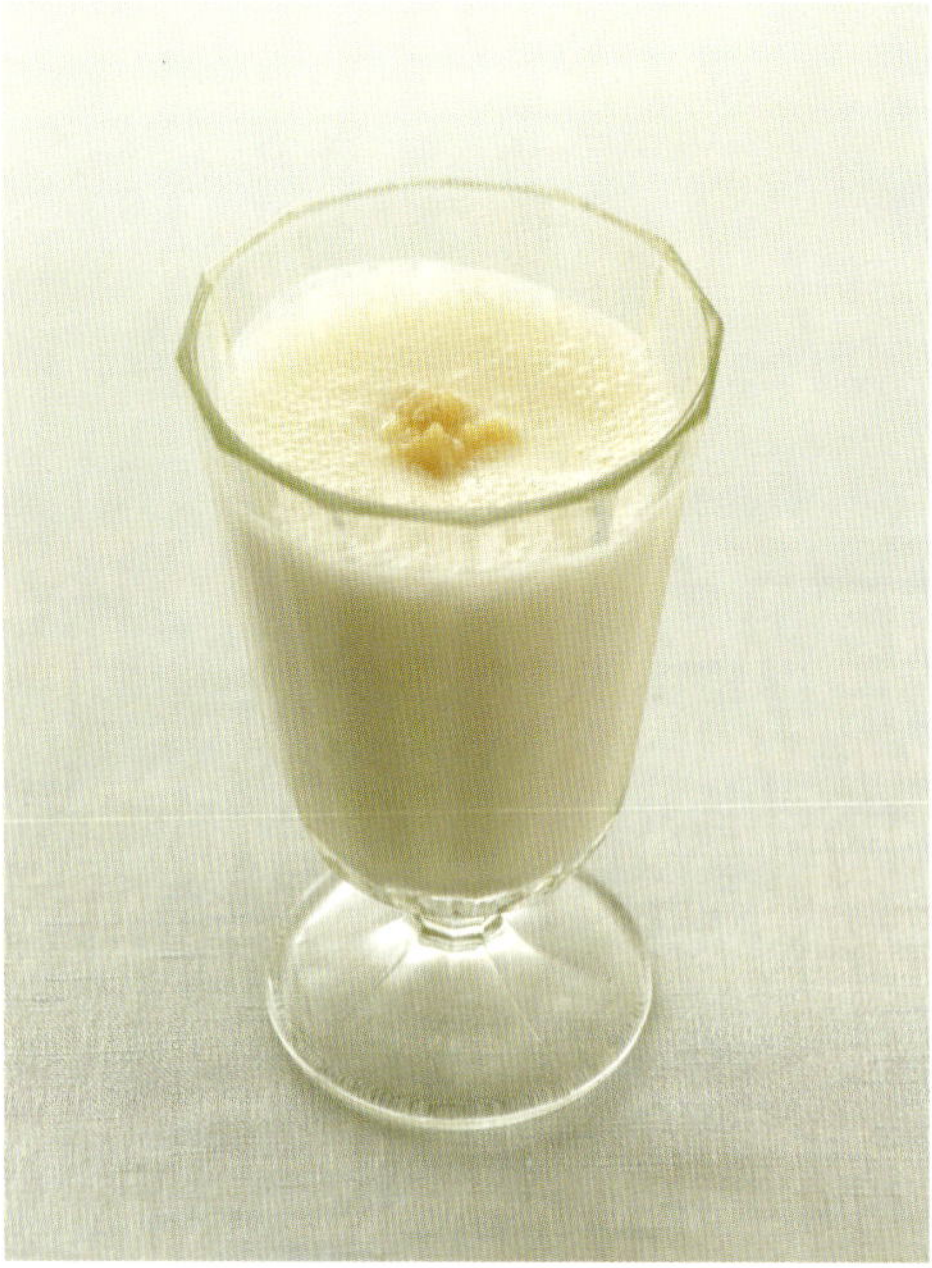

洋梨・しょうが

**豊富なカリウムで体内の
余分なナトリウムを排出**

材 料（約300ml分）
プレーンヨーグルト—150g
洋梨—100g
しょうがのすりおろし—5g
レモン—1/2個（果汁大さじ1）
はちみつ—大さじ1

作り方
1. 洋梨は皮をむいて種を除き、一口大に切る。
2. ミキサーに❶、ヨーグルト、しょうが、レモン、はちみつを入れて攪拌《かくはん》する。

きんかん

**きんかんのビタミンCは
レモンに匹敵、風邪予防にもおすすめ**

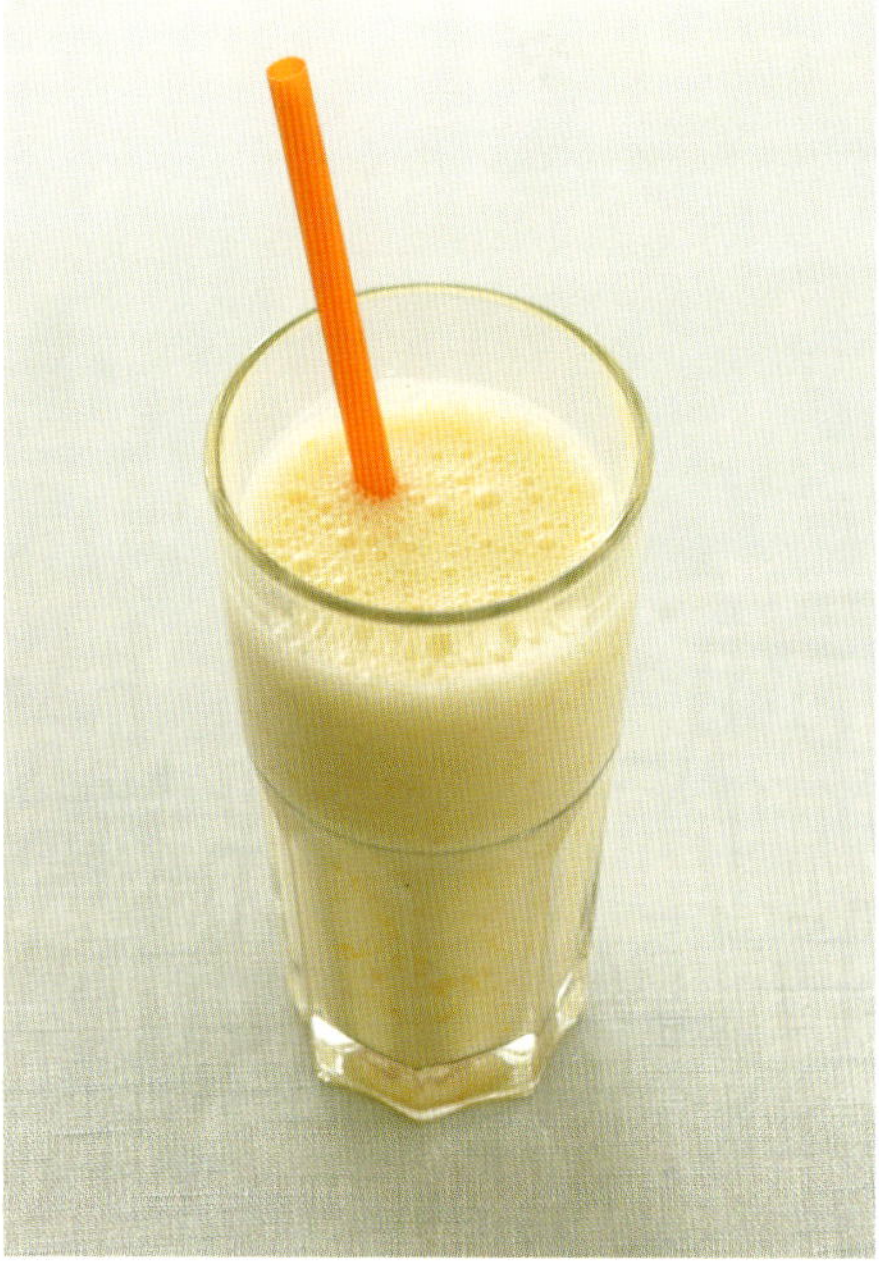

材 料（約300ml分）
プレーンヨーグルト—150g
きんかん—100g
レモン—1/2個（果汁大さじ1）
はちみつ—大さじ1

作り方
1. きんかんはよく洗い、皮ごと横半分に切って種を除く。
2. ミキサーに❶、ヨーグルト、レモン、はちみつを入れて攪拌する。

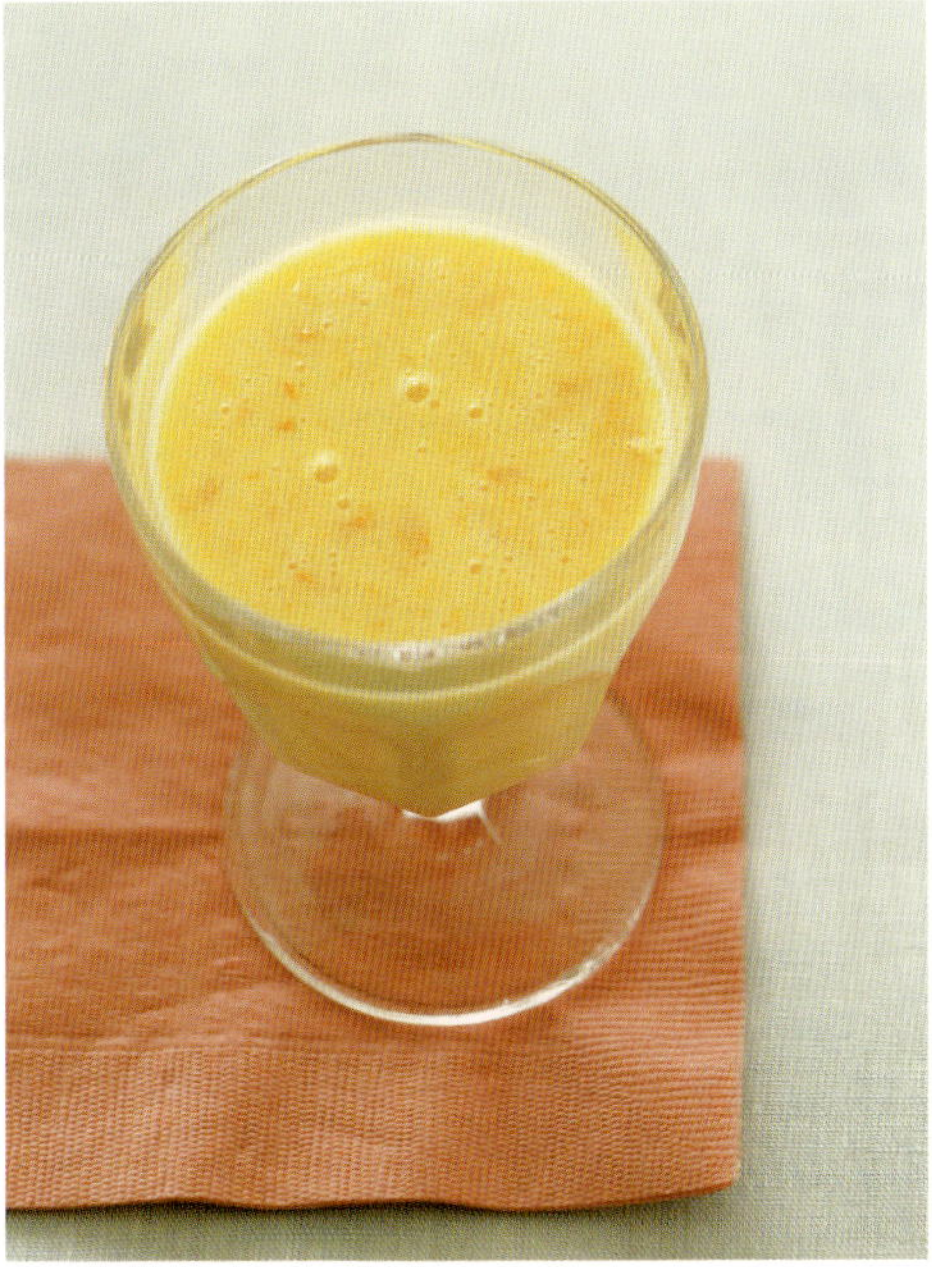

みかん

皮ごと使えば
香りも栄養価も高まる

材料（約300ml分）
プレーンヨーグルト—150g
みかん—100g
レモン—1/4個（果汁大さじ1/2）
はちみつ—大さじ1

作り方
1. みかんはよく洗い、外皮ごと2cm角に切る。
2. ミキサーに❶、ヨーグルト、レモン、はちみつを入れて攪拌する。

※みかんの防腐剤などが気になる場合は、外皮をむいて使うとよい。

かぼちゃ

かぼちゃのやさしい味わいに
レモンの酸味をプラス

材料（約300ml分）
プレーンヨーグルト—150g
かぼちゃ—100g
レモン—1/2個（果汁大さじ1）
はちみつ—大さじ1

作り方
1. かぼちゃは種を除いて一口大に切る。ラップで包み、電子レンジで約1分加熱し、やわらかくする。
2. ミキサーに❶、ヨーグルト、レモン、はちみつを入れて攪拌する。

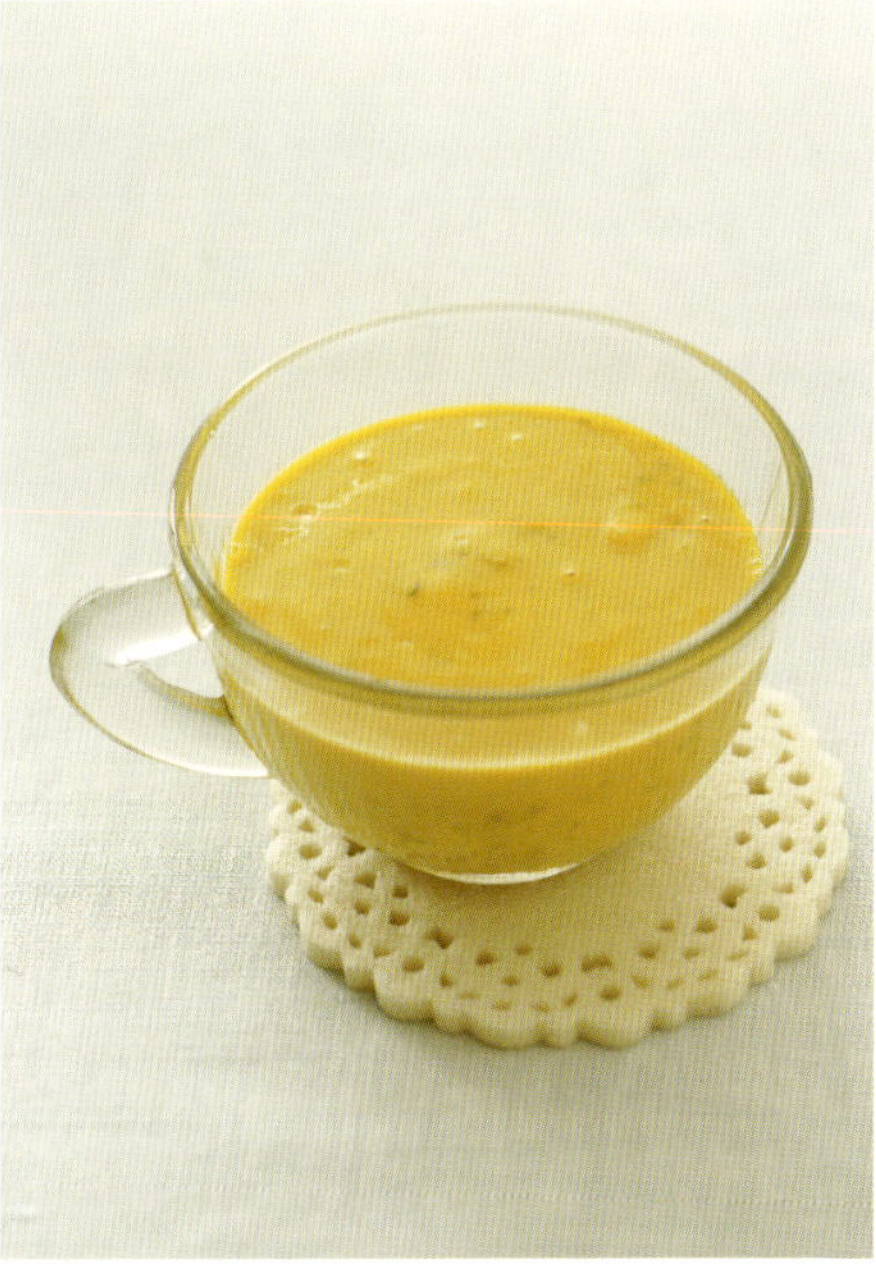

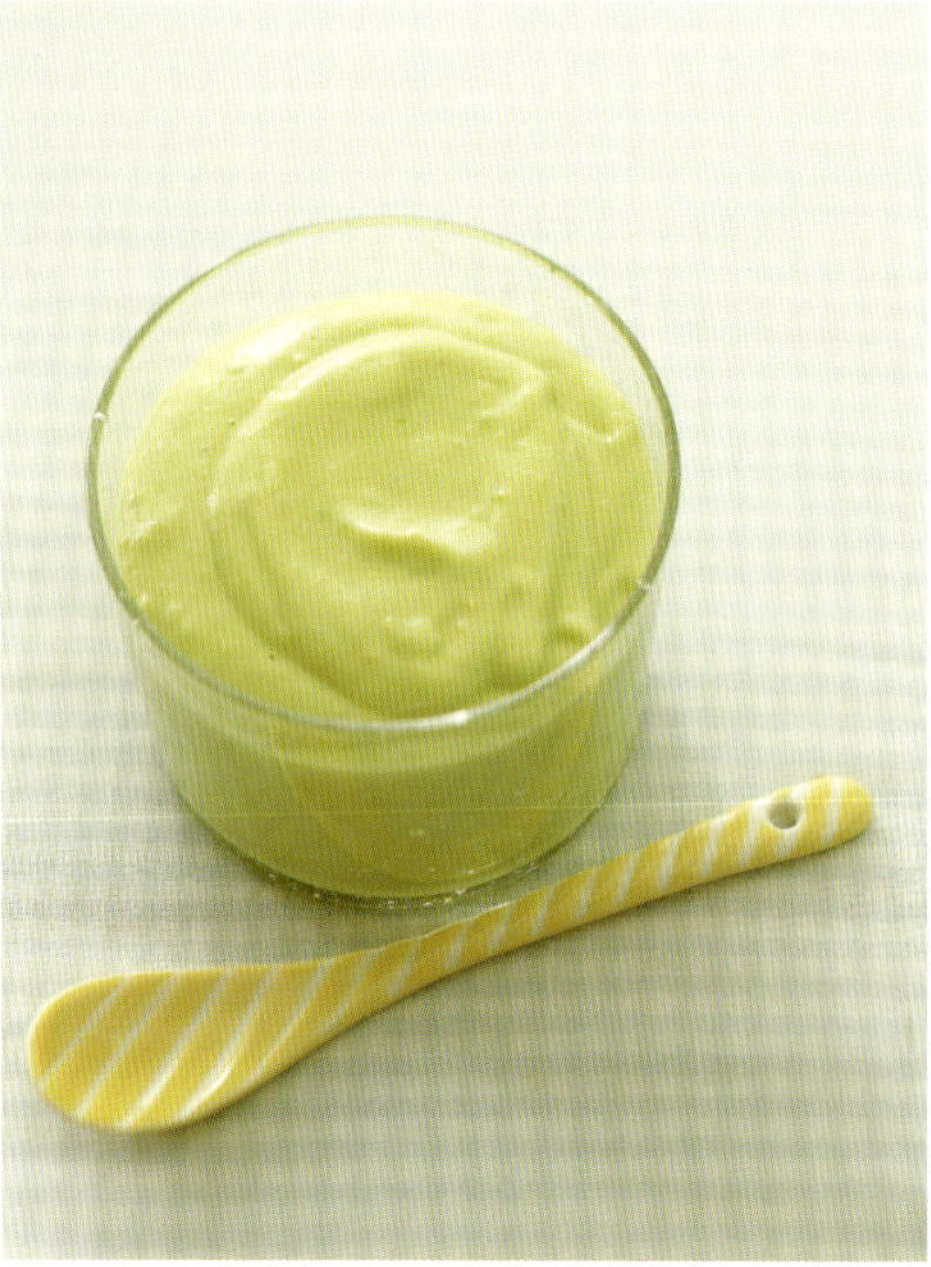

アボカド

**アボカドのビタミンEが
老化を遅らせる**

材料（約300ml分）
プレーンヨーグルト—150g
アボカド—100g
レモン—1/2個（果汁大さじ1）
はちみつ—大さじ1

作り方
1. アボカドは皮と種を除いて、一口大に切り、レモンをかける。
2. ミキサーに❶、ヨーグルト、はちみつを入れて撹拌《かくはん》する。

アボカド・すりごま

**クリーミーな口当たりに
すりごまの風味が引き立つ**

材料（約300ml分）
プレーンヨーグルト—150g
アボカド—100g
レモン—1/2個（果汁大さじ1）
すりごま—大さじ1
はちみつ—大さじ1

作り方
1. アボカドは皮と種を除いて一口大に切り、レモンをかける。
2. ミキサーに❶、ヨーグルト、すりごま、はちみつを入れて撹拌する。
3. 仕上げに好みですりごま（分量外）をトッピングする。

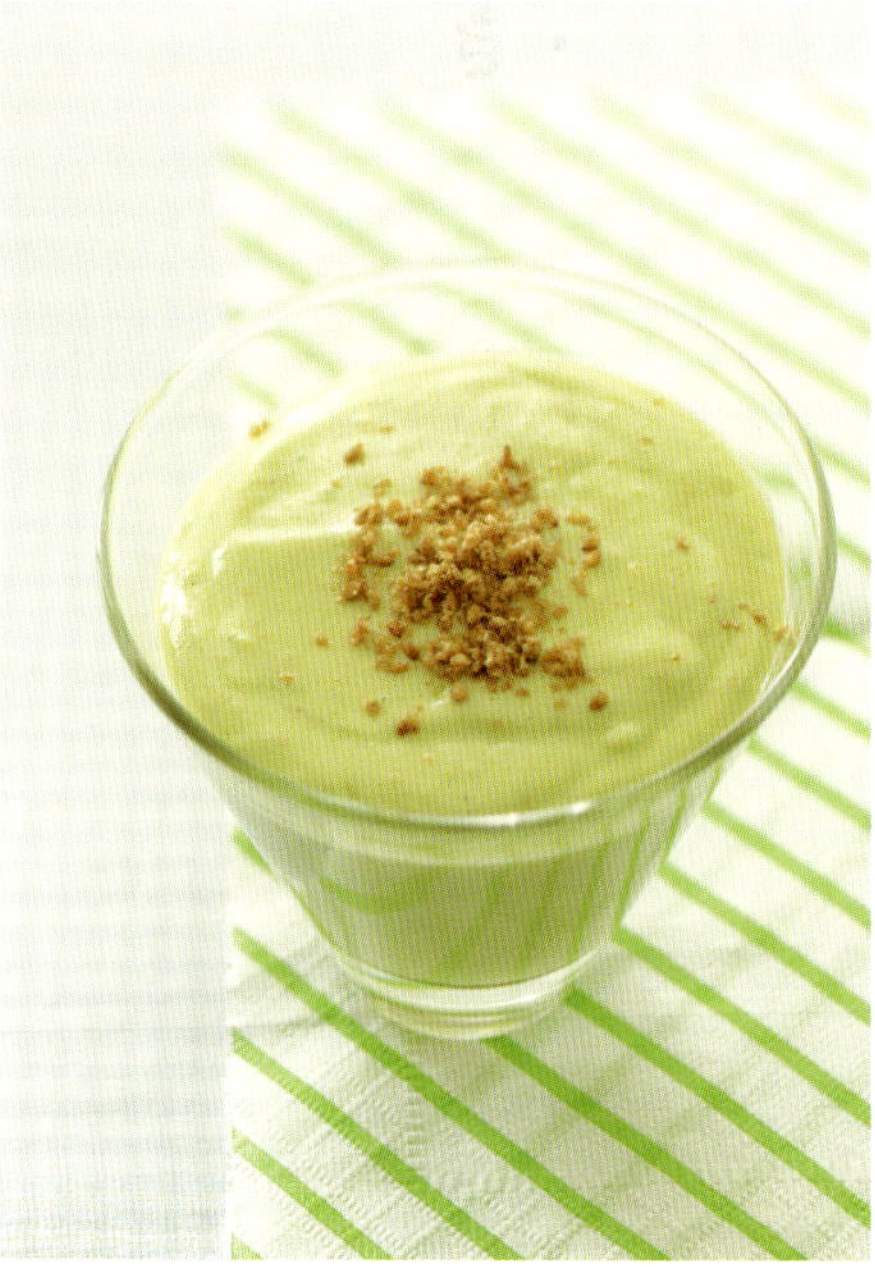

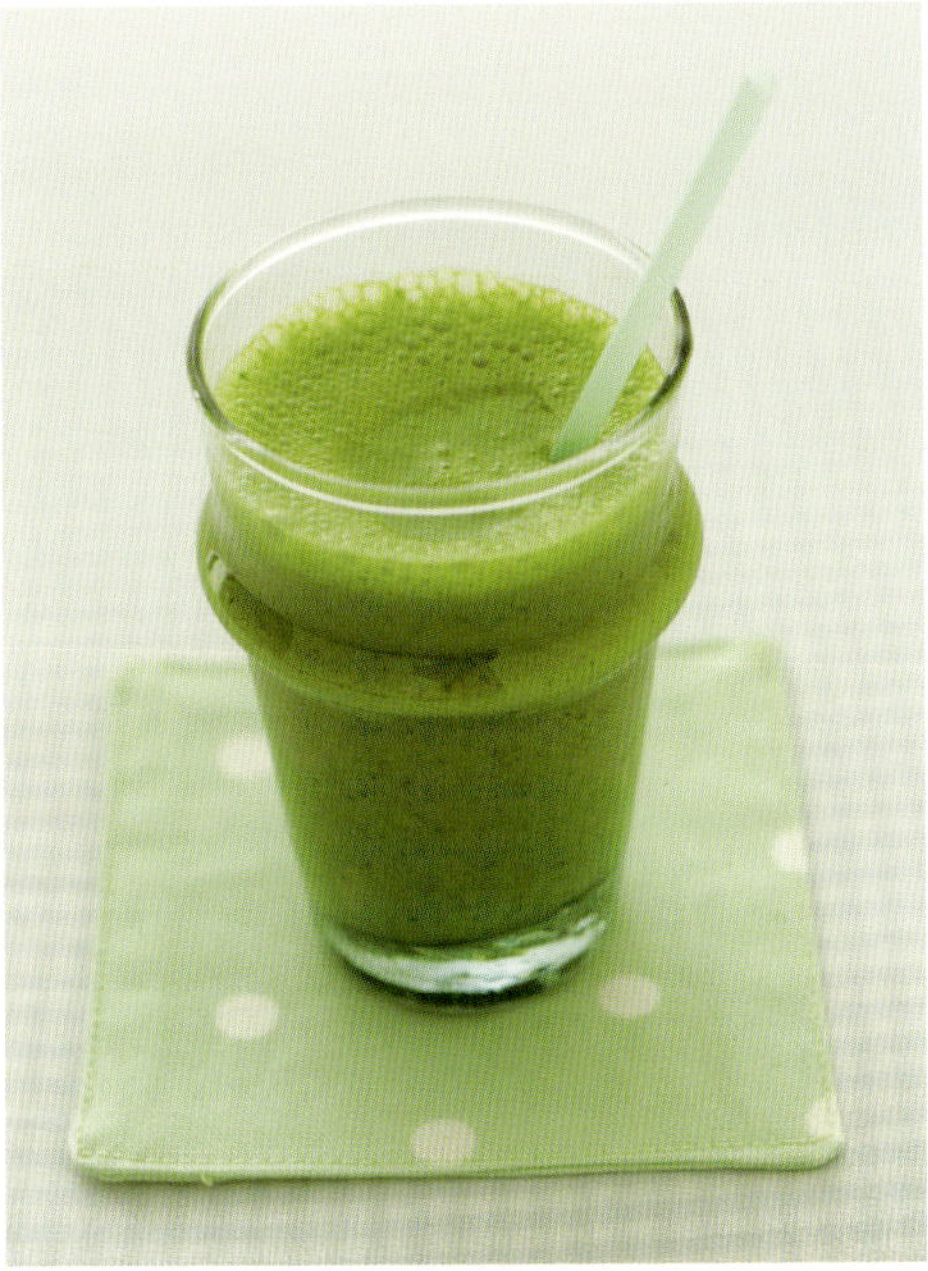

モロヘイヤ

**モロヘイヤはカロテンの
含有量トップクラス**

材料（約300ml分）
プレーンヨーグルト―150g
モロヘイヤ（葉のみ）―100g
レモン―1/2個（果汁大さじ1）
はちみつ―大さじ1

作り方
❶ミキサーにすべての材料を入れて撹拌する。

トマト・きゅうり

**ほのかな甘みが新鮮！
しゃきしゃき食感も楽しんで**

材料（約300ml分）
プレーンヨーグルト―150g
トマト―80g
きゅうり―40g
レモン―1/2個（果汁大さじ1）
はちみつ―大さじ1
こしょう―少々

作り方
❶トマト、きゅうりはそれぞれ一口大に切る。
❷ミキサーに❶、ヨーグルト、レモン、はちみつ、こしょうを入れて撹拌する。

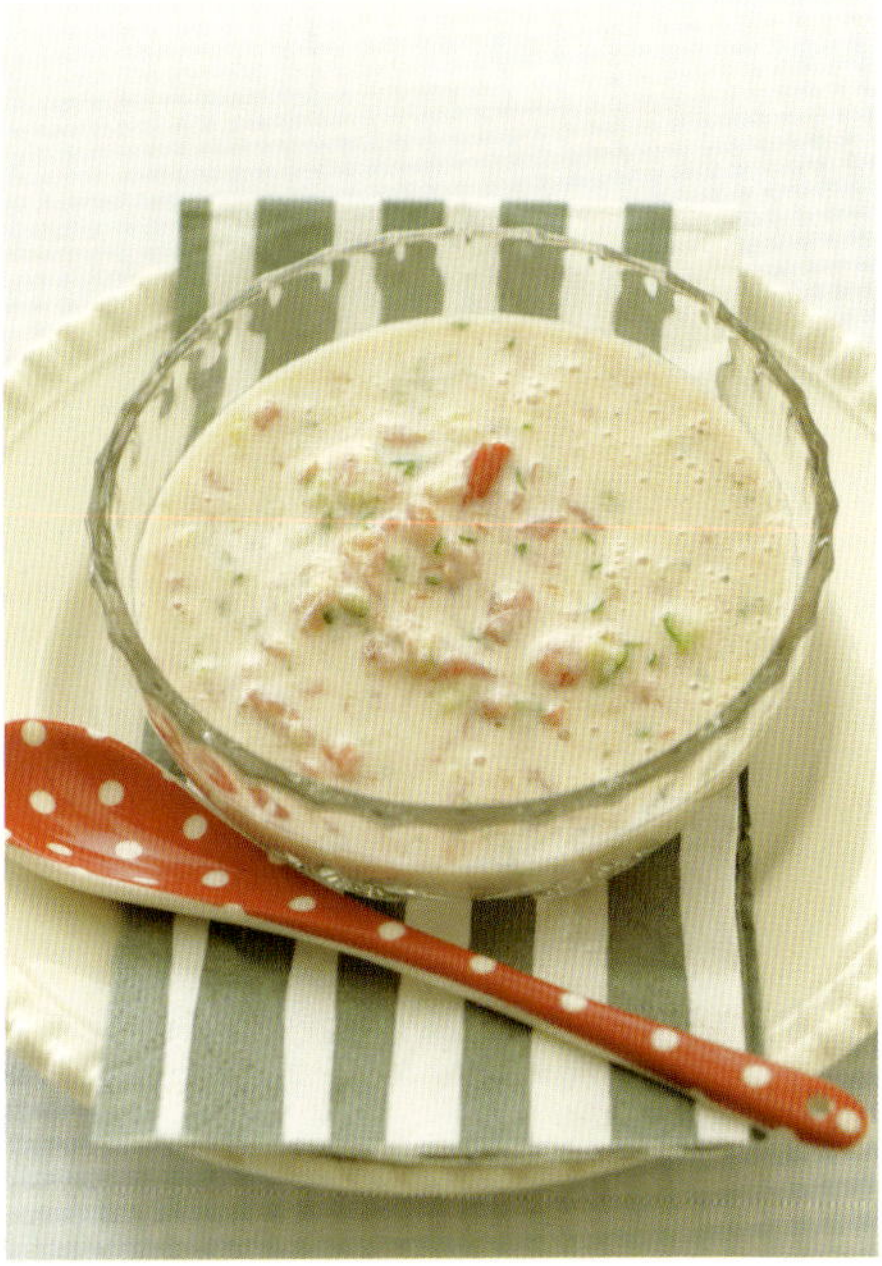

ま

や

ら

わ

な

は

さ

た

さくいん

あ

か

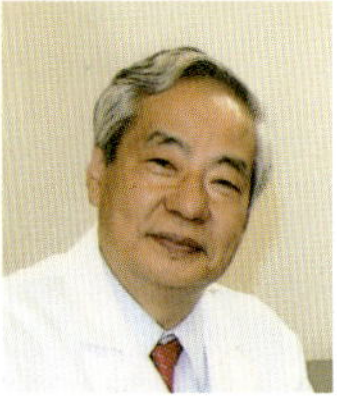

【著者】済陽 高穂(わたよう たかほ)

西台クリニック院長。千葉大学医学部臨床教授、三愛病院医学研究所所長。千葉大学医学部卒業後、東京女子医科大学消化器病センターに入局。米国テキサス大学外科教室に留学、消化管ホルモンについて研究。帰国後、東京女子医科大学助教授、94年に都立荏原病院外科部長、都立大塚病院副院長を経て、現在に至る。著書に『今あるガンが消えていく食事』(マキノ出版)、『今あるがんに勝つジュース』(新星出版社)、『ガンが消える食べ物事典』(PHP研究所)など多数。

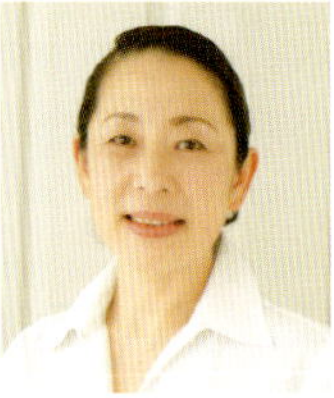

【レシピ作成・ジュース制作】植木もも子(うえき ももこ)

料理研究家。東京家政学院大学卒業。管理栄養士の資格を取得し、料理記者、スタイリスト、フードコーディネーターなど食関係の仕事に従事。2009年に遼寧中医学大学付属日本中医学学院を卒業し、国際薬膳師、国際中医師の資格を取得。現在は雑誌・書籍で日常に取り入れやすい薬膳の提案をするほか、企業のレシピ開発指導など、多方面で活躍。著書に『簡単!おいしい!ビューティーアップ薬膳レシピ』(NHK出版)など多数。

【撮影協力】アルク・インターナショナル・ジャパン株式会社
TEL 03-5725-4436
(アルコロック P94,97上,101,102,107上,111上,112,116,119,178下,180上,182上,183,184下,185上,186上,187上/シェフ&ソムリエ P92,106,109上,118,129/リュミナルク P115,120,180上の皿/クリスタル・ダルク P105)

本文デザイン/大谷孝久(CAVACH)　撮影/中川真理子　スタイリスト/大沢早苗　イラスト/アサミナオ
執筆協力/大田由紀江、高松由美子　校正/大道寺ちはる
編集協力/株式会社スリーシーズン(川那部千穂、花澤靖子)　編集担当/斉藤正幸(ナツメ出版企画株式会社)

今《いま》あるがんが消《き》えるレモン・にんじん・りんごジュース

2012年10月 9 日　初版発行
2016年 6 月10日　第12刷発行

著　者　済陽高穂《わたようたかほ》
発行者　田村正隆

発行所　株式会社ナツメ社
東京都千代田区神田神保町1-52　ナツメ社ビル1F(〒101-0051)
電話　03(3291)1257(代表)　FAX　03(3291)5761
振替　00130-1-58661

制　作　ナツメ出版企画株式会社
東京都千代田区神田神保町1-52　ナツメ社ビル3F(〒101-0051)
電話　03(3295)3921(代表)

印刷所　図書印刷株式会社

ISBN978-4-8163-5295-9　Printed in Japan
〈定価はカバーに表示してあります〉
〈落丁・乱丁本はお取り替えします〉